●Dr.趙の診療ノート●

子どもの感染症 1

眼・耳・鼻・口・皮膚 など

趙　重文　著

絵・趙　重文

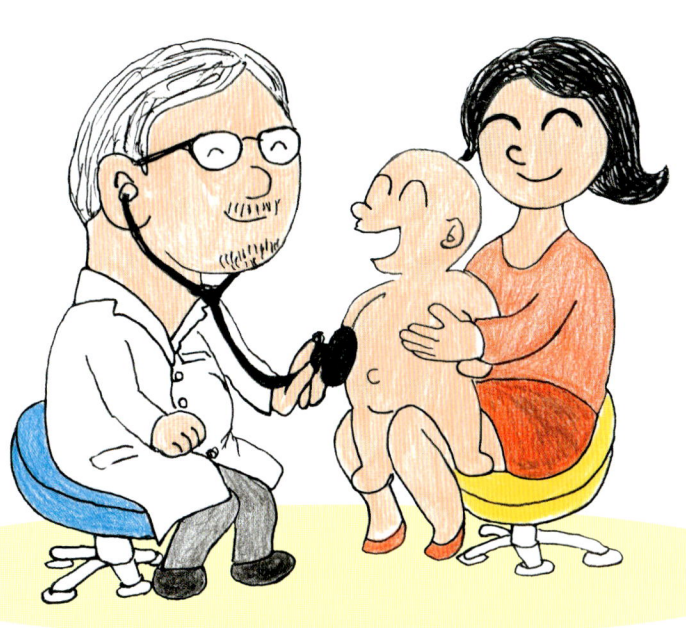

ぱーそん書房

はじめに

　本書は臨床経験豊富な現役の開業医（家庭医）である私の臨床ノートから、読者の皆様に役立つような疾患を選んで1冊の本としてまとめたものです。臨床の現場で実際に働いておられる医療関係者だけでなく、子どもと接する機会のある職業の人、あるいは一般の人にも役立つような内容にしています。

　今回は小児感染症の中で眼科、耳鼻咽喉科、皮膚科、泌尿器科疾患などについてまとめましたが、続編の要望があれば、インフルエンザや水痘、風疹など、小児の全身性感染症についてもまとめてみたいと思っています。

　本書が読者の皆様方の医療知識と臨床力のスキルアップの一助となれば幸いです。

平成26年2月吉日

趙　重文

■本書の特徴■

1. 本書は絵(図)を中心にした構成で、一見しただけで疾患の概要が理解できるようにした。
2. 本書は一般開業医を主たる読者対象にしたが、研修医のほか、看護師、保健師、歯科医師、薬剤師、鍼灸師、マッサージ師、柔道整復師、理学療法士、作業療法士、介護福祉士などのメディカルスタッフや、医・歯学生、看護学生、その他のメディカルスタッフを目指す学生、保育園、幼稚園、小・中学校の教師にも役立つような内容にした。また、各科の専門医でも専門性の高い部分を除けば十分に役立つような内容にした。
3. 一般人向けの家庭医学書のような内容の浅いものではなく、かなり深い内容のものを、医療関係者以外の人でも理解できるように、絵や図を豊富に用いてわかりやすい言葉で丁寧に解説した。
4. 疾患の臨床症状や経過などを中心に解説した。X線やCTスキャン、超音波、心電図、血液・尿検査などは、医師や医学生以外は日常の仕事や生活でそれほど必要としないので、ごく簡単な内容にとどめた。また、検査や診断法、治療法などは年月とともに変わっていくので、各自で最近のガイドラインなどを見て対応してほしい。
5. 日常の診療や日々の生活で遭遇する頻度の高い疾患はもちろんのこと、診ることは少ないが、見逃したら致命的になるような疾患についても記載した。
6. 疾患に関連する臓器の解剖は、各分野の前にできるだけわかりやすいように模式図で描いた。
7. 疾患名にはできるだけ外国語表記を付けた。英語、また、英語として常用されているラテン語を主としたが、筆者がラテン語を常用している疾患についてはそれを併記した。

目　次

1. 小児の眼感染症

■ **眼球と眼周囲の解剖** ──────────────────────── 1
　　　眼瞼／眼球の断面と眼底／涙／角膜／水晶体／ぶどう膜

■ **眼感染症の諸疾患** ──────────────────────── 7

1．感染性結膜炎 ──────────────────────── 7

　A．細菌性結膜炎 ──────────────────────── 9

　　　1）インフルエンザ菌による結膜炎…9　2）連鎖球菌による結膜炎…9
　　　3）急性カタル性結膜炎…9　4）急性濾胞性結膜炎…10　5）偽膜性結膜炎…10
　　　6）慢性結膜炎…10

　B．ウイルス性結膜炎 ──────────────────────── 11

　　　1）咽頭結膜熱…11　2）流行性角結膜炎…12　3）急性出血性結膜炎…13
　　　4）ヘルペス性急性角結膜炎…13

　C．トラコーマ（クラミジア結膜炎） ──────────────────────── 14

　D．フリクテン性結膜炎 ──────────────────────── 14

　E．化膿性結膜炎 ──────────────────────── 14

2．角膜の感染症 ──────────────────────── 15

　A．角膜炎 ──────────────────────── 15

　　　1）点状表在角膜炎…15　2）カタル性角膜潰瘍…15

　B．角膜真菌症 ──────────────────────── 16

　C．再発性角膜ヘルペス ──────────────────────── 16

　D．コンタクトレンズ角膜炎（アカントアメーバ角膜炎） ──────────────────────── 16

3．強膜の感染症：上強膜炎 ──────────────────────── 17

4．ぶどう膜炎 ──────────────────────── 17

5．涙嚢炎 ──────────────────────── 17

6．眼瞼の感染症 ──────────────────────── 18

　A．麦粒腫 ──────────────────────── 18

i

B．眼瞼縁炎 ──────────────────── 19
　　C．眼部単純疱疹 ─────────────────── 19
　　D．眼部帯状疱疹 ─────────────────── 20
　　E．眼窩蜂窩織炎 ─────────────────── 20

> **参考** ・結膜の出血…7
> 　　　・霰粒腫…19

2. 小児の耳鼻咽喉感染症

■外耳道の解剖 ─────────────────── 21
　　　　耳垢／外耳道洗浄
■鼻の解剖 ────────────────────── 23
　　　　鼻腔側壁／副鼻腔
■口腔・咽頭の解剖 ─────────────────── 25
　　　　Waldeyer咽頭輪／口蓋扁桃／舌／咽頭・喉頭
■耳鼻咽喉感染症の諸疾患 ──────────────── 29
1．耳の感染症 ─────────────────── 29
　　A．耳介とその周囲の感染症 ──────────── 29
　　　　1）耳介軟骨炎…29　2）耳介後部の腫脹…30　3）急性乳様突起炎…30
　　　　4）急性錐体尖端炎…30　5）丹毒…30　6）帯状疱疹…31
　　B．外耳の感染症 ──────────────── 32
　　　　1）耳漏…32　2）急性限局性外耳道炎、耳癤…32　3）外耳道皮膚の広範囲な感染症…32
　　　　4）広汎性外耳道炎…33　5）真菌性外耳道炎…33
　　C．中耳の感染症 ──────────────── 34
　　　　1）急性中耳炎…34　2）慢性中耳炎…35　3）滲出性中耳炎…35
　　D．内耳の感染症 ──────────────── 37
　　　　1）ムンプス難聴…38
2．鼻の感染症 ─────────────────── 39
　　A．鼻前庭炎 ───────────────── 39
　　B．急性上顎洞炎 ──────────────── 39

C．急性副鼻腔炎 ——————————————————————— 39

　　D．慢性副鼻腔炎 ——————————————————————— 39

　　　　1）慢性副鼻腔炎の合併症として…40

3．口唇の感染症 ——————————————————————— 41

　　A．口唇ヘルペス ——————————————————————— 41

　　B．口角炎 ——————————————————————————— 41

4．歯肉・口腔の感染症 ————————————————————— 43

　　A．歯肉アメーバ ——————————————————————— 43

　　B．歯根膿疱 ————————————————————————— 43

　　C．口腔カンジダ症、鵞口瘡 ————————————————— 43

　　D．疱疹性歯肉口内炎 ————————————————————— 44

　　E．急性化膿性耳下腺炎 ——————————————————— 44

　　F．唾液管拡張症 ——————————————————————— 45

　　G．唾石症 —————————————————————————— 45

　　H．口腔底蜂窩織炎 —————————————————————— 45

5．咽頭・扁桃の感染症 ————————————————————— 46

　　A．咽頭炎 —————————————————————————— 46

　　　　1）急性カタル性咽頭炎…46　2）慢性カタル性咽頭炎…46　3）慢性萎縮性咽頭炎…46
　　　　4）顆粒性咽頭炎…47　5）側索性咽頭炎…47　6）ヘルパンギーナ…47
　　　　7）マイコプラズマ感染症…48

　　B．扁桃炎 —————————————————————————— 49

　　　　1）一側性扁桃肥大…49　2）両側性扁桃肥大…49　3）咽頭扁桃（アデノイド）の肥大…49
　　　　4）扁桃周囲炎…50　5）扁桃周囲膿瘍…50　6）咽頭扁桃炎…50　7）急性扁桃炎…51
　　　　8）慢性扁桃炎…51　9）扁桃病巣感染症…52　10）連鎖球菌感染症…52　11）伝染性単核球症…54
　　　　12）慢性活動性EBウイルス感染症…55　13）ジフテリア…56　14）咽後膿瘍…57

6．喉頭の感染症 ——————————————————————— 57

　　A．急性喉頭蓋炎 ——————————————————————— 58

　　B．急性喉頭炎 ———————————————————————— 59

　　C．慢性喉頭炎 ———————————————————————— 59

　参考　・Ramsay Hunt 症候群…31

　　　　・扁桃異物…49

　　　　・陰窩性扁桃炎…52

　　　　・咽頭ジフテリア…52

3. 小児の皮膚感染症

■ 皮膚の解剖 ─────────────────────────── 60
皮膚／メラノサイト／脂腺／エクリン汗器官／アポクリン汗器官／毛

■ 皮膚感染症の諸疾患 ─────────────────────── 65

1．おむつ関連疾患 ──────────────────────── 65
A．おむつ皮膚炎 ───────────────────────── 65
B．乳児臀部肉芽腫 ──────────────────────── 65

2．全身性に拡がりうる疾患 ─────────────────── 66
A．伝染性軟属腫（俗称：水いぼ） ─────────────────── 66
B．伝染性膿痂疹（俗称：とびひ） ─────────────────── 67
　　1）水疱性膿痂疹…68　2）痂皮性膿痂疹…69
C．膿痂疹様湿疹 ──────────────────────── 69
D．蜂窩織炎 ────────────────────────── 70
E．ブドウ球菌性熱傷様皮膚症候群 ────────────────── 70

3．局所性にみられる疾患 ────────────────────── 71
A．尋常性痤瘡（俗称：にきび） ─────────────────── 71
B．壊死性痤瘡（痘瘡状痤瘡） ─────────────────── 72
C．癤 ──────────────────────────── 72
D．癤腫症 ────────────────────────── 73
E．癰 ──────────────────────────── 73
F．ボックハルト膿痂疹（表在性毛囊炎） ─────────────── 73
G．尋常性毛瘡 ──────────────────────── 74
H．粉瘤（アテローム） ────────────────────── 74

4．汗関連疾患 ─────────────────────── 75
A．汗疹 ──────────────────────────── 75
　　1）水晶様汗疹…75　2）紅色汗疹…76　3）深在性汗疹…76
　　4）フォックス・フォアダイス病（別称：アポクリン汗疹）…77
B．汗孔周囲炎 ──────────────────────── 77
C．化膿性汗孔炎 ──────────────────────── 78
　　1）乳児多発性汗腺膿瘍（乳児化膿性汗孔炎）…78
D．化膿性アポクリン汗腺炎 ─────────────────── 78

5．真菌症 — 79

- A．頭部白癬 — 79
  - 1）ケルスス禿瘡…80
- B．体部白癬 — 81
- C．頑癬・陰股部白癬 — 81
- D．足白癬（俗称：みずむし） — 82
  - 1）趾間白癬…82　2）小水疱鱗屑型白癬（汗疱状白癬）…82　3）角化型白癬…82
- E．手白癬 — 82
- F．爪白癬 — 83
- G．白癬疹 — 83
- H．マラセチア感染症 — 83
  - 1）マラセチア毛嚢炎…83　2）癜風…84
- I．カンジダ症 — 85
  - 1）深在性カンジダ症…85　2）表在性カンジダ症（粘膜カンジダ症を除く）…85
- J．スポロトリコーシス — 87

6．動物や虫などによる咬刺傷 — 89

- A．哺乳類の咬刺傷 — 89
  - 1）ヒトの菌による歯咬症…89　2）ネコやイヌによる歯咬症…90　3）狂犬病…91
  - 4）ネコひっかき病…92　5）カプノサイトファーガ・カニモルサス感染症…93
- B．虫の咬刺傷 — 93
  - 1）ノミ…94　2）シラミ…95　3）南京虫（トコジラミ）…97　4）イエダニ…98
  - 5）疥癬…98　6）マダニ…101　7）ツツガムシ…104　8）ドクガ・チャドクガ…106

参考
- 成人の伝染性軟属腫…67
- ニキビダニ症・毛嚢虫性痤瘡…72

4．小児の泌尿器感染症

■泌尿器の解剖 — 108

腎臓と血管系／腎臓の位置関係／男性器／女性器

■泌尿器感染症の諸疾患 ──── 114
1．尿路感染症 ──── 114
A．単純性尿路感染症 ──── 115
1）単純性膀胱炎…115　2）単純性腎盂腎炎…115
B．複雑性尿路感染症 ──── 116
2．外陰部の感染症 ──── 116
A．陰嚢白癬 ──── 116
B．陰嚢カンジダ症 ──── 117
C．外陰腟カンジダ症 ──── 118
D．亀頭包皮炎 ──── 118
E．精巣上体炎（副睾丸炎） ──── 119
F．非特異性外陰腟炎 ──── 119

参考
- 精巣捻転症…119
- 陰唇癒合…120

5．寄生虫・微生物感染症

1．寄生虫感染症 ──── 121
A．線虫類 ──── 121
1）蟯虫…121　2）回虫…122　3）アニサキス…125　4）鉤虫…125　5）東洋毛様線虫…127
6）広東住血線虫…127　7）糞線虫…128　8）有棘顎口虫…128　9）旋毛虫…129
10）鞭虫…130　11）バンクロフト糸状虫…131
B．条虫類 ──── 132
1）広節裂頭条虫…132　2）マンソン裂頭条虫…132　3）無鉤条虫…133　4）有鉤条虫…134
5）エキノコックス（包虫）…135　6）矮小条虫…136　7）縮小条虫…136
C．吸虫類 ──── 137
1）日本住血吸虫…137　2）肝吸虫…138　3）横川吸虫…138　4）高橋吸虫…139
5）有害異形吸虫…139　6）槍形吸虫…139　7）肝蛭…140　8）肺吸虫…140
2．微生物感染症 ──── 141
A．トキソプラズマ ──── 141
B．クリプトスポリジウム ──── 142

C．マラリア原虫 —————————————————— 144

1）三日熱マラリア原虫…144　2）四日熱マラリア原虫…145　3）卵形マラリア原虫…145
4）熱帯熱マラリア原虫…145

D．ランブル鞭毛虫 —————————————————— 145

E．トリコモナス原虫 —————————————————— 146

1）腟トリコモナス…146　2）腸トリコモナス…146　3）口腔トリコモナス…147

F．アメーバ属 —————————————————— 147

1）赤痢アメーバ…147　2）大腸アメーバ…148　3）歯肉アメーバ…148

3．その他の感染症 ————————————————————— 149

A．細菌性赤痢 —————————————————— 149

B．皮膚結核症 —————————————————— 150

1）尋常性狼瘡…150　2）皮膚疣状結核…151

参考 ・顔面播種状粟粒性狼瘡…150

1. 小児の眼感染症

眼球と眼周囲の解剖

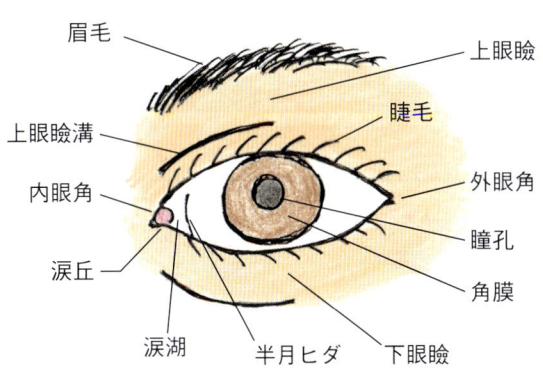
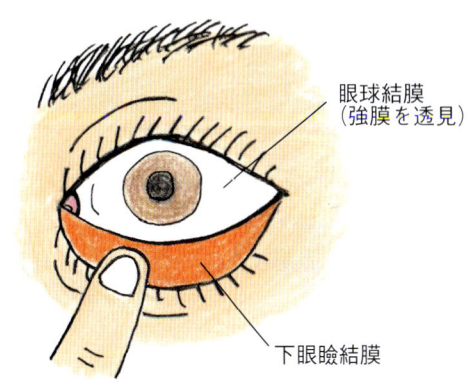

眼瞼

- 眼瞼の皮膚は全身の皮膚のうちで最も薄く皮下脂肪は少ない。
- 眼瞼の血管系は、内頸動脈からの眼動脈の分枝や外頸動脈からの顔面動脈や浅側頭動脈の分枝が眼瞼を栄養している。

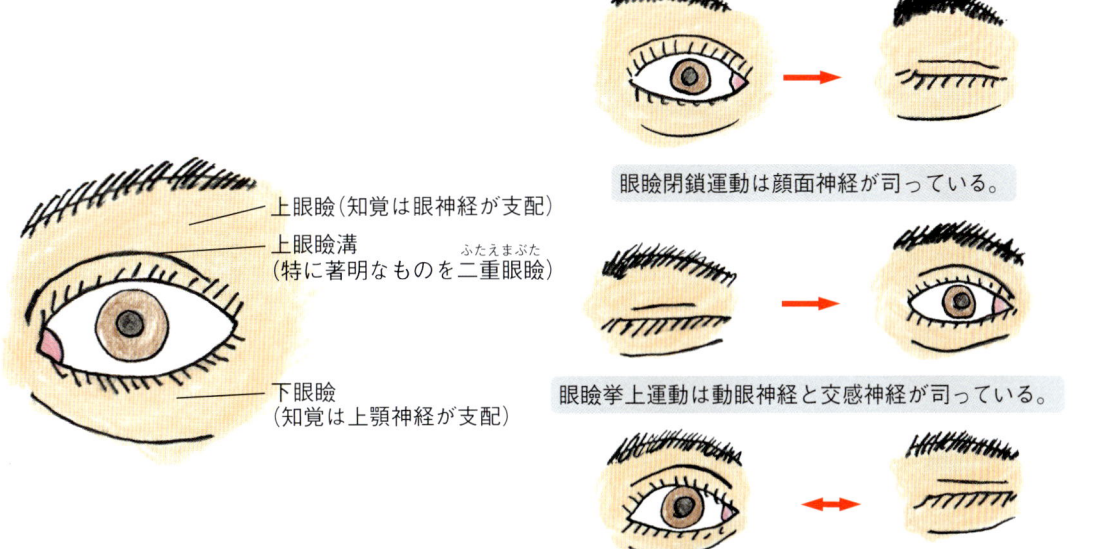

眼球の断面と眼底

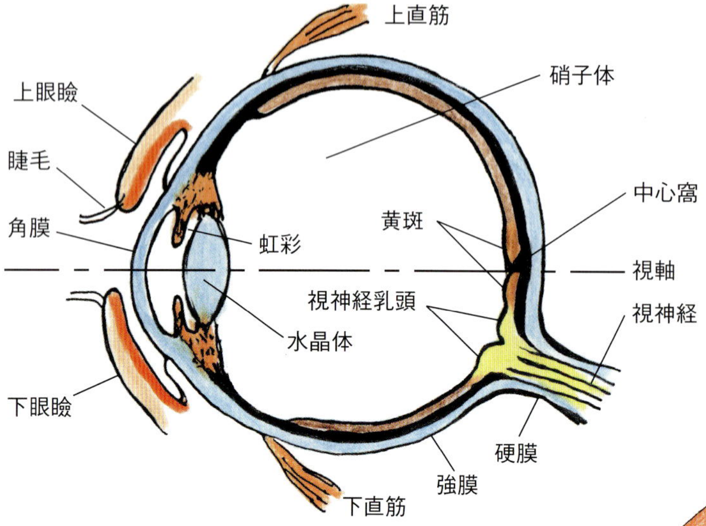

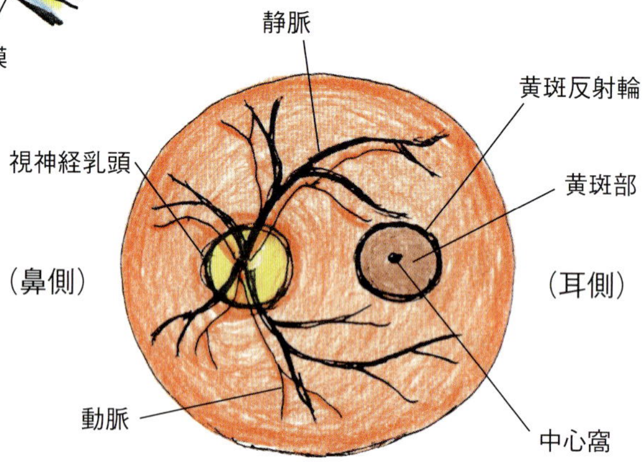

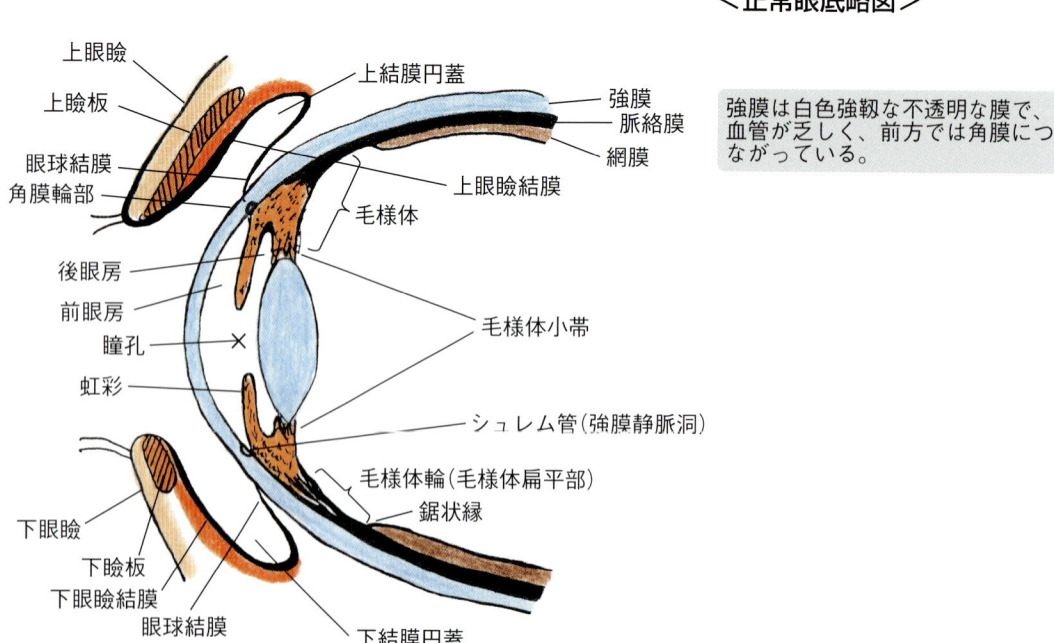

<正常眼底略図>

強膜は白色強靭な不透明な膜で、血管が乏しく、前方では角膜につながっている。

涙

- 涙腺は上眼瞼耳側の奥にあり、上眼瞼挙筋の腱膜によって、大きな眼窩部とその半分の大きさの眼瞼部に分けられる。
- 涙道は涙点、涙小管、涙嚢、鼻涙管のことをいう。
- 鼻涙管の下端は下鼻道に開いている。
- 涙は、涙腺の分泌物、結膜粘液細胞、瞼板腺の分泌物からなる。蛋白量が比較的大きく、表面張力が低く、殺菌作用をもった酵素が多く含まれている。睡眠中は涙の分泌は停止している。
- 涙の分泌異常として、分泌不全症、流涙症などがある。

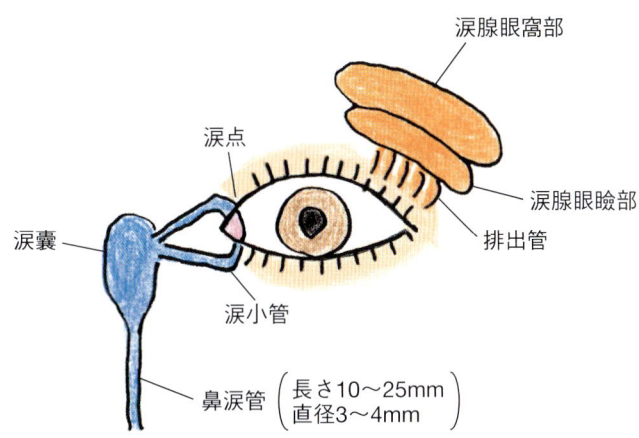

❶涙液の流れ

- 眼を開けるとき、涙腺から分泌された新しい涙液が眼の表面を被う。
- 眼が開いている間に眼表面を被う涙液の一部（約10％）は蒸発する。
- 眼の表面を覆っていた涙液は、瞬目で眼を閉じたときに内眼角の上下にある涙点から涙道へと流れていく（約90％）。

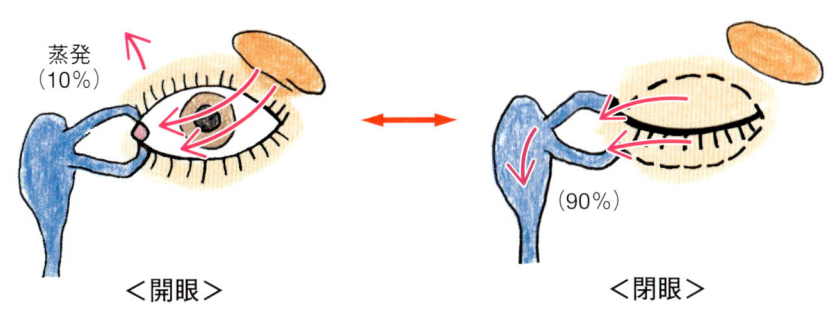

❷涙液の構造と成分

- 涙液は油層、水層、ムチン層の3層構造を形成している。
- 角膜上皮は疎水性であるので、ムチン層によって角膜結膜上皮に引きつけられている。

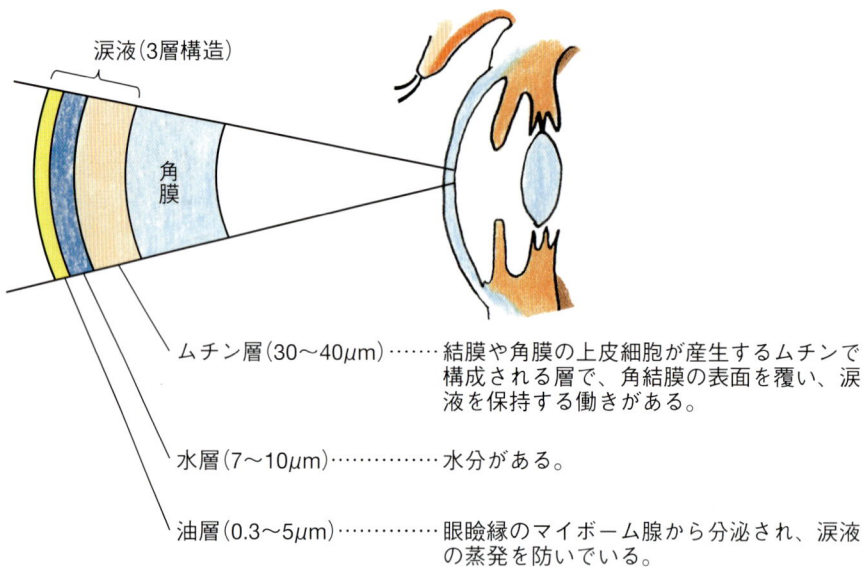

ムチン層（30〜40μm）……結膜や角膜の上皮細胞が産生するムチンで構成される層で、角結膜の表面を覆い、涙液を保持する働きがある。

水層（7〜10μm）……………水分がある。

油層（0.3〜5μm）……………眼瞼縁のマイボーム腺から分泌され、涙液の蒸発を防いでいる。

❸涙液の働き

- 眼表面の乾燥予防として働く。また異物を洗い流す作用もある。
- 涙腺由来の涙液成分として含有されているビタミンAや上皮成長因子などが、角結膜上皮細胞の正常分化や創傷治癒に働く。
- 涙液中に含まれるラクトフェリンやIgAは、眼表面の非特異的防御機構を形成している。

角　膜

- 角膜はコラーゲンが主要構成成分。移植しても抗体産生（−）。
- 角膜は無血管組織で、角膜周囲の血管網、房水、涙によって栄養されている。
  - 瞳孔領…角膜中心部で瞳孔の大きさに相当する部分。
  - 角膜輪部…瞳孔領の周辺部をいい、強膜に移行している。
- 角膜の知覚神経は三叉神経が支配。反射性瞬き、反射性流涙、知覚性瞳孔反射に関与している。知覚は痛覚と冷覚のみ。非常に鋭敏。
- 角膜反射と呼ばれる反射性瞬きは、全身麻酔のもとで最も遅く消失する反射の1つである。
- 角膜は5層からなる。
- 上皮層は7～10日で全部ターンオーバーする。
- 角膜は、水晶体や網膜などに比べて加齢性変化が問題になることは少ない。
- 実質組織は角膜の厚さの90%を占める。実質組織はコラーゲンからできている。そのコラーゲンの配列によって透明性が維持されている。

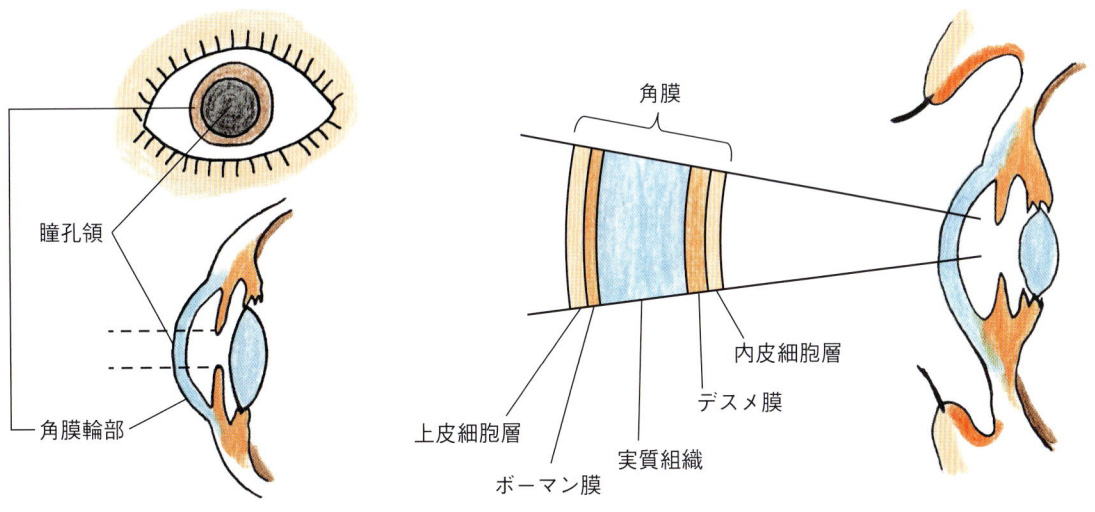

水晶体

- 水晶体は透明な両凸レンズ形で、直径は約 10 mm、厚さは約 4 mm。
- 水晶体には血管や神経はない。房水から栄養されている。
- 近くを見るときは毛様体筋が収縮して毛様体小帯が緩み、水晶体がその弾力性によって水晶体前面の彎曲を強め、凸レンズの屈折力が増加する。
- 水晶体は紫外線の吸収力が強いという特性があり、紫外線が網膜に到達するのを防いでいる。

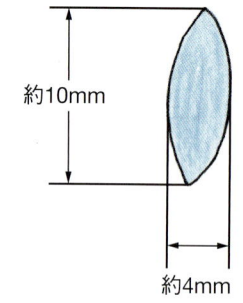

ぶどう膜

- ぶどう膜は虹彩、毛様体、脈絡膜からなる、血管、色素に富む眼球の中膜のことをいう。
  - 虹彩…ぶどう膜の前部にあり、中央部には瞳孔と呼ばれる円い孔が開いている。虹彩は房水中に浮いていて、前後は前眼房と後眼房に分けられる。
  - 毛様体…脈絡膜と虹彩の中間にある。
  - 脈絡膜…ぶどう膜の後ろの部分に位置する。
  - ぶどう膜の血管…内頸動脈から出た眼動脈の分枝。
  - ぶどう膜の神経…三叉神経の第1枝、動眼神経、交感神経などが支配。
- 虹彩は色素で光を遮り、瞳孔を散瞳あるいは縮瞳することによって眼内に入る光量を調節している。
- 瞳孔の大きさ…直径2 mm以下を縮瞳、4〜5 mm以上を散瞳という。近視眼は遠視眼より瞳孔が大きい傾向にあり、老年になると小さくなる傾向がある。

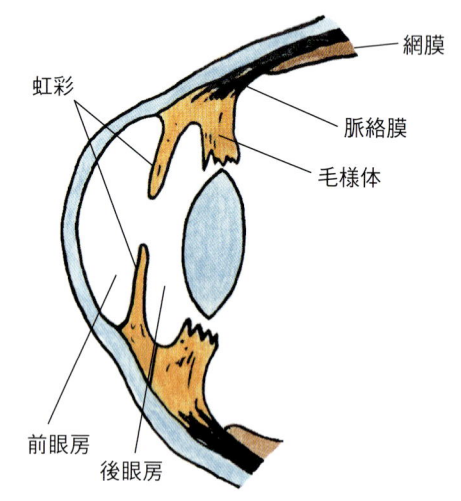

眼感染症の諸疾患

- 眼科専門医以外の一般家庭医や小児科専門医が外来で診られる小児の眼感染症は、外から直接見ることができる外眼に発症する感染症のみであると言っても過言ではない。
- 外から直接見ることができないぶどう膜炎や内眼炎など、内眼の疾患は疑った段階で早期に眼科専門医へ紹介する必要がある。
- 外眼に発症する眼感染症の多くは感染性結膜炎で、外眼部の感染症の約85%を占める。
- その他のものとして角膜の感染症や強膜炎、ぶどう膜炎、涙嚢炎などがあり、外眼に関連する感染症として眼瞼に生ずる炎症やヘルペス感染症などがある。

1 感染性結膜炎(infectious conjunctivitis)

＜感染性結膜炎一般について＞

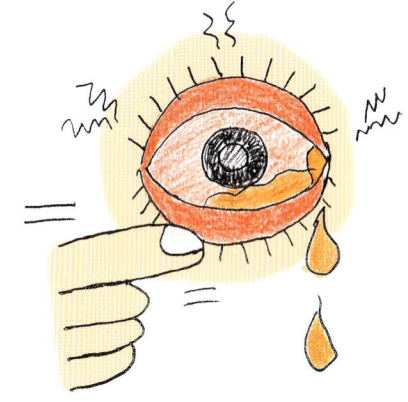

- 原因菌としては細菌やウイルス、クラミジアなどが挙げられる。
- 細菌性結膜炎ではグラム陽性球菌が多く、黄色ブドウ球菌の占める割合が高い。
- ウイルス性結膜炎では、感染力の強いアデノウイルスやエンテロウイルスなどによるものが臨床上問題になっている。
- その他の注意すべき眼感染症としては、クラミジア感染による結膜炎や結核感染による結膜炎、淋菌感染による結膜炎などがある。
- 感染性結膜炎の一般的な症状としては眼脂、瘙痒、流涙、異物感、眼痛などで、結膜の充血や浮腫などを伴うことが多い。
- 結膜炎は白目の部位が赤いだけでなく、眼脂が出たり、眼瞼腫脹や流涙、羞明などさまざまな症状が出現する。結膜炎では白目の部位の血管の血流が増加して目立つ充血が主体で、出血ではない。

参考：結膜の出血(hemorrhage of conjunctiva)

- 白目(眼球結膜)の部位がベタッと赤くなる。結膜下出血のこと。
- 外傷、嘔吐などによる頭部の急激なうっ血、出血性素因などにより眼球結膜下に起こった出血

のこと。
- 原因不明のことも多い。
- 出血そのものは1〜2週間…自然に吸収され、眼にとっては無害。

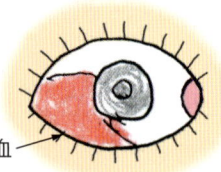
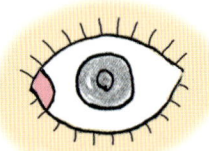

結膜下出血

- 本書では感染症を扱っているので、アレルギー性結膜炎について記載していないが、アレルギー性結膜炎も同じような症状を呈するので鑑別が必要である。
- 季節や環境、アレルギーの有無、感染症の有無などから、また、一般的な症状（鼻炎症状など）から総合的に鑑別診断していくことが重要である。
- ウイルス性結膜炎、アレルギー性結膜炎、細菌性結膜炎の一般的な眼症状の特徴としては、
  ①<u>ウイルス性結膜炎</u>では眼脂の程度は重症で、眼瞼が眼脂でくっついてしまうくらいで、充血の程度も強い。また圧痛を伴う耳前リンパ節の腫脹がみられた場合はアデノウイルス感染が強く疑われるので、接触感染に対する注意が必要である。
  ②花粉症などによる<u>アレルギー性結膜炎</u>の主症状は「痒み」で、充血の程度はウイルス性の結膜炎に比べて軽いことが多い。鼻アレルギーの症状もあり、眼脂から好酸球が検出されることが多い。
  ③<u>細菌性結膜炎</u>はウイルス性のように眼脂から感染することはほとんどない。乳幼児でよくみられるインフルエンザ菌による結膜炎では白目（眼球結膜）にはあまり症状が現れないことが多い。
- 感染性結膜炎の治療としては、細菌性結膜炎やクラミジア結膜炎ではニューキノロン系薬やアミノグリコシド系薬などが第一選択になっているが、眼分泌物の感受性により使い分けが必要となる場合もある。
- メチシリン耐性黄色ブドウ球菌（MRSA）による結膜炎に対してはバンコマイシン眼軟膏などが用いられるし、淋菌やクラミジア感染、結核などでは必要に応じて内服治療も併用されることがある。

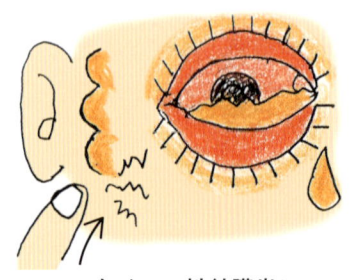

＜ウイルス性結膜炎＞

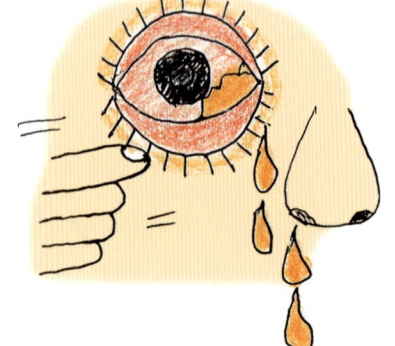

＜アレルギー性結膜炎＞

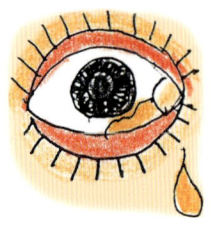

＜細菌性結膜炎＞
例：インフルエンザ菌による結膜炎

A ■ 細菌性結膜炎(bacterial conjunctivitis)

1）インフルエンザ菌による結膜炎(*Haemophilus influenzae* conjunctivitis)

- 乳幼児に多くみられるグラム陰性桿菌のインフルエンザ菌(*H. influenzae*)による結膜炎は、眼球結膜には症状はなく、眼瞼結膜に充血や浮腫などの炎症症状がみられることが多い。また、発熱や咽頭炎などのかぜ症状を伴うことが多い。
- アデノウイルスやエンテロウイルス感染によるウイルス性結膜炎とは違い、眼球結膜(白目)にはあまり症状が現れない。
- 治療…抗菌薬の点眼が中心。発熱などの全身症状を伴う場合は抗菌薬の内服もあり得る。

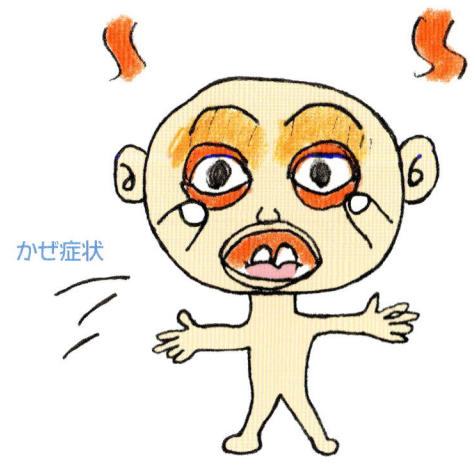
かぜ症状

2）連鎖球菌による結膜炎(streptococcal conjunctivitis)

- 小学生になってくると肺炎球菌やその他の連鎖球菌、黄色ブドウ球菌、コリネバクテリウムなどによる結膜炎もみられるようになる。
- 治療…抗菌薬の点眼が中心。発熱などの全身症状を伴う場合は抗菌薬の内服もあり得る。

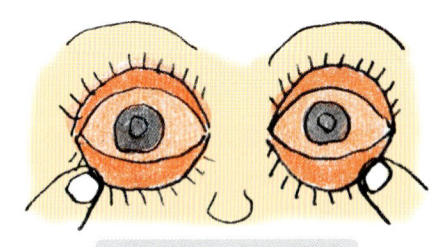
・眼球結膜の充血が著明。
・眼瞼結膜の充血が著明。

3）急性カタル性結膜炎(acute catarrhal conjunctivitis)

- 結膜の充血、腫脹、流涙などが急に発症。
- 異物感、瘙痒感などの自覚症状あり。
- 細菌感染によることが多い。
- 治療…抗菌薬が必要となる例が多い。

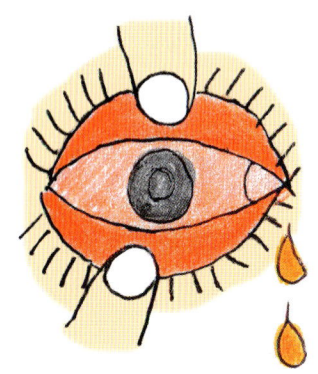

4）急性濾胞性結膜炎（acute follicular conjunctivitis）

- 結膜に濾胞がみられる急性の結膜炎で、結膜の充血、腫脹、流涙などもみられる。
- 原因菌はいろいろだが、ヘルペス性急性角結膜炎の経過中にみられることもある。
- 治療…①抗菌薬が必要となる例が多い。
  　　　②ヘルペス性では抗ウイルス薬が用いられる。

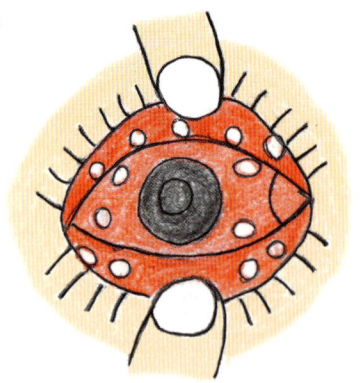

5）偽膜性結膜炎（pseudomembranous conjunctivitis）

- 結膜の炎症が強く結膜面に灰白色の偽膜を形成する疾患。
- 子どもに多くみられる。
- 結膜炎の炎症が強いほど偽膜をつくりやすい。
- 治療…抗菌薬の点眼が必要となることが多い。

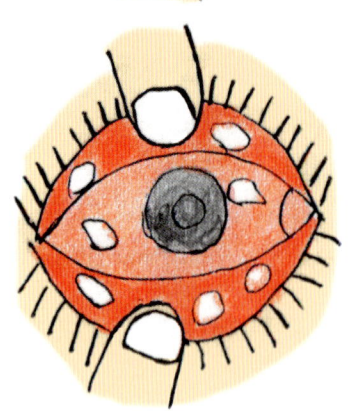

6）慢性結膜炎（chronic conjunctivitis）

- 慢性カタル性結膜炎と慢性濾胞性結膜炎などがある。
- 慢性カタル性結膜炎は慢性の結膜炎で、充血や眼症状が急性結膜炎より軽く、濾胞や瘢痕がみられない。
- 慢性濾胞性結膜炎は、結膜に濾胞がみられ慢性炎症がみられる結膜炎で、瘢痕は残らない。
- 原因はいろいろあるので、治療は専門医に任せた方がよい。

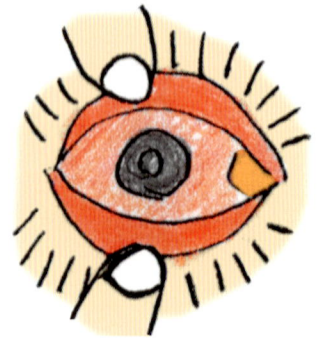
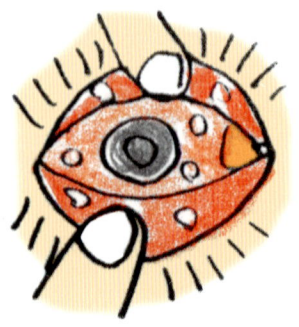

　　　　＜慢性カタル性結膜炎＞　　　　＜慢性濾胞性結膜炎＞

B ■ ウイルス性結膜炎 (viras conjunctivitis)

アデノウイルスやエンテロウイルスなどによる結膜炎は「**はやり目**」とも呼ばれ、感染力が強いのが一般的。

1）咽頭結膜熱 (pharyngoconjunctival fever ; PCF)

- 病原体…アデノウイルス3、1、4、7、14型など。
- 好発年齢…学童期の子ども。プールを介して流行することがある（プール熱）。
- 感染経路…飛沫感染、経結膜感染、経口感染など。
- 潜伏期間…約5～7日
- 治療…①対症療法が中心だが、細菌感染併発防止のためニューキノロン系抗菌薬の点眼を必要とする場合が多い。
  ②炎症の程度によってはステロイド点眼薬の併用もあり得る。
- 予防・その他
  ①手洗いや手指の消毒の励行。プールではゴーグルの使用が望ましい。
  ②点眼時に点眼瓶がウイルスに冒され感染源となることも多いので、片眼に結膜炎を起こしているとき、予防的にもう片側の眼にも点眼をしたり、同じ点眼薬を家族で共有しないようにする。
- 経過・予後…一般に良好。7型は重症化することあり、肺炎の併発もあり。

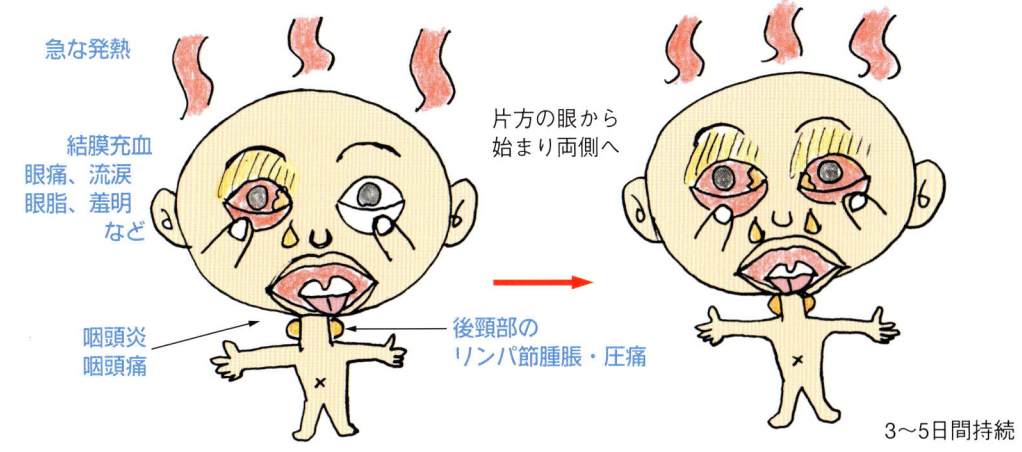

2）流行性角結膜炎（epidemic keratoconjunctivitis；EKC）

- 症状の強い例では結膜下の小出血、結膜浮腫、偽膜を呈することあり。乳幼児では偽膜性結膜炎を起こす。
- **病原体**…アデノウイルスD群8、19、37型、アデノウイルスE群4型。
- **感染経路**…涙液や眼脂からの接触感染。
- **潜伏期間**…約1～2週間
- **治療**…①対症療法が中心だが、ニューキノロン系抗菌薬の点眼やステロイド点眼薬が必要となる場合もある。
  　　　②角膜の症状の程度によっては眼科専門医への紹介が必要となる。
- **経過・予後**…一般に良好、1～2週間で治癒。角膜点状上皮下混濁は数ヵ月で消退し、視力障害を残さない。

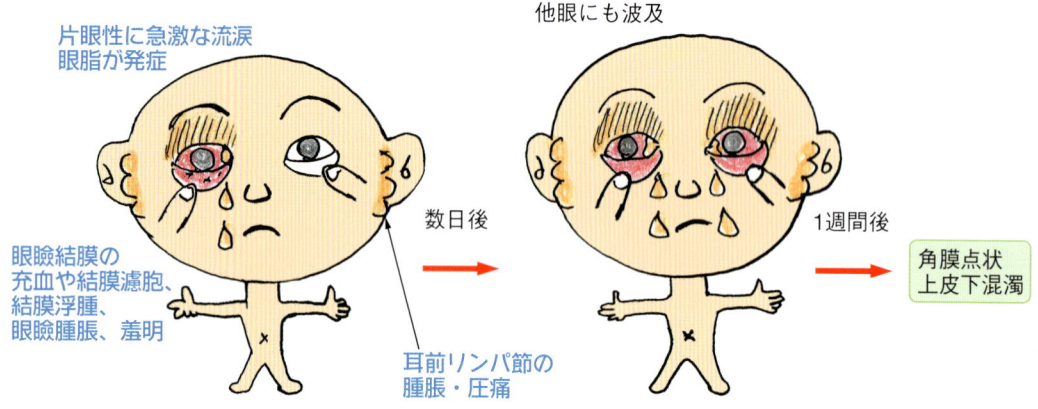

3）急性出血性結膜炎（acute hemorrhagic conjunctivitis；AHC）

- **病原体**…エンテロウイルス 70、コクサッキーウイルス A24 変異株などの感染。
- **治療**…対症療法が中心だが、ニューキノロン系抗菌薬の点眼やステロイド点眼薬が必要となる場合もある。
- **合併症**…稀に脳神経麻痺。
- **経過・予後**…良好、1週間程度で治癒。

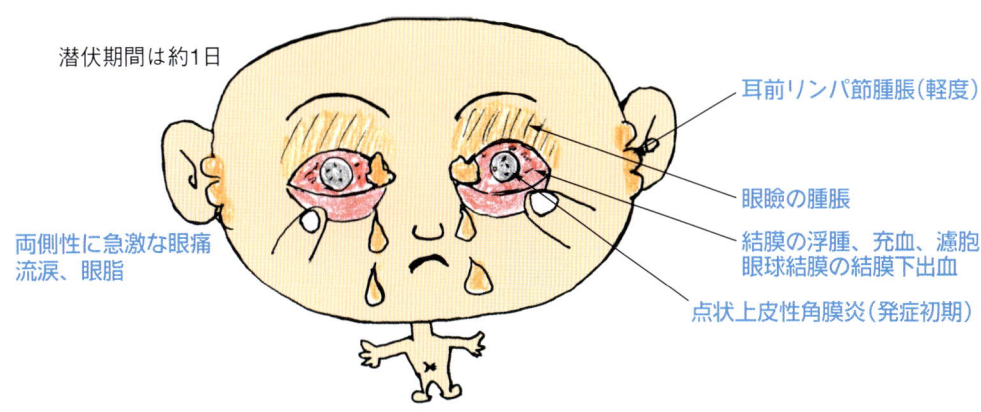

4）ヘルペス性急性角結膜炎（acute primary herpetic keratoconjunctivitis）

- 乳幼児に多くみられる。
- 急性濾胞性結膜炎の症状や偽膜形成がみられる。結膜に濾胞がみられる。
- 眼瞼や口唇、口腔粘膜などに水疱形成を伴い、角膜潰瘍をきたすことあり。
- 耳前リンパ節の腫脹と発熱をみることがある。
- 単純ヘルペスウイルスの初感染が原因。
- 両親の口唇ヘルペスが感染源となることが多い。
- **治療**…抗ウイルス薬などが用いられるが、専門医へ紹介した方がよいと思われる。
- **予後**…予後は比較的よい疾患である。

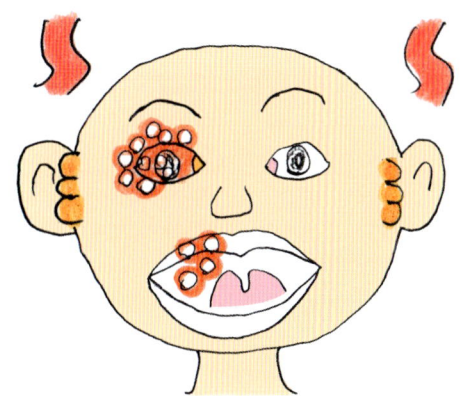

C ■ トラコーマ（クラミジア結膜炎）
[trachoma(chlamydial conjunctivitis)]

- 急性カタル性結膜炎と同じような症状（結膜の充血、腫脹、流涙、異物感、瘙痒感など）。急に発症し、慢性に経過する。
- 角膜パンヌスと瘢痕が特徴的所見。
- パンヌスは角膜の表在性混濁を伴って、結膜血管から角膜表層に血管が新生し、侵入した状態のことをいう。
- トラコーマは一般に日本を含め先進国には存在しないが、性感染症としてのクラミジア結膜炎は存在し、生後4週以内に発症する急性結膜炎である新生児眼炎やクラミジアの産道感染による封入体結膜炎などはみられている。
- 治療…抗菌薬の点眼や内服などが中心だが、対症療法も含めて治療は専門医に任せた方がよい。

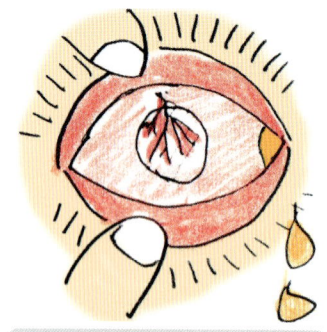

トラコーマ・パンヌスは常に角膜上縁から起こり、次第に下方中央部に向かって侵入する。

D ■ フリクテン性結膜炎 (phlyctenular conjunctivitis)

- 羞明、流涙を自覚。
- 角膜縁、輪部の眼球結膜に水疱様小結節が生じて、これを頂点として扇形に眼球結膜が充血する疾患。
- **結核感染**が原因。女子に多い。
- 治療…抗結核薬が治療の中心だが、対症療法も含めて治療は専門医に任せた方がよい。

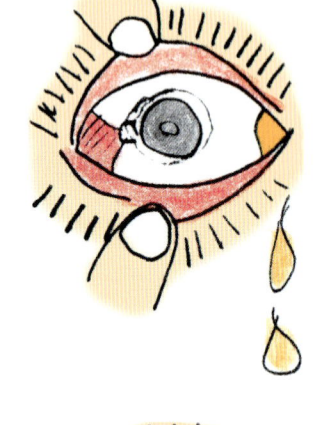

E ■ 化膿性結膜炎 (purulent conjunctivitis)

- 淋菌や髄膜炎菌などが原因菌となり、多量の膿性分泌物がみられる疾患。
- 治療…抗菌薬の点眼や内服など。

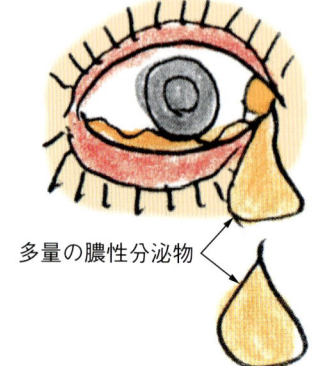

多量の膿性分泌物

2 角膜の感染症

- 角膜の感染症は結膜炎の経過中に出現してくるものが多い。
- 原因菌としては細菌によるものが多く、真菌によるものや角膜のヘルペス感染などもある。
- 最近注目されているものに、コンタクトレンズ角膜炎（アカントアメーバ角膜炎）がある。これは重篤な場合、治療も難しいとされている。

A ■ 角膜炎 (keratitis)

- **自覚症状**…流涙、羞明、視力障害、疼痛など。
- **他覚症状**…角膜周囲の充血、角膜混濁、角膜の血管新生、虹彩炎の合併など。
- 細菌性角膜炎の原因菌は緑膿菌やセラチアなどが多い。
- **治療**…①細菌性角膜炎では抗菌薬の点眼や抗菌薬の全身投与などが必要。
②ウイルス性のものでも抗菌薬の点眼が必要となる場合が多い。

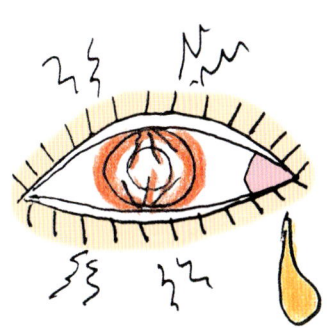

1）点状表在角膜炎 (superficial punctate keratitis)

- 流行性角結膜炎に罹患して1〜2週間後に出現してくる。
- 上皮直下の浸潤で徐々に吸収されていく。
- **治療**…対症療法が中心だが、抗菌薬の点眼を併用することが多い。

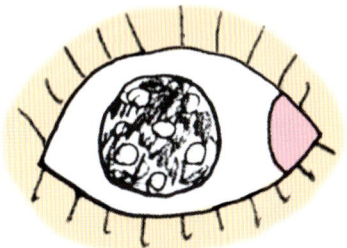

2）カタル性角膜潰瘍 (catarrhal corneal ulcer, ulcus corneae catarrhale)

- 結膜炎の経過中に起こる角膜潰瘍で、角膜周辺部に三日月状の浅い潰瘍が出現する。
- 自覚症状は軽く、潰瘍は大きくならず、しばらくすると治癒する。
- **治療**…①対症療法が中心。
②抗菌薬の点眼が必要な場合もある。

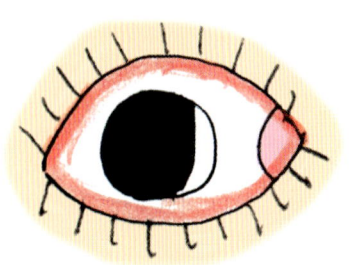

15

B ■ 角膜真菌症 (keratomycosis)

- 真菌による角膜の炎症で、角膜表面に盛り上がった浸潤を呈したり、潰瘍をつくったりする。
- 度重なる副腎皮質ステロイド薬や抗菌薬の局所投与などが原因。
- 治療…抗真菌薬などが中心となるが、専門医に任せた方がよい。

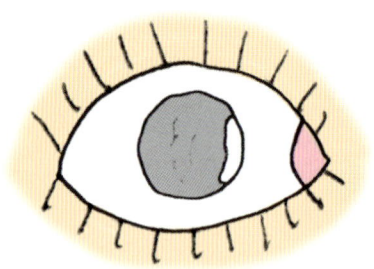

C ■ 再発性角膜ヘルペス (recurrent corneal herpes)

- 羞明、流涙、視力障害、疼痛などを自覚し、角膜表面にできた小水疱が破れて樹枝状角膜炎を呈する表層性のものや、円板状角膜炎や深部角膜炎などがある。
- 治療…抗ウイルス薬などが中心となるが、専門医に任せた方がよい。

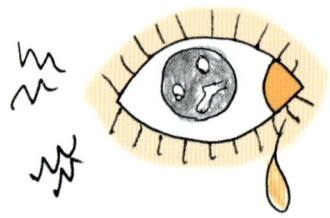

D ■ コンタクトレンズ角膜炎 (アカントアメーバ角膜炎)
[contactlens's keratitis (acanthamoeba keratitis)]

- ソフトコンタクトレンズ装用者に多くみられる原虫感染であるアカントアメーバ角膜炎。
- 臨床所見に比して眼痛が激しい。
- 進行すると角膜混濁、視力障害に陥る。
- 治療…①根本治療が確定していない。
  ②抗真菌薬の内服や点眼。消毒薬であるクロルヘキシジンを薄めた点眼や角膜掻爬による病巣部の除去などが一部で行われている。
- 予後…不良。瘢痕化すると角膜移植が必要となる場合がある。
- 激しい眼痛を訴えるコンタクトレンズ装用者をみたら本症を疑う必要がある。

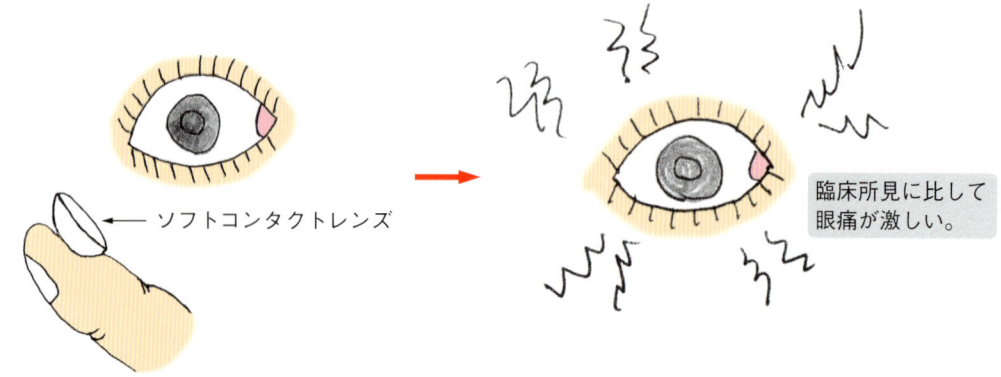

3 強膜の感染症：上強膜炎(episcleritis)

- 上強膜は血管が豊富で炎症が起こりやすく、異物感、疼痛、流涙、羞明を自覚。
- 上強膜は充血し、限局性の膨隆形成をみることがある。
- 予後は一般に良好だが、再発しやすい。
- 強膜炎は上強膜炎よりも稀な疾患だが、強膜深層の炎症で、再発、慢性の経過をたどり、予後は不良である。
- 治療…抗菌薬の点眼が中心となるが、再発や難治性のこともあり、専門医に任せた方がよい。

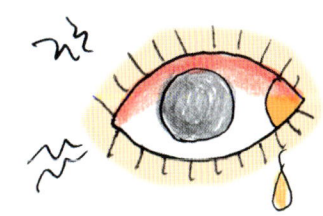

4 ぶどう膜炎(uveitis)

- 虹彩、毛様体、脈絡膜が同時に炎症を起こした場合をいう。
- 自覚症状…羞明、流涙、疼痛、視力障害、色覚・光覚障害など。
- 他覚症状…出血、充血、混濁など。
- 原因…外傷や感染、全身性疾患など。
- 治療など…本症を疑ったら、専門医へ紹介した方がよい。

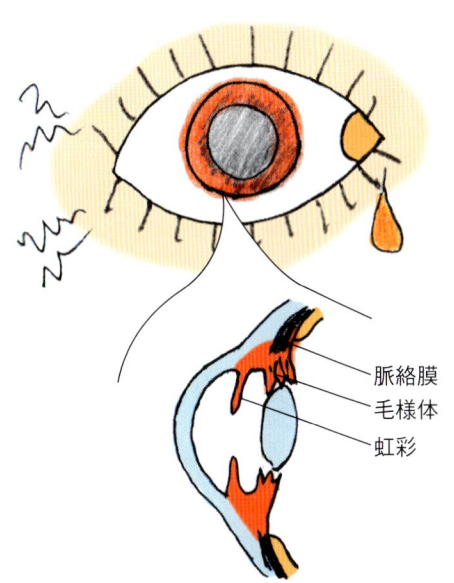

脈絡膜
毛様体
虹彩

5 涙嚢炎(dacryocystitis)

- 涙は涙腺で産生され、上下の涙小管を通って涙嚢に溜められ、一定量が下鼻道に流れ、呼吸によって蒸発する。
- この涙嚢が感染、炎症を起こし腫脹した状態が涙嚢炎である。
- 乳児の場合、先天的に鼻涙管の下鼻道開口部が狭窄、閉塞していることがあるが、生後1年頃までには自然に開通するのがほとんどである。

- 自然に治癒しない場合は外科的処置(涙道ブジーや鼻涙管チューブ留置など)を行う必要がある。
- 1日2~3回、内眼角の辺りを静かに下方向にマッサージを繰り返すようにすると改善がみられることが多い。
- 生後6~8ヵ月でまだ開通しない場合は眼科を受診させるようにする。
- **治療**…眼脂が増加する場合は感染が考えられるので抗菌薬の点眼を行う。

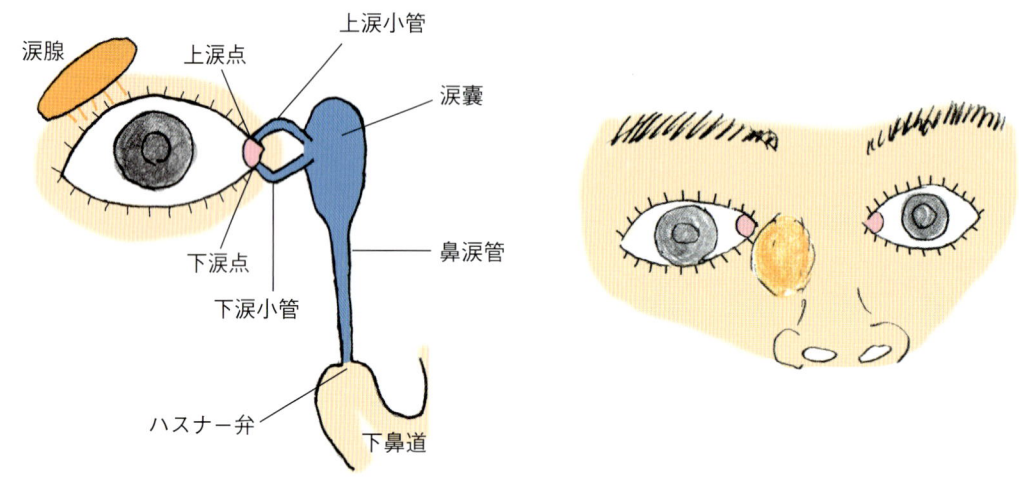

6 眼瞼の感染症

A ■ 麦粒腫(sty)

- 眼瞼縁における皮脂腺の1つである**マイボーム腺**の急性化膿性疾患。
- 眼瞼が発赤、腫脹し、圧痛を伴う。
- 原因はブドウ球菌感染によるものが多い。
- **治療**…①抗菌薬の点眼が中心。
  ②抗菌薬の内服や外科的に切開排膿することもある。再発例も多い。

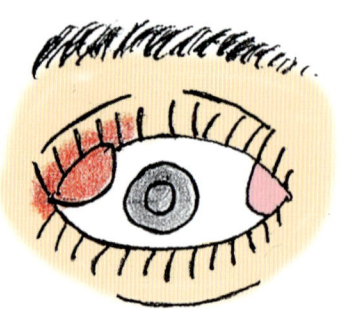

■ 参考：霰粒腫(chalazion)

- マイボーム腺脂肪組織に対する慢性肉芽腫性炎症で、眼瞼皮下に硬いコロコロとした腫瘤として触れる。
- 眼瞼が赤く腫脹することがあるが圧痛はない。
- 治療…①外科的に切開摘出。
　　　　②感染症ではないので、抗菌薬の点眼は無効なことが多い。

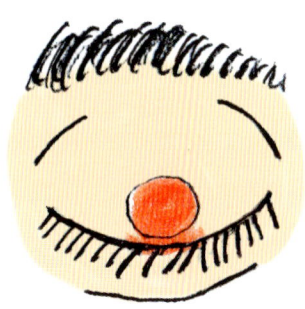

B ■ 眼瞼縁炎(marginal blepharitis, blepharitis ciliaris)

- 慢性的な眼瞼縁の炎症性疾患。
- 治療…抗菌薬の点眼が中心。

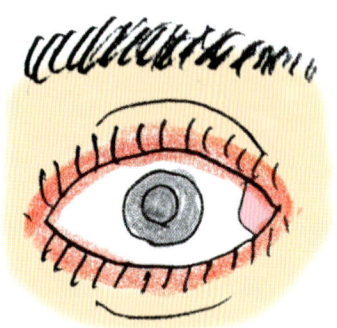

C ■ 眼部単純疱疹(ophthalmic herpes simplex)

- 皮膚粘膜移行部に紅暈を有する小水疱が眼瞼皮膚に数個発生する。
- 初感染では発熱、リンパ節腫脹を伴うこともある。
- 感冒などの経過中に起こり、口唇ヘルペスを伴うことが多い。
- 痂皮化し、1〜2週間で治癒する。
- 瘢痕は一般に残さない。
- 治療…抗ウイルス薬（バルトレックス®など）を必要とする場合がある。

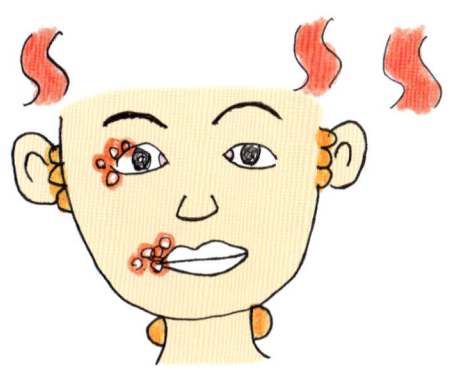

D ■ 眼部帯状疱疹 (ophthalmic herpes zoster)

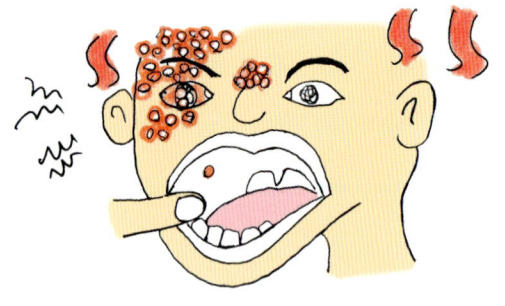

- 顔面半側の主に三叉神経第1枝。時に第2枝の領域に発症する。
- 激しい頭痛、ピリピリする表皮の痛み、軽度の発熱などの症状がみられる。
- 眼瞼、鼻根部、前頭部の皮膚に小水疱を伴う発疹が群生する。
- 三叉神経の第2枝領域の帯状疱疹では頬粘膜に発疹がみられることあり。
- 合併症として皮膚発疹より遅れて約40%に**角膜帯状ヘルペス**を併発する。角膜の知覚低下、虹彩毛様体炎、強膜炎、眼筋麻痺なども起こることがある。
- **治療**…早期に抗ウイルス薬（バルトレックス®など）を投与することが必要とされている。

E ■ 眼窩蜂窩織炎 (orbital cellulitis)

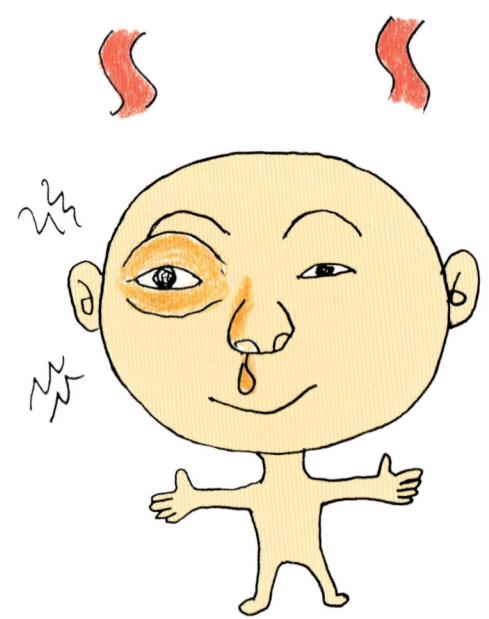

- 小児では近接した副鼻腔炎の感染が原因として多い。
- 上気道炎症状を伴うこともあり。
- 発熱、眼瞼下垂、眼球運動制限、結膜浮腫、眼球突出、眼痛、眼筋麻痺、視力低下や視力喪失などを認めることもある。
- 眼窩周囲または中隔前方の蜂窩織炎では眼球運動の障害は認めず、視力にも影響は認めない。
- 眼窩への病巣の波及が疑われたら眼科専門医へ紹介した方がよい。
- **検査**…眼窩のCTスキャンなどで感染部位を特定する。
- **治療**…副鼻腔、眼窩膿瘍、骨膜下膿瘍などに対しては外科的治療（ドレナージなど）が必要になることもある。

2. 小児の耳鼻咽喉感染症

外耳道の解剖

- 大人の場合は耳介を外後上方向に引き上げてみると鼓膜がよく見える。
- 乳幼児は軟骨部がほとんどで骨部はほとんどない。耳介を後下方に引っ張ると鼓膜がよく見える。

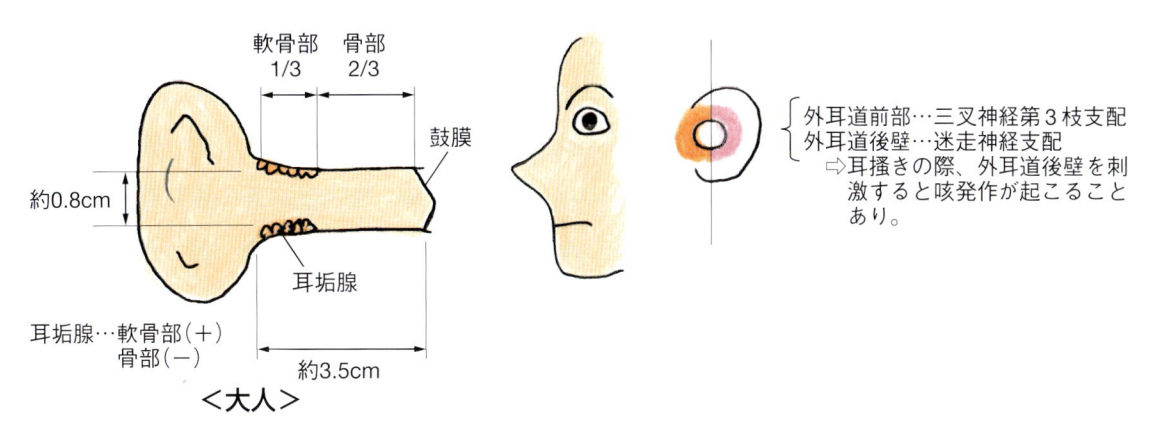

外耳道前部…三叉神経第3枝支配
外耳道後壁…迷走神経支配
 ⇨耳掻きの際、外耳道後壁を刺激すると咳発作が起こることあり。

軟骨部 1/3　骨部 2/3
鼓膜
約0.8cm
耳垢腺
耳垢腺…軟骨部(＋) 骨部(－)
約3.5cm
＜大人＞

耳　垢

- 外耳道の皮膚は移動性を有し、耳垢は自然に外部に排出される。一般的に外耳道の清掃は必要ない。
- 耳垢は落屑表皮、毛、塵埃などが耳垢腺からの分泌物と混ざったもの。
- 耳掻きは外耳道の外側1/3の耳垢腺のある軟骨部まで(約1cmくらいの長さ)にとどめる。乳幼児の場合は細心の注意が必要。

外耳道洗浄

- 外耳道後壁に沿って体温程度に温めた滅菌生理食塩液を注入して洗浄する。
- 鼓膜穿孔が疑われるときは洗浄してはいけない。
- 洗浄中に迷走神経反射による咳や失神が誘発されることがある。洗浄温度によっては眼振を伴っためまいが発現する。
- ピンセットでの異物摘出は、ピンセットから異物が滑り落ちて外耳道の奥深く入ってしまう危険性があり、細心の注意が必要。

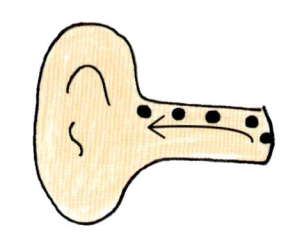

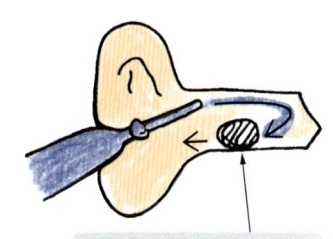

耳垢、金属性異物、昆虫など(豆のような植物性異物では水分で膨張するので洗浄してはいけない)

耳介 — 外耳 — 中耳 — 内耳

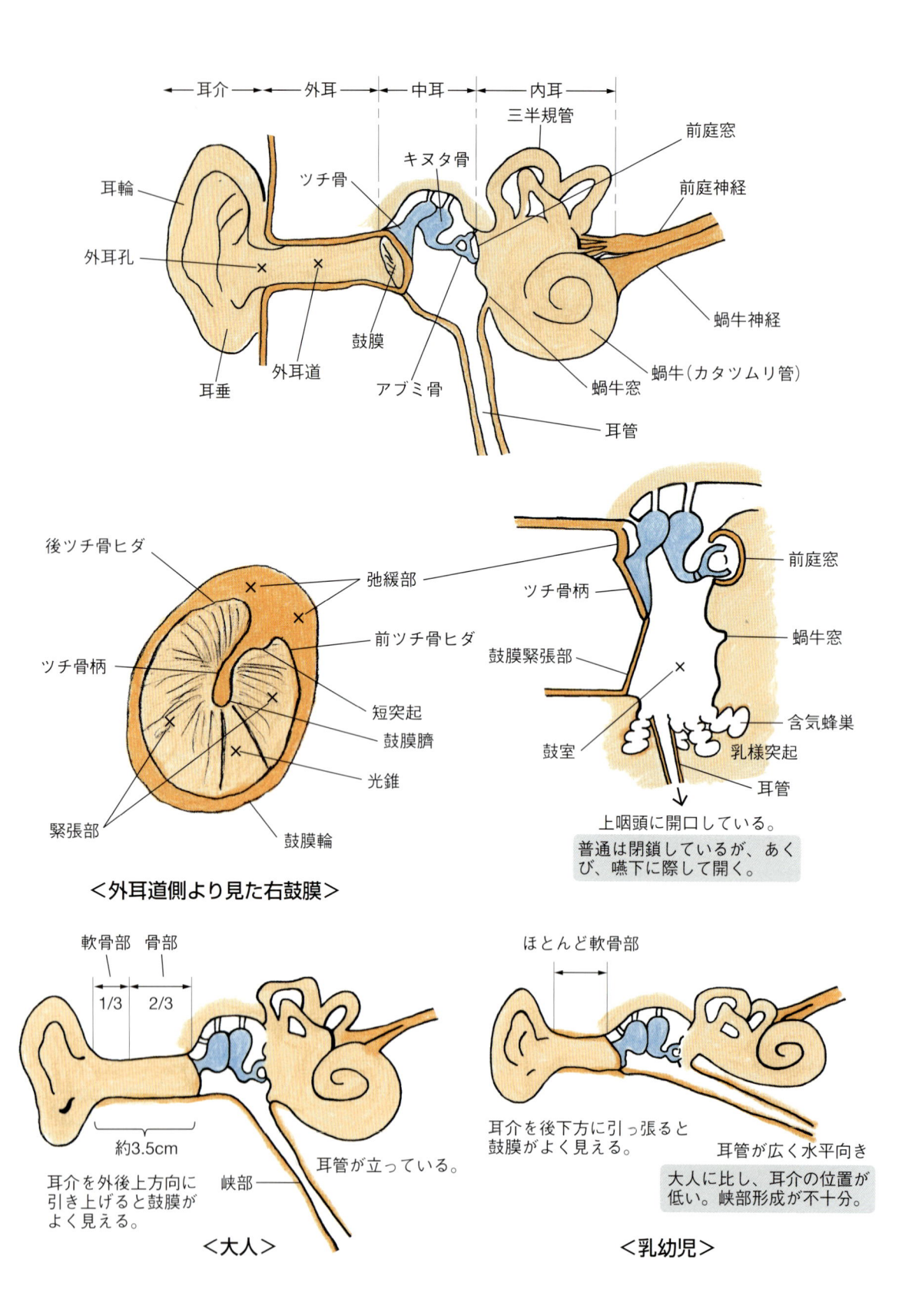

- 耳輪
- 外耳孔
- 耳垂
- 外耳道
- ツチ骨
- 鼓膜
- アブミ骨
- キヌタ骨
- 三半規管
- 蝸牛窓
- 蝸牛（カタツムリ管）
- 耳管
- 前庭窓
- 前庭神経
- 蝸牛神経

＜外耳道側より見た右鼓膜＞

- 後ツチ骨ヒダ
- ツチ骨柄
- 緊張部
- 弛緩部
- 前ツチ骨ヒダ
- 短突起
- 鼓膜臍
- 光錐
- 鼓膜輪

- ツチ骨柄
- 鼓膜緊張部
- 鼓室
- 前庭窓
- 蝸牛窓
- 含気蜂巣
- 乳様突起
- 耳管

上咽頭に開口している。
普通は閉鎖しているが、あくび、嚥下に際して開く。

＜大人＞

軟骨部 1/3 ／ 骨部 2/3
約3.5cm
耳管が立っている。
峡部
耳介を外後上方向に引き上げると鼓膜がよく見える。

＜乳幼児＞

ほとんど軟骨部
耳介を後下方に引っ張ると鼓膜がよく見える。
耳管が広く水平向き
大人に比し、耳介の位置が低い。峡部形成が不十分。

鼻の解剖

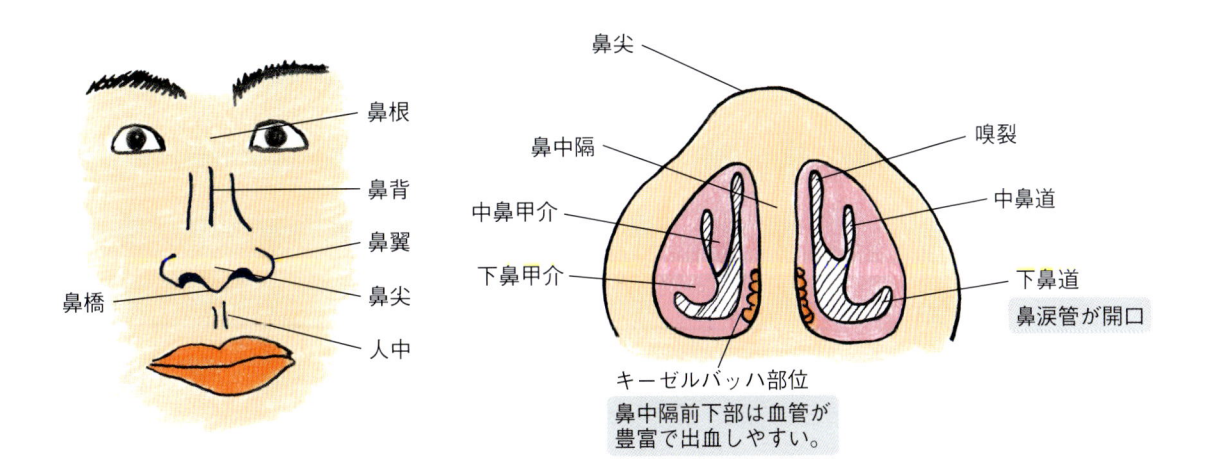

鼻根
鼻背
鼻翼
鼻尖
鼻橋
人中

鼻尖
鼻中隔
中鼻甲介
下鼻甲介
キーゼルバッハ部位
嗅裂
中鼻道
下鼻道　鼻涙管が開口

鼻中隔前下部は血管が豊富で出血しやすい。

鼻腔側壁

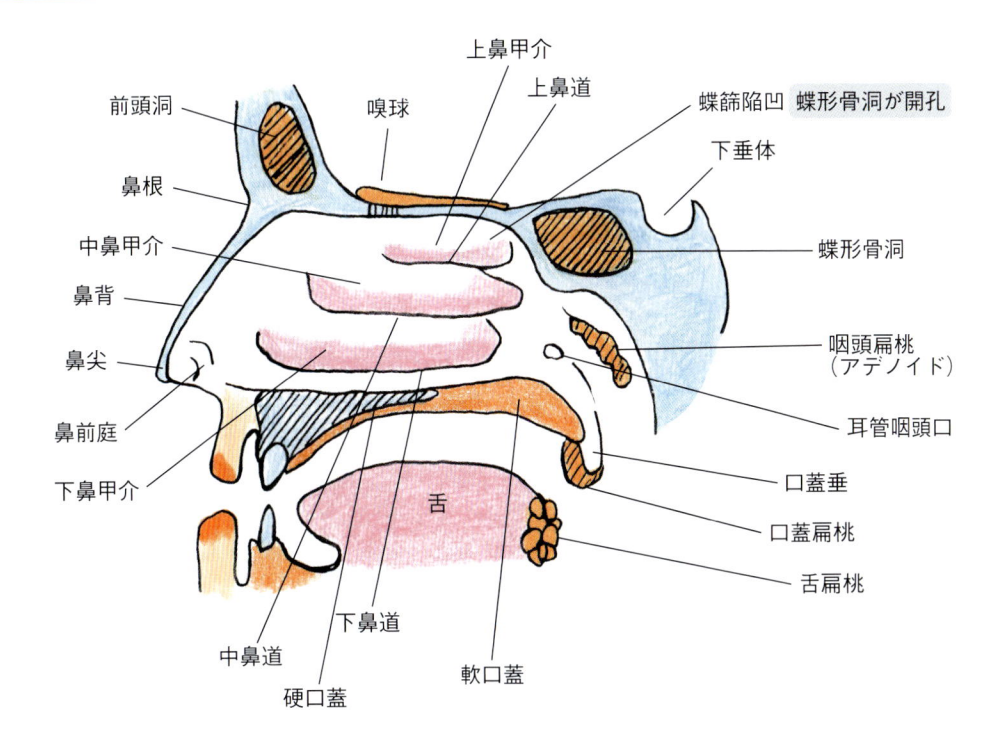

前頭洞
鼻根
中鼻甲介
鼻背
鼻尖
鼻前庭
下鼻甲介
中鼻道
硬口蓋
下鼻道
軟口蓋
舌

上鼻甲介
嗅球
上鼻道
蝶篩陥凹　蝶形骨洞が開孔
下垂体
蝶形骨洞
咽頭扁桃（アデノイド）
耳管咽頭口
口蓋垂
口蓋扁桃
舌扁桃

副鼻腔

- 副鼻腔…鼻腔につながる4つの空洞から成立。
    - 上顎洞…頬骨の中の空洞で最も大きい。中鼻道に開孔。
    - 篩骨洞…両眼の間の骨の中の大小不同の空洞で多数ある。上鼻道・中鼻道に開孔。
    - 前頭洞…前頭骨の中の空洞。鼻前頭管で中鼻道に開孔。
    - 蝶形骨洞…鼻腔の奥の骨の中の空洞。蝶篩陥凹に開孔。
- 開孔部
    - 蝶篩陥凹…蝶形骨洞
    - 上鼻道…篩骨蜂巣後群
    - 中鼻道…上顎洞口、篩骨蜂巣前群、鼻前頭管
    - 下鼻道…鼻涙管
- 副鼻腔の中で炎症を起こしやすいのは上顎洞、次いで篩骨洞。
- 稀に前頭洞が炎症を起こすと、額や両眼の間が痛んだり、額が重く感じる。
- 治療は抗菌薬や抗炎症薬の投与など。

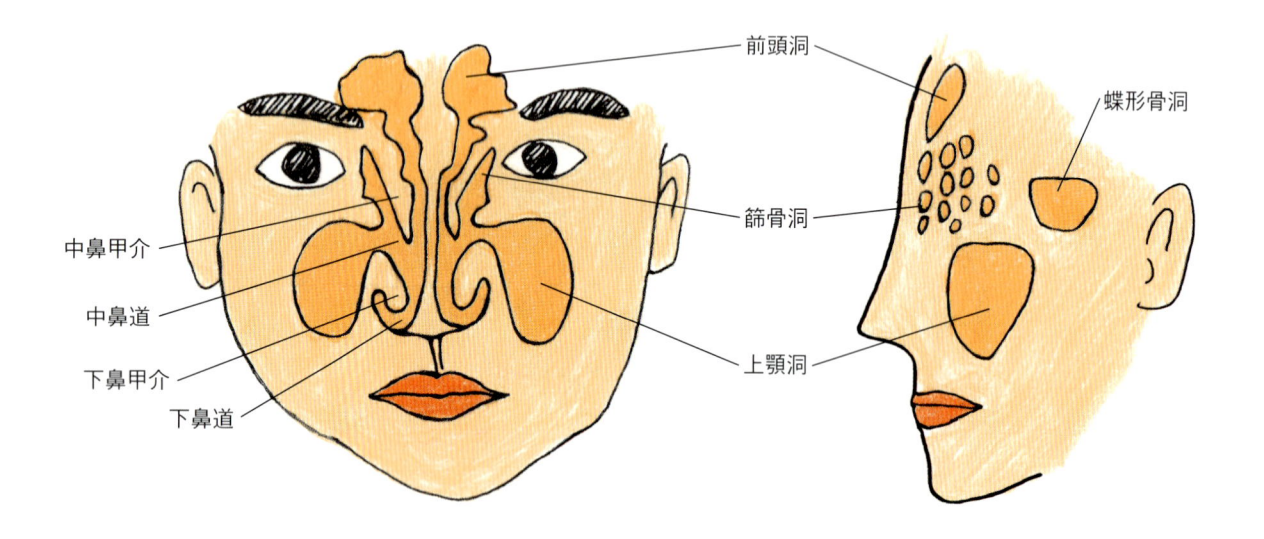

口腔・咽頭の解剖

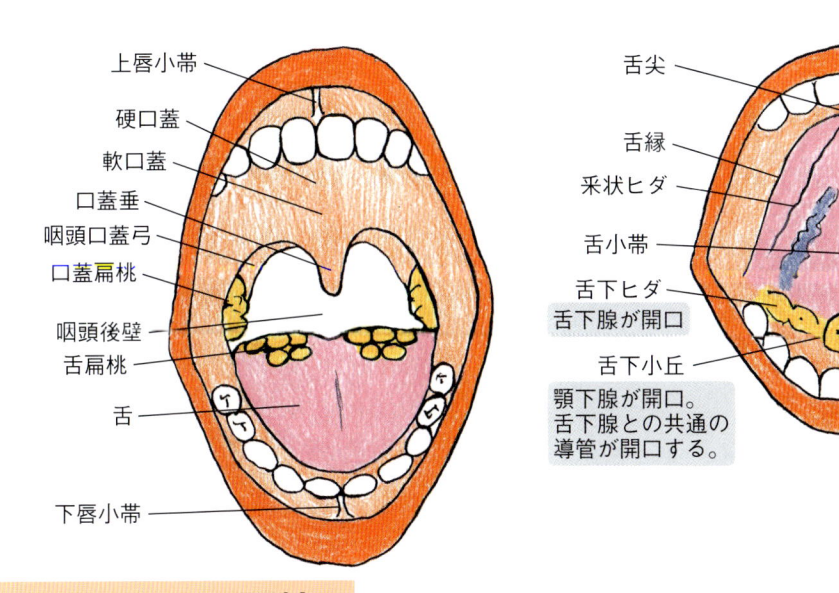

上唇小帯
硬口蓋
軟口蓋
口蓋垂
咽頭口蓋弓
口蓋扁桃
咽頭後壁
舌扁桃
舌
下唇小帯

舌尖
舌縁
采状ヒダ
舌小帯
舌下ヒダ
舌下腺が開口
舌下小丘
顎下腺が開口。舌下腺との共通の導管が開口する。

Waldeyer咽頭輪

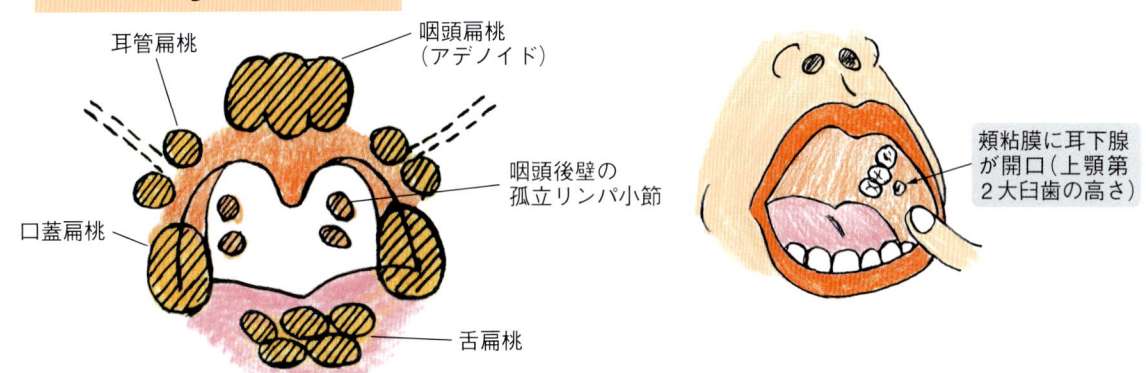

耳管扁桃
咽頭扁桃（アデノイド）
咽頭後壁の孤立リンパ小節
口蓋扁桃
舌扁桃

頰粘膜に耳下腺が開口（上顎第2大臼歯の高さ）

口蓋扁桃

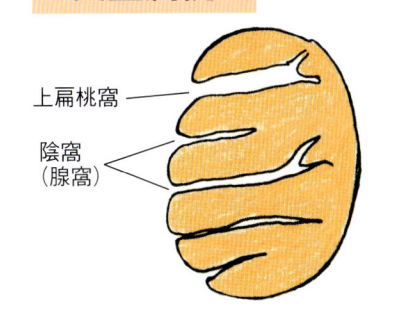

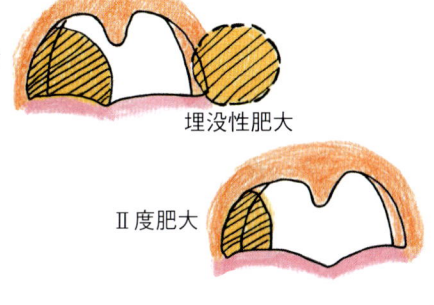

上扁桃窩
陰窩（腺窩）

Ⅲ度肥大
埋没性肥大
Ⅱ度肥大
Ⅰ度肥大

＜口蓋扁桃の肥大度＞

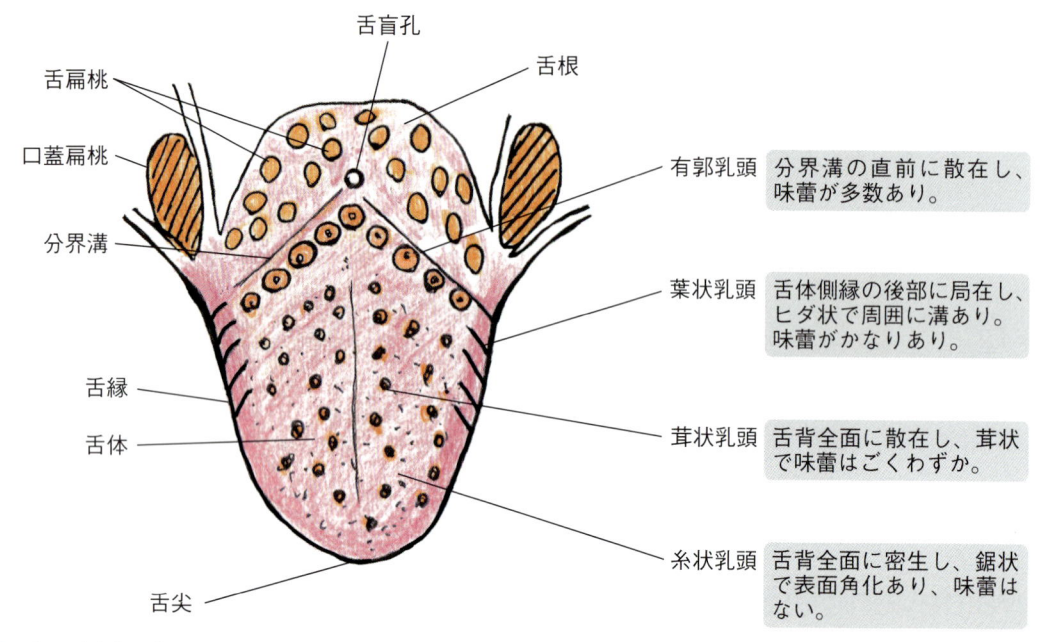

舌

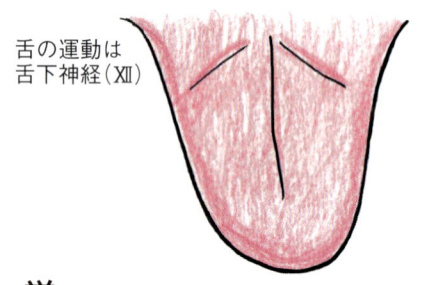

- 舌盲孔
- 舌扁桃
- 舌根
- 口蓋扁桃
- 有郭乳頭：分界溝の直前に散在し、味蕾が多数あり。
- 分界溝
- 葉状乳頭：舌体側縁の後部に局在し、ヒダ状で周囲に溝あり。味蕾がかなりあり。
- 舌縁
- 舌体
- 茸状乳頭：舌背全面に散在し、茸状で味蕾はごくわずか。
- 糸状乳頭：舌背全面に密生し、鋸状で表面角化あり、味蕾はない。
- 舌尖

❶舌の神経支配

舌の運動は舌下神経（Ⅻ）

	知覚神経	味覚神経
後 1/3	舌咽神経（Ⅸ）	舌咽神経（Ⅸ）
前 2/3	舌神経（Ⅴ）	鼓索神経（Ⅶ）

軟口蓋の味覚にかかわるのは大錐体神経（Ⅶ）。
舌根部から喉頭の味覚にかかわるのは迷走神経。

❷味　覚

- 4種の味は舌のどこでも感じるが、部位により量的な差がある。

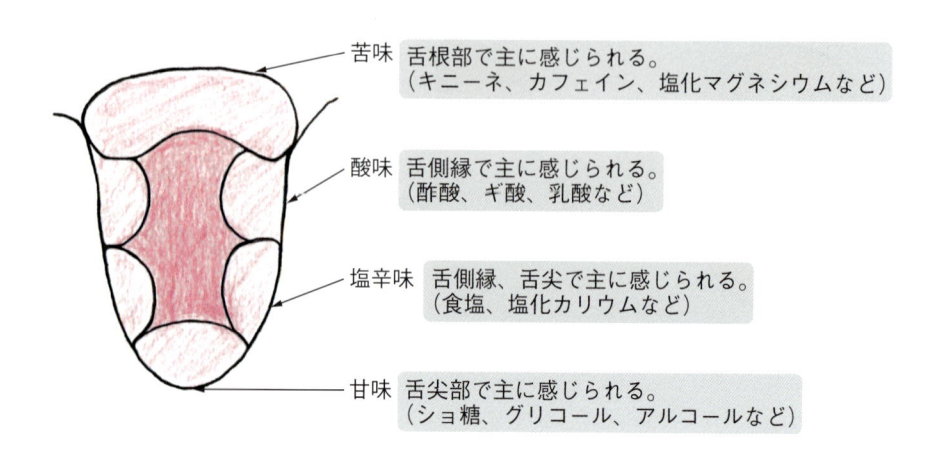

- 苦味：舌根部で主に感じられる。（キニーネ、カフェイン、塩化マグネシウムなど）
- 酸味：舌側縁で主に感じられる。（酢酸、ギ酸、乳酸など）
- 塩辛味：舌側縁、舌尖で主に感じられる。（食塩、塩化カリウムなど）
- 甘味：舌尖部で主に感じられる。（ショ糖、グリコール、アルコールなど）

❸ 味　蕾

- 1つの味蕾の中には40〜60個の味覚細胞。成人は大体2,000くらいの味蕾をもち、老化とともに減少する。

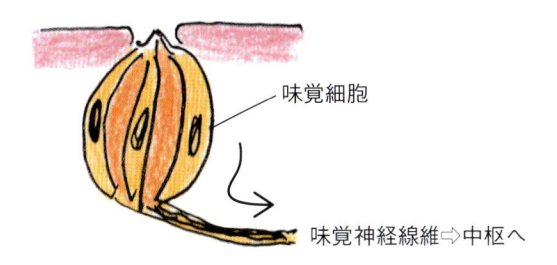

味覚細胞
味覚神経線維⇨中枢へ

咽頭・喉頭

- 上咽頭…口蓋垂根部より上方
- 中咽頭…軟口蓋から舌根部まで（開口させて見える部分）
- 下咽頭…舌根部から輪状軟骨下縁まで
- 喉頭…第3〜6頸椎の高さで、6種の軟骨からなる。

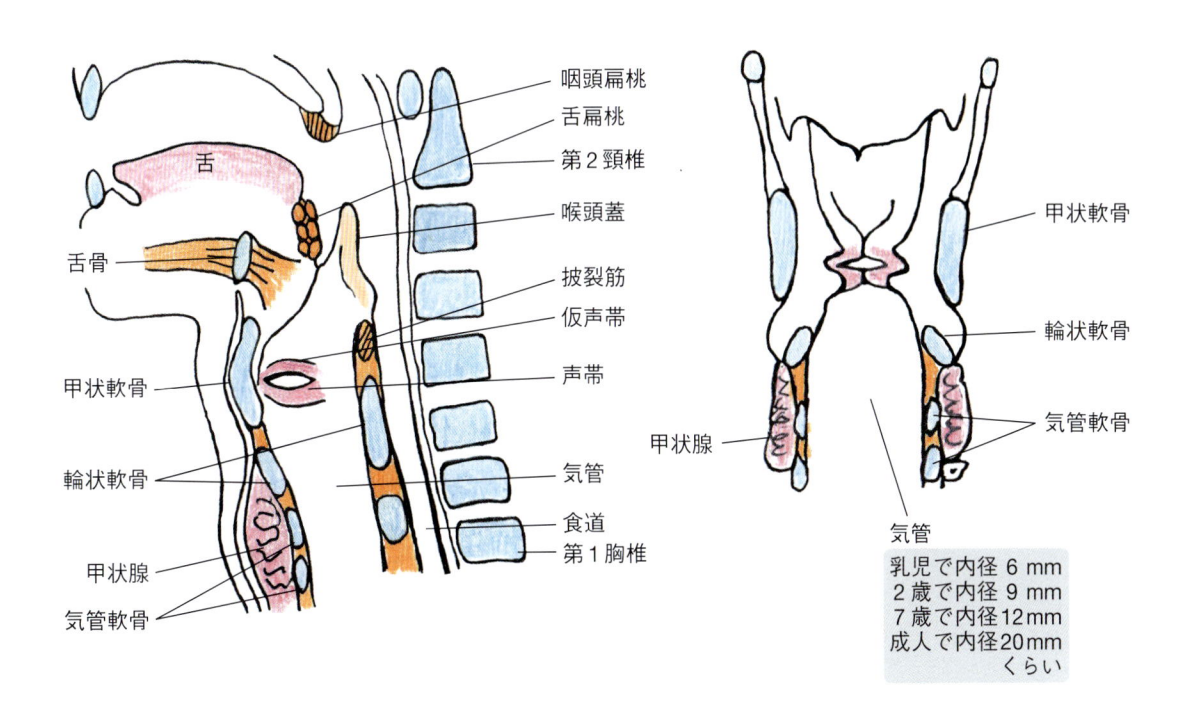

舌／舌骨／甲状軟骨／輪状軟骨／甲状腺／気管軟骨

咽頭扁桃／舌扁桃／第2頸椎／喉頭蓋／披裂筋／仮声帯／声帯／気管／食道／第1胸椎

甲状腺／甲状軟骨／輪状軟骨／気管軟骨

気管
乳児で内径6mm
2歳で内径9mm
7歳で内径12mm
成人で内径20mm
くらい

❶ 喉 頭

- 思春期になると、男性ではアダムのリンゴといわれるように、喉頭が急激に大きくなる。
- 軟骨と軟部組織の成長速度のアンバランスから、声変わりの障害が起こる。

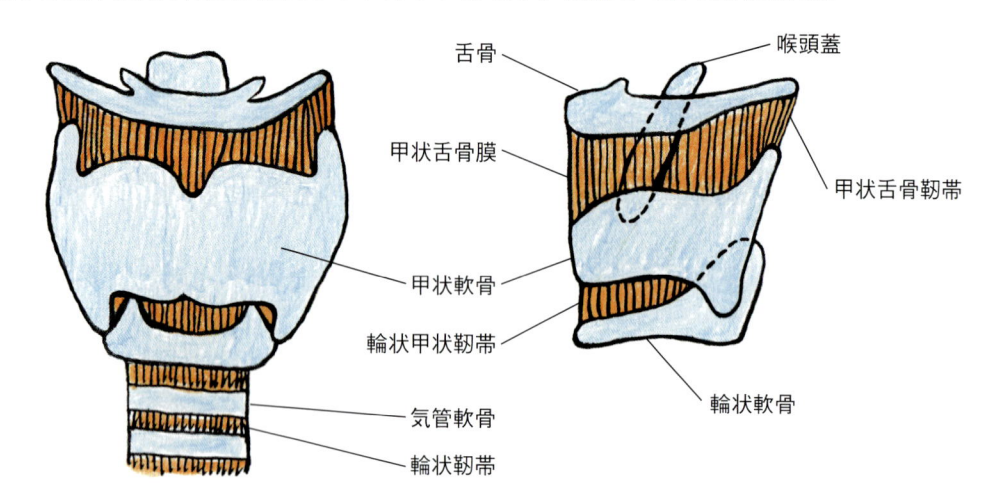

❷ 咽頭側より見た吸息時の喉頭

- 成人では声帯長が喉頭内径の約 2/3。
- 小児では声帯長が喉頭内径の約 1/2。
- 男性では喉頭の位置が低く、甲状腺の位置も低い。

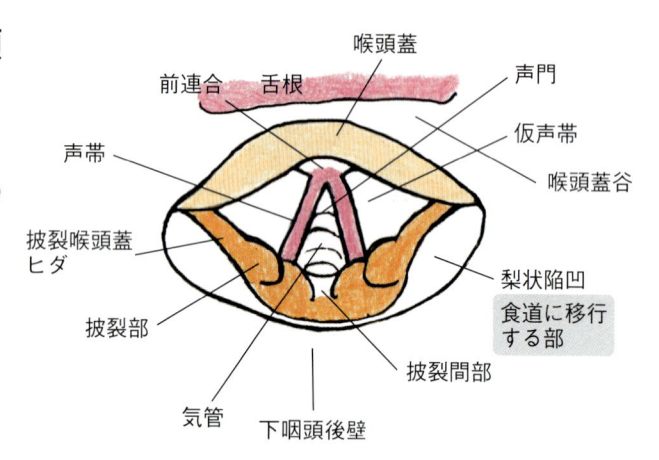

❸ 甲状腺の位置

- 甲状腺右葉と左葉はそれぞれ成人の拇指全体くらいの大きさ。甲状腺の重さは約 30 g である。

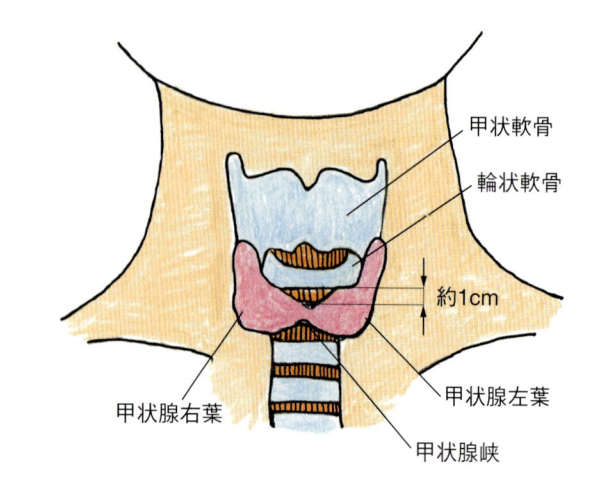

耳鼻咽喉感染症の諸疾患

- 耳鼻咽喉科専門医以外でも一般家庭医や小児科専門医などが日常的に目にする分野の感染症である。
    - ・耳疾患でよく目にするのは急性中耳炎など。
    - ・鼻疾患では鼻前庭炎や急性上顎洞炎など。
    - ・口唇部では口唇ヘルペスや口角炎など。
    - ・咽頭部では急性咽頭炎やヘルパンギーナ、急性扁桃炎、溶連菌感染症など。
    - ・喉頭部では急性喉頭炎など。
- 耳鼻咽喉感染症で、他の分野の感染症や全身性疾患として捉えられている感染症も数多くみられる（ムンプスやヘルペス感染症、マイコプラズマ感染症、アデノウイルス感染症、溶連菌感染症、伝染性単核球症、カンジダ感染症など数多くの感染症がある）。
- 急性喉頭蓋炎や咽後膿瘍などは滅多に診ることはないが、是非とも記憶にとどめておかなければならない疾患である（一刻を争う疾患だからである）。
- 専門的な処置も必要となるケースが多い疾患だけに専門医へ紹介するタイミングも問題となる。

1 耳の感染症

耳に関する感染症として、耳介とその周囲の感染症や外耳、中耳、内耳の感染症などが挙げられる。

A ■ 耳介とその周囲の感染症

1）耳介軟骨炎（auricular perichondritis）

- 外傷や手術後の発熱を伴った有痛性の耳介の発赤や腫脹。
- 原因菌は緑膿菌が多い。
- 治療…抗菌薬の外用や内服が中心。

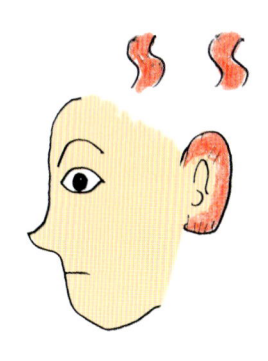

2）耳介後部の腫脹（rear auricular tumentia）

- 原因…外耳道炎・リンパ節炎・乳様突起の炎症・中耳の悪性腫瘍など。
- 症状…炎症の強い例では、熱感や発赤、腫脹を伴うことがある。
- 治療…炎症性のものでは原因疾患の治療、抗菌薬の内服など。

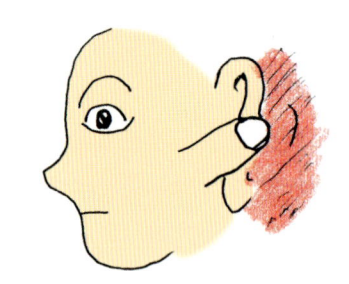

3）急性乳様突起炎（acute mastoiditis）

- 高熱、耳漏、鼓膜の発赤、腫脹を伴う中耳炎が1週間以上続き、耳介周囲が腫脹し、圧痛もみられる。
- 迷走神経刺激症状も出現することあり。
- 治療…抗菌薬の内服や点耳など。症状が激しいときは専門医に任せた方がよい。

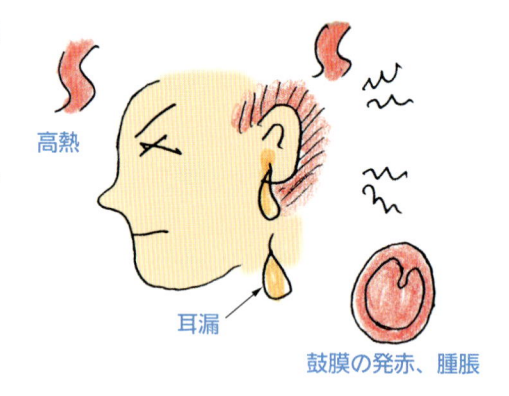

高熱
耳漏
鼓膜の発赤、腫脹

4）急性錐体尖端炎（acute petrositis）

- 急性化膿性中耳炎の再燃や急性乳様突起炎の後などに起こり、神経症状や片頭痛なども伴う。
- 治療…耳鼻咽喉科的な処置や治療が必要とされるので専門医に任せた方がよい。

5）丹毒（erysipelas）

- 外耳道炎の際の外耳道入口部付近の皮膚の裂け目から溶血性連鎖球菌が侵入して発生する。
- 24時間以内に境界明瞭な膨隆した紅斑（紫がかって、中央は皮膚が緊張し、暗赤色になっている）が顔面に出現する。顔面全体に広がることあり。
- 治療…①ペニシリン系抗菌薬など。
  ②発病4〜6日が最も強く、膿疱や壊疽を生じることもある。
  ③感染が治まれば全身症状も軽快する。

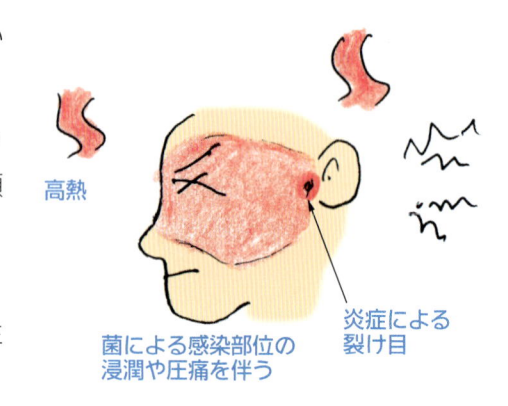

高熱
菌による感染部位の浸潤や圧痛を伴う
炎症による裂け目

6）帯状疱疹 (herpes zoster)

既に小児の眼感染症のところでも述べたが、ここでは耳疾患に関するものについて記載しておく。

- 水痘・帯状疱疹ウイルス感染により生じる。
- 頻度的には少ないが、三叉神経、顔面神経支配領域に発症する。
- 高齢者に多くみられるが、性差は少ない。
- 神経親和性で、神経支配領域に浮腫性紅斑が出現し、続いて小水疱が多発する。
- 三叉神経では第1枝の眼神経が最も感染を受けやすい。3枝全部が同時に感染を受けることはない。
- 治療…①抗ウイルス薬（バルトレックス®など）の投与。
  　　　②対症療法など。

参考：Ramsay Hunt症候群 (Ramsay Hunt syndrome)

- 顔面神経の膝状神経節が水痘・帯状疱疹ウイルスに侵されて顔面神経麻痺、内耳障害、味覚障害などが起こったもの。
- 耳介や耳介前部に疱疹がみられる。
- 顔面神経麻痺は不全麻痺から完全麻痺へと急速に増悪する。Bell麻痺と比べて回復しにくい。
- めまい、感音難聴などの内耳障害もみられる。
- 治療…抗ウイルス薬（バルトレックス®など）の投与、対症療法など。

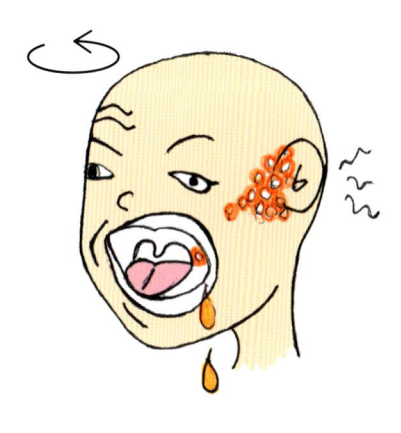

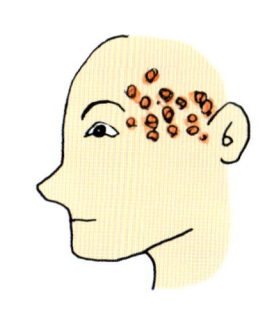

B ■ 外耳の感染症

1）耳漏(ear discharge)

- サラッとした漿液性の耳漏…外耳炎、初期の中耳炎
- 粘液膿性の耳漏…中耳炎、外耳の化膿性疾患
- 出血性の耳漏…外傷、中耳の癌、強い炎症を伴った中耳炎
- 悪臭を伴う耳漏…中耳炎、外耳炎、中耳真珠腫、結核性中耳炎

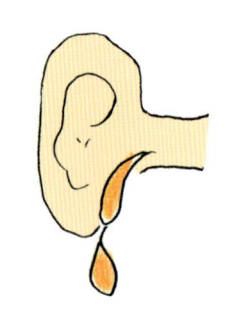

2）急性限局性外耳道炎(acute localized external otitis, otitis externa circumscripta)、耳癤(oto furuncle)

- 指爪、耳匙などによる損傷。中耳炎の耳漏による感染、海水または水やお湯の侵入による感染で起こりうる。
- 夏季に多発する。
- 発熱をみることは少ない。
- 激しい痛み…耳介を引っ張ったり耳珠を圧すると痛みが増強する⇒中耳炎ではみられない。
- ブドウ球菌が毛嚢に侵入して発病するので、発毛のある軟骨部に耳癤ができる。
- 治療…①清拭、排膿、抗菌薬の点耳など。
  ②症状が激しいときは抗菌薬の内服もあり得る。

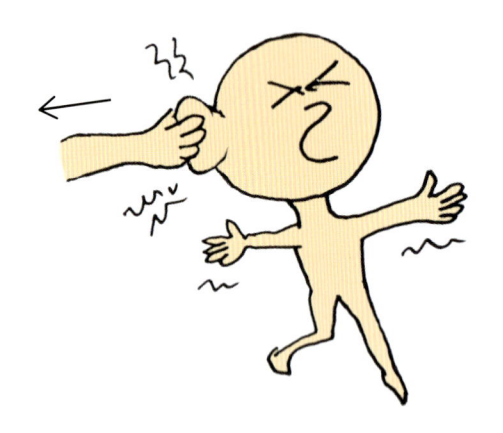

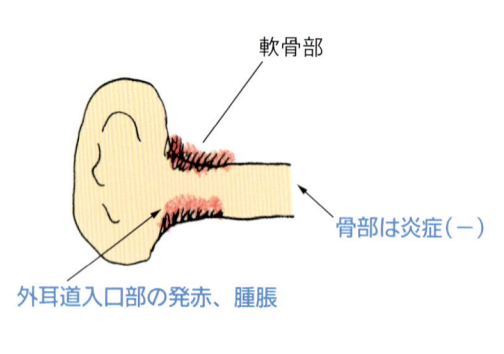

軟骨部
骨部は炎症（－）
外耳道入口部の発赤、腫脹

3）外耳道皮膚の広範囲な感染症

- 疼痛が激しく外耳道は狭小化あるいは閉塞される。
- 耳下部の耳介に近接したリンパ節が腫大することもある。
- 治療…清拭、排膿、抗菌薬の投与など。

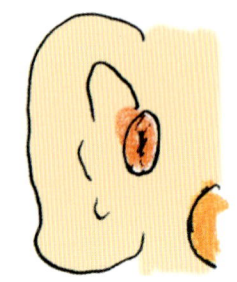

4）広汎性外耳道炎（diffuse external otitis, otitis externa diffusa）

- 外耳道骨部に病変が顕著な外耳道炎で、鼓膜炎を伴うこともある。
- 外耳道の瘙痒感、灼熱感、耳痛、耳鳴、耳漏、軽度難聴など。
- 治療…清拭、排膿、抗菌薬の投与など。

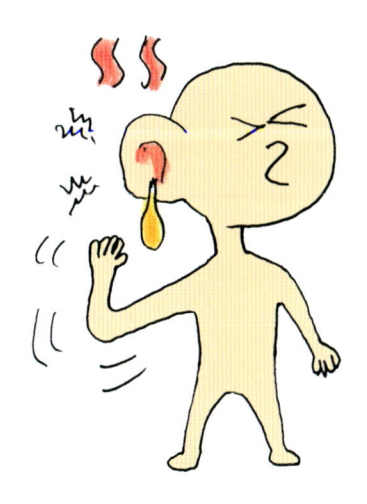

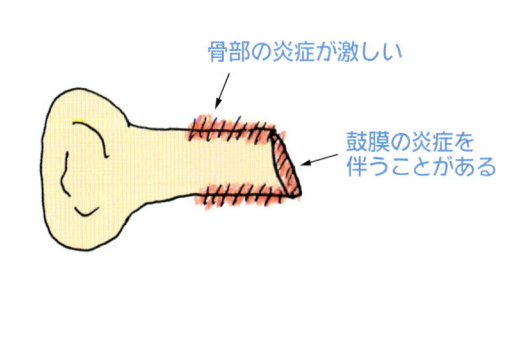

骨部の炎症が激しい
鼓膜の炎症を伴うことがある

5）真菌性外耳道炎（candidiasis of the ear）

- 外耳道の瘙痒感や耳垢が溜まる。
- 耳鏡検査でカビが生えたような耳垢。
  ①アスペルギルス（*Aspergillus niger*）の黒色の胞子
  ②カンジダ（*Candida albicans*）の菌糸体
- 治療…抗真菌薬の投与など。

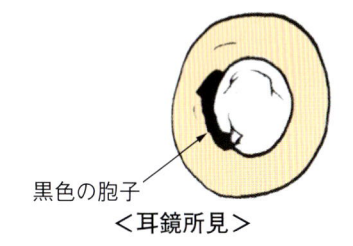

黒色の胞子
＜耳鏡所見＞

C ■ 中耳の感染症

鼓室、耳管、乳突洞、側頭骨含気蜂巣を一括して中耳腔と呼んでいる。

1）急性中耳炎（acute otitis media, otitis media acuta）

- 小児に多くみられる。
- 耳管咽頭開口部近くにアデノイドが存在。
- 耳管から細菌感染⇨中耳に細菌感染⇨急性中耳炎
- 発熱、伝音難聴、耳痛、鼓膜が発赤、腫脹、機嫌が悪い、むずがるなど⇨放置すると拍動性の耳漏が出現（ブシュ、ブシュ、ブシュという感じで、ドクドクと出てくる）、耳痛は消失する。

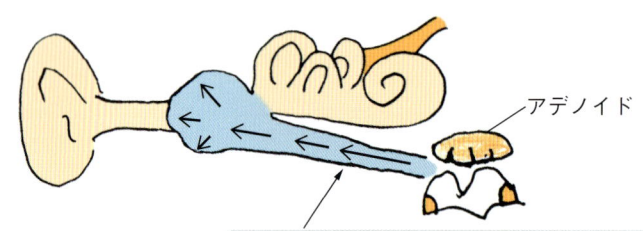

アデノイド

耳管が短く太い。大人に比し耳介の位置が低いので、耳管が立っていなくて水平向き。峡部の形成が不十分。
⇨咽頭、扁桃腺などに細菌感染が発症すると中耳に細菌感染が起こりやすい。

■ 急性単純性中耳炎⇨急性化膿性中耳炎（粘膿性滲出液⇨鼓膜穿孔）

- 症状…①発熱、耳痛、耳鳴、難聴、耳漏など。
  ②重症化する場合もあり。
- 治療…①対症療法で多くは改善する。
  ②抗菌薬を使用する場合はペニシリンなどが有効で、合併症は起こりにくい。
- 経過…通常48時間以内に乾燥し始め、鼓膜穿孔はほとんど痕を残さず閉鎖する。

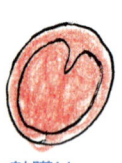

鼓膜は発赤・充血

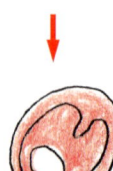

鼓膜穿孔

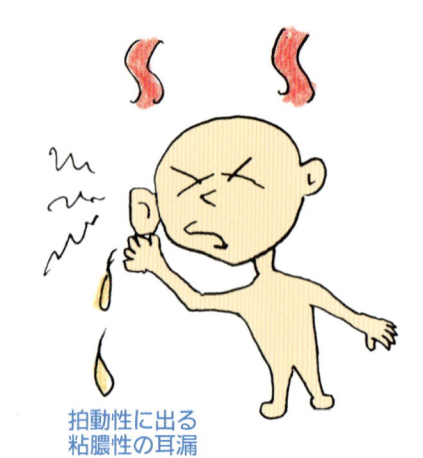

拍動性に出る粘膿性の耳漏

2）慢性中耳炎(chronic otitis media, otitis media chronica)

- 急性中耳炎から3ヵ月を経過しても耳漏が続き、かつ鼓膜に孔が開いた中耳炎のことをいう。
- 基本的に耳痛(-)、発熱(-)。
- 急性中耳炎の後、耳漏が出ているかどうかを注意深くみていくことが大切。
- 鼓膜穿孔、耳漏、難聴などを伴い、経過が長くなる。
- 原因菌として黄色ブドウ球菌が約50%を占める。
- MRSAは耳漏の約10〜15%を占める。
  ①MRSAが検出されてもすべてが原因菌になっているわけではない。
  ②全身状態に問題がなく、発熱(-)、髄膜炎(-)ならば局所の感染症として処置をする。
  ③MRSAは鼻の入口部や外耳道、毛穴の中などに常在菌として存在していることが多い。
  ④MRSAに対しては、ミノサイクリン系が約50%に感受性あり。
  ⑤その他、バンコマイシンや抗MRSA薬を入院させたうえで使用することもある。
- 診断…耳鏡で鼓膜の所見(鼓膜に孔が開いている)をみれば大体診断がつく。
- 治療…①耳漏があれば吸引したり、綿棒で清掃することが大切。そして、体温に合わせた生食液で耳洗浄する。
  　　　②耳洗浄には生食液以外にポビドンヨードを薄めた溶液、あるいは13%酢酸アルミニウム塩のブロー液などを使用する場合もある。耳洗浄は週2〜3回で約2〜3週間継続して行うとよい。
  　　　③手術する場合は最低2〜3ヵ月は耳漏のない状態を維持した後に行う。
- その他…①水泳などは避けるようにする。
  　　　　②耳漏のみられる患者は定期的に耳鼻咽喉科で耳洗浄などの治療を受けることが重要。

3）滲出性中耳炎(secretory otitis media, otitis media exudativa)

- 急性中耳炎に続発して鼓膜の内側、内耳腔に滲出液が貯留した状態、およびその状態が持続する疾患をいう。
- 耳管機能が不全になると起こりやすく、副鼻腔炎やアデノイド肥大などによる機械的な閉塞状態で、より滲出液の貯留が増大する。
- 5〜6歳以下に多く、65歳以上でも発症がみられる。

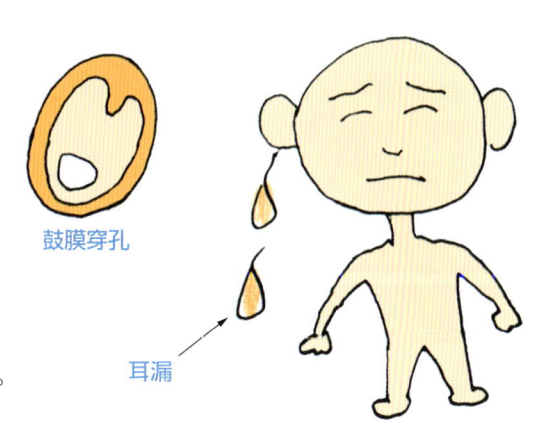

- ・検査・診断
  - ①滲出性中耳炎は鼓膜の可動性が低下していて鼓膜の陥凹がみられる。
  - ②鼓膜の裏側の中耳腔にニボーを示す滲出液の貯留を認める。
  - ③滲出液が少し褐色化して、いわゆる青色鼓膜を呈することがある。
- 純音聴力検査で軽度から中等度の伝音難聴を認めるが、滲出液の量や性状によっては認めないこともある。
- 乳幼児では鼓膜が傾いていて見えにくいので、圧力をかけて鼓膜の動きをみる**ティンパノグラム**が鼓膜の陥凹の程度や滲出液の有無をみるのに用いられている。
- 乳幼児では5歳以上でないと純音聴力検査は難しい。
- 耳管機能検査として、ポリッツェルやカテーテルで通気を行う方法もある。これは治療としても用いられる。

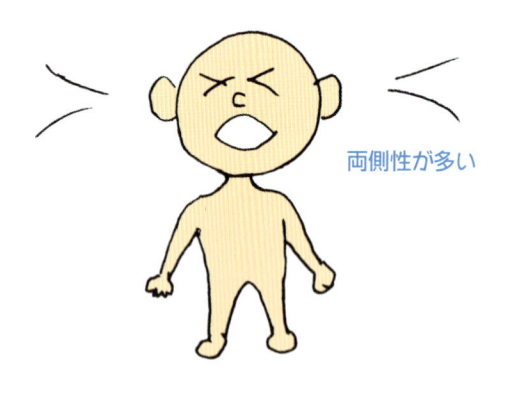

耳がブーンとしたり難聴になることあり

両側性が多い

片側性が多い

- ・乳幼児では急性中耳炎から続発することが多い。
- ・子どもは両側性が多い。
- ・嚥下時やあくびの際には耳痛を感じるが、自覚症状の訴えは乏しい。
  ⇒気づかれずに放置されて言語発達が遅れることあり。難聴になることもある。

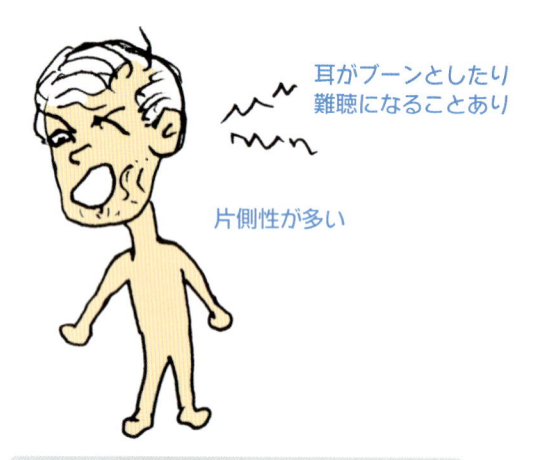

- ・老人は片側性が多い。
- ・軽度から中等度の聴力低下。耳閉感。
- ・ブーンと低音のうなるような耳鳴。
- ・嚥下時やあくびの際には耳痛を感じるが、痛みの自覚症状の訴えは乏しい。
  ⇒難聴になることもある。

- CTやMRIは真珠腫性中耳炎が疑われる場合や耳介の後方にある乳突蜂巣の空洞の発育状態をみる場合などに用いられている。
- 成人の貯留液はサラサラとしたコハク色。
- 小児の貯留液は粘稠度が高いニカワ状。

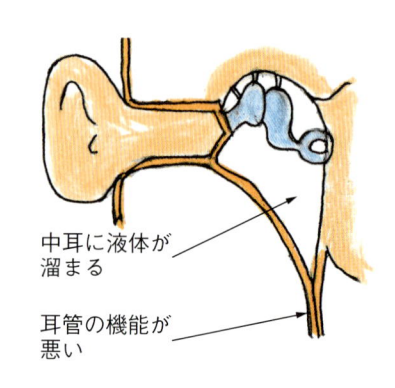

中耳に液体が溜まる

耳管の機能が悪い

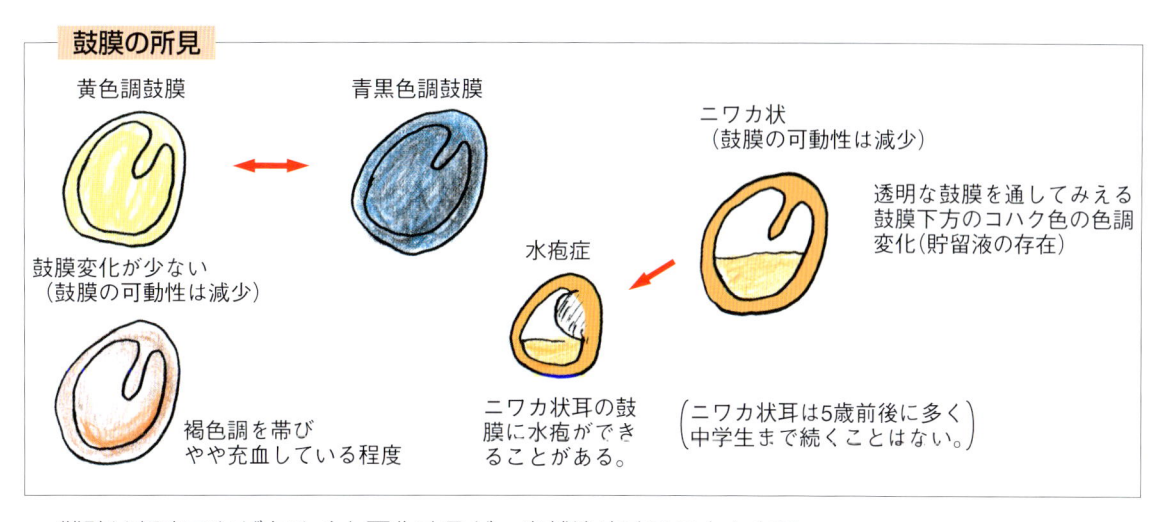

鼓膜の所見

黄色調鼓膜 ⇔ **青黒色調鼓膜**

鼓膜変化が少ない
（鼓膜の可動性は減少）

褐色調を帯び
やや充血している程度

水疱症

ニワカ状耳の鼓膜に水疱ができることがある。

ニワカ状
（鼓膜の可動性は減少）

透明な鼓膜を通してみえる鼓膜下方のコハク色の色調変化（貯留液の存在）

（ニワカ状耳は5歳前後に多く中学生まで続くことはない。）

- 難聴は軽度でかぜをひくと悪化するが、自然治癒することもある。
- 滲出性中耳炎は血管収縮薬の点鼻で治癒が早まることがある。
- 治療・その他
  ①言語の習得時期に悪影響を及ぼさないための聴力改善が目的。
  ②鼻処置、副鼻腔自然口開大処置、耳管通気、ネブライザー、鼻腔洗浄、上顎洞洗浄、薬物療法、鼓膜切開、鼓膜穿刺による滲出液の排液などの保存的治療は3ヵ月くらいを目安にして、大体3～6ヵ月くらい経過をみる。
  ③どうしても治らない場合は、鼓膜チューブ留置術やアデノイド切除術などの外科的治療を行う。
- 滲出性中耳炎は基本的には80～90%が保存的治療で治る。
- 難治性の場合、鼓膜が薄くなり穿孔したり鼓膜が中耳腔の方にくっついて**癒着性中耳炎**になったり、鼓膜が一部陥凹して5～10年後に**真珠腫**を発症したりすることもある。
- 多くの中耳疾患では**鼻すすり**による中耳の陰圧化が原因の1つで、鼻すすり癖の禁止が治療上重要。

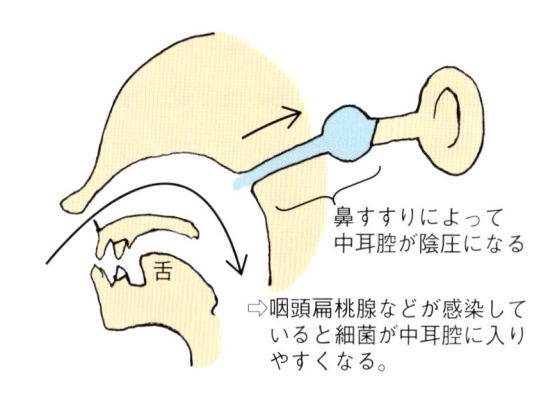

鼻すすりによって中耳腔が陰圧になる

⇒咽頭扁桃腺などが感染していると細菌が中耳腔に入りやすくなる。

D ■ 内耳の感染症

- 一般家庭医や小児科専門医が内耳の感染性疾患を診ることはかなり難しいと思われるので、疑った段階で耳鼻咽喉科専門医に紹介した方がよい。
- おたふくかぜの罹患後に発症する可能性があるムンプス難聴は重要なのでここに記載しておく。

1）ムンプス難聴（mumps hearing loss）

- ムンプス難聴とはおたふくかぜに罹患してから耳下腺が腫脹する4日前より腫脹後18日以内に発症した急性高度難聴であると定義される。片側の高度感音性難聴である。
- 一時的なめまいを約50%の症例に伴う。歩くとフラフラする、嘔気がする、など⇨難聴は一度発症すると治らない。めまいは2〜3日で改善する。
- 不顕性感染で耳下腺の腫脹がなくても難聴のみが発症することもある。
- 1歳前後までの乳幼児では不顕性感染が多い。
- 先天性の片側性の難聴もあるので注意が必要。
- 難聴は80%がムンプスウイルス罹患後1週間以内に発症する。10歳未満が約70%を占める。
- ムンプスウイルス罹患者1万5,000人〜2万人に1人の割合で難聴を発症、両側性難聴はウイルス罹患者40万人に1人くらいの割合で発症する。
- 子どもでは難聴になったのかわかりにくいので注意が必要。
- 感染経路…ムンプスウイルスが内耳に直接血行性に感染するか、脳脊髄液を介して感染する。

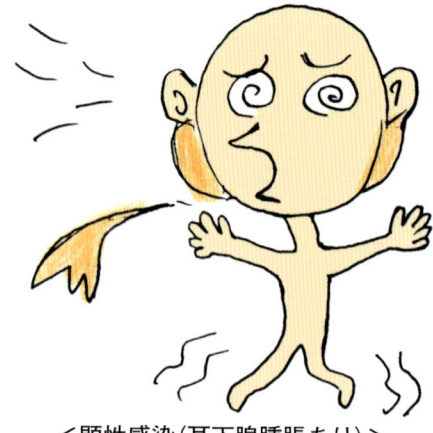

＜顕性感染（耳下腺腫脹あり）＞

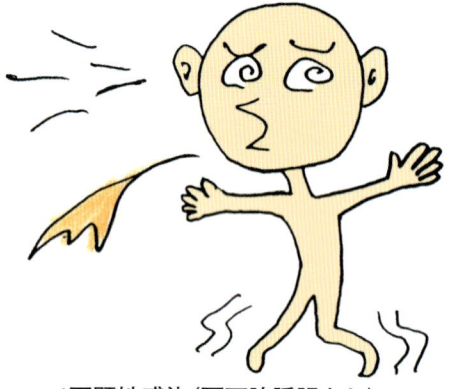

＜不顕性感染（耳下腺腫脹なし）＞

- 検査・診断

  ①臨床的に耳下腺腫脹がみられなくても、難聴発症後2〜3週間に血清ムンプスウイルス抗体価が有意の上昇を示した症例はムンプス難聴と診断される。

  ②急性高度難聴発症後3ヵ月以内にムンプスウイルスIgM抗体が陽性になった症例もムンプス難聴の可能性が高いといわれる。

  ③子どもの場合、電話のレシーバーで試すと判明することが多い。患側の耳に当てたとき、「聞こえない」と言ってくる。

- 治療・その他

  ①自然治癒例もあるが、多くの場合、治療しない。

  ②ステロイドの治療が行われるが、早く開始しても効果はみられていない。

  ③ワクチンでの予防が非常に重要。片側の場合は補聴器を必要としない。

2 鼻の感染症

鼻に関する感染症としては鼻前庭炎や副鼻腔に関する炎症性疾患がある。

A ■ 鼻前庭炎 (vestibulitis of nose, vestibulitis nasi)

- 鼻のいじり過ぎが原因として多い。
- 一側の前鼻孔に生じた鼻前庭炎(鼻前庭の皮膚の湿疹)では鼻腔異物症が原因として多い。
- 治療…清拭、消毒、抗菌薬の軟膏の塗布など。

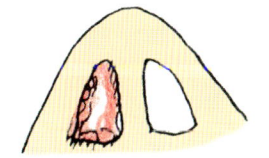

B ■ 急性上顎洞炎 (acute maxillary sinusitis, sinusitis maxillaris acuta)

- 感冒のありふれた合併症の1つとして起こる。
- 前頭部痛、鼻閉、膿性鼻漏などの症状がみられ、外傷や上顎洞に関連した歯牙の尖端部の感染、抜歯後の口腔上顎洞瘻孔などからも急性上顎洞炎が起こる。
- 治療…抗菌薬や点鼻薬などだが、持続性の上顎洞炎では上顎洞洗浄が必要となる場合もある。
- 篩骨洞や前頭洞、蝶形骨洞では上顎洞のように急性感染を起こすことは滅多にない。

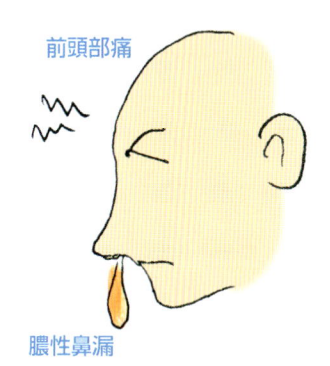

C ■ 急性副鼻腔炎 (acute sinusitis, sinusitis paranasalis acuta)

- 感冒や急性鼻炎、歯の疾患などにより上顎洞や前頭洞が主として侵される疾患。
- 頭痛、発熱、鼻閉塞などや、前頭部、頬部の叩打痛などがみられる。
- 治療…抗菌薬の投与が主体。外科的な穿刺排膿が必要なこともある。

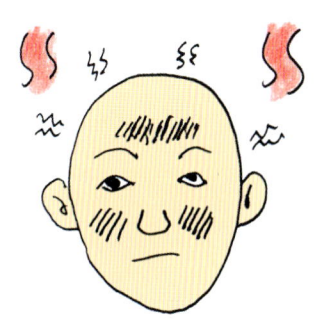

D ■ 慢性副鼻腔炎 (chronic sinusitis, sinusitis paranasalis chronica)

- 急性鼻炎や急性副鼻腔炎などが原因で、上顎洞、前頭洞、篩骨蜂巣、蝶形骨洞の粘膜が慢性的に炎症をきたした状態。
- 上顎洞炎を主としたものが**蓄膿症**の代表。

- 上顎洞に限局して膿汁が存在してもほとんど合併症は起こらない。
- 前頭洞や篩骨蜂巣では炎症が周囲によく波及するので注意が必要。
- 頭痛、鼻漏、鼻閉塞、嗅覚減退、睡眠不良などの自覚症状あり。他覚的には鼻粘膜が浮腫状に腫れる、鼻茸がみえることあり。
- 治療…鼻洗浄、抗菌薬や蛋白分解酵素薬の投与などがある。抗菌薬療法ではマクロライドの少量長期投与（3ヵ月程度）が有効といわれている。

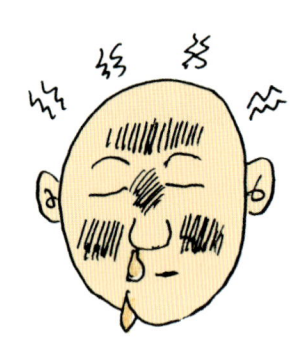

1）慢性副鼻腔炎の合併症として

a ■ 眼窩蜂窩織炎(orbital cellulitis)、眼窩腫瘍(orbital tumor)
- 高度の上顎洞炎で、篩骨洞や前頭洞も侵され感染が波及して起こる。
- 治療…眼科専門医や耳鼻咽喉科専門医に任せた方がよい。

b ■ 粘液瘤・ムコシール(mucocele)
- 副鼻腔の自然口が閉塞して腔内に膿汁が貯留し囊胞状となること。
- 治療…眼科専門医や耳鼻咽喉科専門医に任せた方がよい。

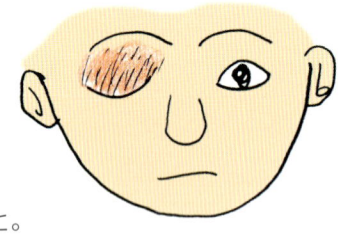

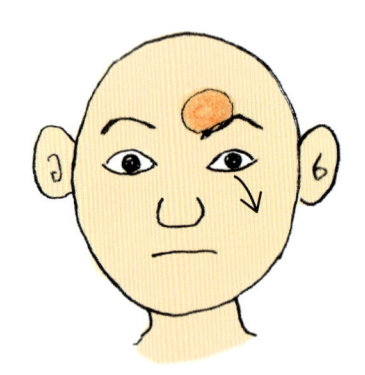

一般に前頭洞に発生しやすく、眼窩の上壁骨を破壊して、眼球を下方および外方に偏位させる。眼球突出も起こりうる。

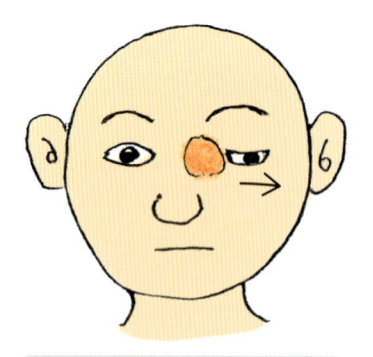

篩骨洞から発生したムコシールでは、内眼角の腫脹を伴い眼球は外方偏位する。

3 口唇の感染症

口唇の感染症としてよくみられる疾患に口唇ヘルペスや口角炎がある。

A ■ 口唇ヘルペス（libial herpes）

- **単純ヘルペスウイルス**の潜伏感染の再燃でみられる。
- 主として口角部が赤く腫脹し、疼痛あり。2〜3日後、水疱の出現をみる。
- 痛みは非常に強く、自発痛もある。
- 口唇ヘルペスを放置すると、小水疱が5〜6個集簇してきて4〜5日で同部がびらん状になり、その間、強い痛みが続く。その後は痂皮化して治っていく。
- 発熱時に誘発され、**熱性疱疹**ともいわれる。
- 胃腸障害、疲労、日光照射、寒冷などで誘発される。
- 約10日、長い場合でも2週間の経過で自然治癒する。
- **治療**…抗ウイルス薬の軟膏または内服薬など。

B ■ 口角炎（angular cheilitis）

- 若年者と高齢者に比較的多い疾患。口角部の持続的な外傷などでも起こり、角化症の一種としても考えられている。
- ビタミンB_2（リボフラビン）欠乏症やビタミンB_6（ピリドキシン）欠乏症、悪性貧血、鉄欠乏性貧血などでみられる口角びらん症から口角炎に進展することもある。
- 健康そうな若者の難治性口角炎では免疫低下を疑う必要もある。抗菌薬やステロイド薬の長期投与によるカンジダ症やエイズによるカンジダ症などもあり、口腔内のカンジダ症が口角に波及して口角炎を生じることがある。
- 感染性の口角炎の場合は、細菌感染かカンジダ感染がほとんどで、若年者は細菌感染が多く、高齢者はカンジダ感染が多い。
- **原因**…①唾液が多過ぎても少な過ぎても口角炎が起こりやすくなる。子どもの場合、唾液過多によることが多い。
  ②唾液が多いと口角が常に濡れた状態となり、黄色ブドウ球菌などによる細菌性の口角炎になることが多い。

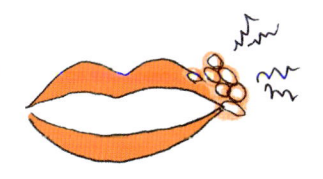

③唾液が減少するシェーグレン症候群や強皮症などの膠原病では口角炎がよくみられる。アトピー性皮膚炎でも唾液が減少して口角炎がみられることあり。
- 症状…食べ物がしみる、開口時に痛むなど。口を動かさないでじっとしているときの自発痛はない。
- 治療…①カンジダが原因の場合は抗真菌薬の軟膏を塗布。
　　　②細菌感染の場合は抗菌薬の軟膏を塗布。
　　　③感染のない唾液が多い場合や、乾燥による場合の口角炎は難治性が多い。白色ワセリン、アズノール®軟膏、亜鉛華軟膏、非ステロイド抗炎症薬系の軟膏などで局所を保護する。
　　　④唾液が多く片側に溜まってできた口角炎の場合は、その側を上にして寝るようにするとよい。
　　　⑤口腔内の衛生状態の改善（歯磨き、口すすぎなど）。
　　　⑥ビタミンB_2、B_6欠乏症や貧血などでみられる口角びらん症や口角炎に対しては、ビタミン補給や貧血の改善などの原因疾患の治療が重要である。

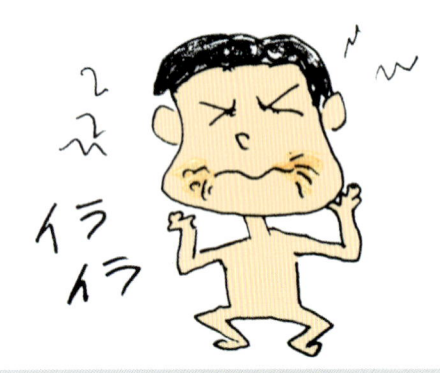

- ストレスが直接口角炎を起こすことはない。
- ストレスにより口内の衛生状態が悪くなったり、唾液の量が多くなったり減少したり、また口角のたるみ（皺）が増え、そこに唾液が溜まって二次感染を起こして口角炎になることがある。

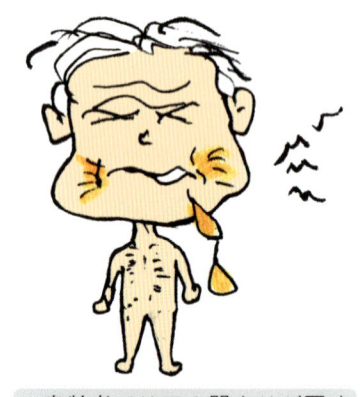

- 高齢者では口の閉まりが悪くなったり、咬合が悪いと唾液の量が増える。
- 口腔内の衛生状態が悪く、口角に皺ができたりすると唾液の量も増えてくる。

4 歯肉・口腔の感染症

　歯に関する感染症として歯肉アメーバや歯根囊胞などがあり、口腔に関する感染症として口腔カンジダ症や疱疹性歯肉口内炎などがある。

A ■ 歯肉アメーバ(Entamoeba gingivalis)

- ヒトの歯肉の周囲に普通に検出される。
- **歯槽膿漏症**に多く検出される。
- 病原性はないと考えられている。
- 治療…清拭や歯科的処置など。

B ■ 歯根囊胞(radicular cyst)

- 虫歯があり、その歯根部に一致して**慢性歯根膜炎**が起こり、それが原因となる。
- 同部に一致して頬部の腫脹、圧迫感があり、上顎部に好発する。
- 治療…歯科的処置が必要となることが多い。

C ■ 口腔カンジダ症(oral candidiasis)、鵞口瘡(がこうそう)(thrush)

- *Candida albicans* 感染症。
- 菌交代症、日和見感染により続発する。
- 新生児や虚弱児に多くみられる。
- 口唇や口腔、舌の粘膜にミルク残渣状の白苔として認められる。
- 歯肉に及ぶことはない。
- 境界明瞭な白色偽膜を被る紅斑として発症し、白苔は剥がれにくい。無理に剥がすと浅いびらんとなる。
- 新生児では白色あるいはクリーム色の点状白苔を認めることが多い。
- 浅在性のものは鵞口瘡と呼ばれている。
- 成人ではステロイド薬の長期投与者や悪性腫瘍罹患者、抗がん剤の投与者に発症することあり。
- 老人や妊婦、若年者にもみられることあり。頬粘膜や口腔底、義歯床下粘膜などに好発する。

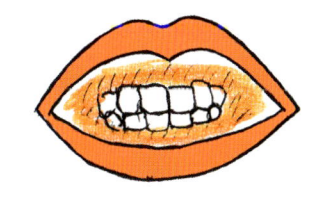

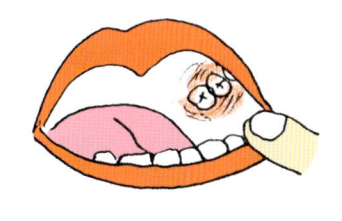

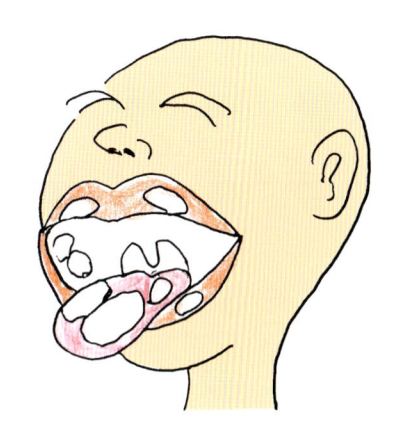

- 治療…下記の治療に比較的よく反応する。
  ①乳児の口腔カンジダ症は自然治癒することも多い。多くの例で放置してもよい。
  ②軽症例では口腔内の清浄とファンギゾン®シロップやマイコスタチン懸濁液の塗布、あるいはうがいなど。
  ③重症例ではフロリード®ゲル経口用やイトリゾール®の内服を行う。
- 臨床症状…分類として下記のようなものもある。
  ①急性偽膜性（鵞口瘡）…点状の白苔が帯状に拡大、易出血性。
  ②慢性肥厚性…①の慢性化したもので、上皮の肥厚あり。自然治癒は望めず、前がん状態、白板症に類似する。
  ③慢性粘膜皮膚性…口腔内だけでなく爪、顔、頭部、四肢などを侵し、①②の両症状が混在する。

D ■ 疱疹性歯肉口内炎 (herpetic gingivostomatitis)

- 乳幼児の単純ヘルペスウイルスⅠ型の初感染でよくみられる。青年期でもみられることあり。
- 咽頭痛で始まり、高熱、口唇から舌、口腔粘膜の水疱やアフタ、歯肉の腫脹や発赤を認める。
- 2〜6週間で治癒する。
- ヘルペス脳炎の合併症に注意。
- 治療…抗ウイルス薬の投与、対症療法など。

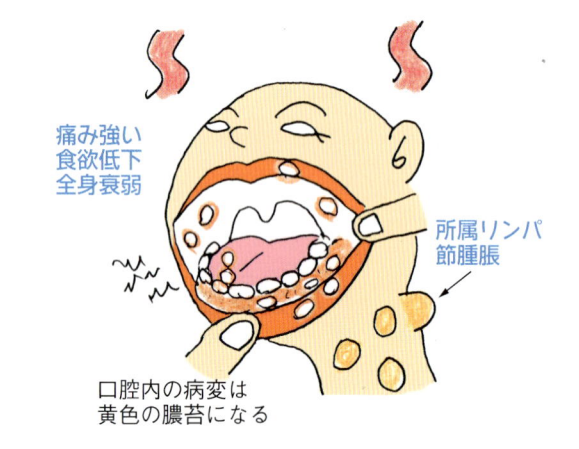

E ■ 急性化膿性耳下腺炎
（acute purulent parotiditis, parotitis purulenta acuta）

- 口腔内細菌が耳下腺の開口部より上行性に感染することにより起こる。
- 発熱、腫脹、圧痛などがみられる。
- 唾液分泌の減少時に起こりやすい。
- 治療…抗菌薬の投与など。

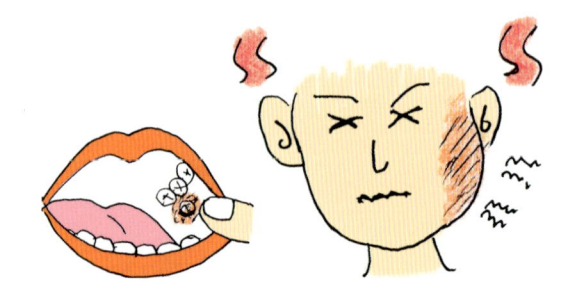

F ■ 唾液管拡張症（sialoangiectasis）

- 10歳以下の子どもに多く反復して耳下腺のみに腫脹を繰り返す。
- おたふくかぜと誤って診断されることが多い。
- 治療…口腔内の清浄や抗菌薬の投与など。

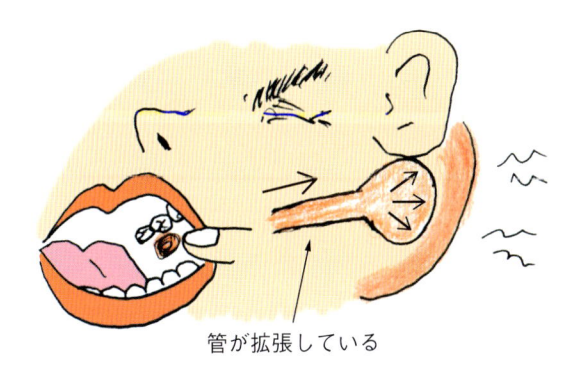

管が拡張している

G ■ 唾石症（ptyalolithiasis）

- 唾石症は舌下小丘に顎下腺開口部がある顎下腺に好発する（耳下腺開口部にも多い）。
- 唾石が排泄管に移行して唾液の排泄を阻害する。
- 唾液腺排泄管開口部が発赤、腫脹していれば本疾患を疑う。
- 治療…外科的治療が一般的。

H ■ 口腔底蜂窩織炎（phlegmon of oral floor）

- 虫歯を抜歯した後、高熱が出て口腔底が腫脹し、嚥下痛、開口障害などが認められる。
- 治療…切開、排膿、抗菌薬の投与など。

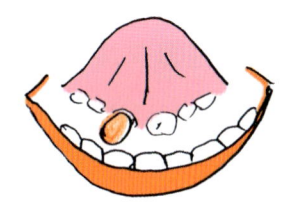

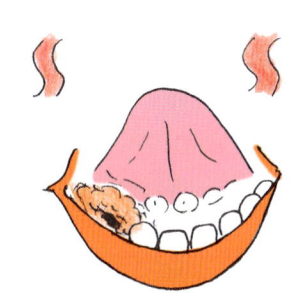

5 咽頭・扁桃の感染症

- 咽頭の感染症としては咽頭炎やヘルパンギーナ、マイコプラズマ感染症などがある。
- 扁桃の感染症としては扁桃炎や溶連菌感染による扁桃炎などがある。
- 咽頭・扁桃にまたがる感染症としては伝染性単核球症や、ほとんど目にすることはないジフテリアなどがある。

A ■ 咽頭炎 (pharyngitis)

- かぜ症候群で受診する患者の咽頭をライトで照らしてみると、軟口蓋の部分が光に反射して、きれいな多数の極小水滴が散在しているように見える場合がある。そのほかに軽度の咽頭発赤のみの場合は、私の経験ではほとんどが抗菌薬を必要としないで治癒している。
- いわゆる「かぜ」といえる症例がこれに相当する。

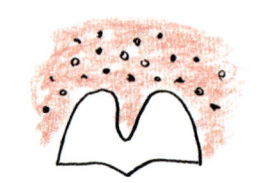

1) 急性カタル性咽頭炎 (acute catarrhal pharyngitis, pharyngitis catarrhalis acuta)

- 急に咽頭全体が発赤して咽頭の異物感やヒリヒリ感が強く、嚥下痛が強い。
- 治療…抗菌薬を要することが多い。

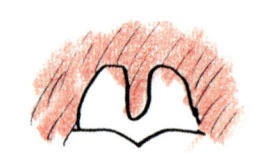

2) 慢性カタル性咽頭炎 (chronic catarrhal pharyngitis, pharyngitis catarrhalis chronica)

- 上記の症状が慢性的に起こってきた場合をいう。
- 治療…抗菌薬を要することが多い。

3) 慢性萎縮性咽頭炎 (chronic atrophic pharyngitis, pharyngitis atrophica chronica)

- 咽頭粘膜が乾燥したように薄く萎縮し、時に粘稠な粘液が付着していることがある。
- 治療…含嗽が中心だが、ルゴール®液を塗布することもある。

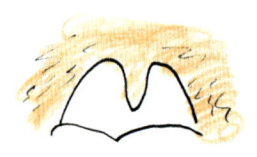

4）顆粒性咽頭炎（granular pharyngitis, pharyngitis granulosa）

- 咽頭後壁のリンパ小節の発赤、腫脹と白苔がみられる。
- 扁桃摘出術後の患者に時々みられ、咽頭リンパ組織の代償性肥大で起こる。
- 治療…硝酸銀での焼灼など。専門医に任せた方がよい。

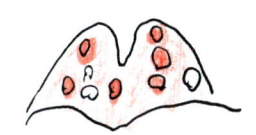

5）側索性咽頭炎（lateral pharyngitis, pharyngitis lateralis）

- 顆粒性咽頭炎を伴うことが多い。
- 咽頭側索のリンパ組織に強い炎症が起こった状態で、発赤、腫脹、咽頭異物感、嚥下痛などの症状がみられる。
- 治療…硝酸銀での焼灼や切除など。専門医に任せた方がよい。

6）ヘルパンギーナ（herpangina）

- いわゆる「夏かぜ」と呼ばれているものの代表的な疾患の1つ。
- 6～8月に流行することが多い。

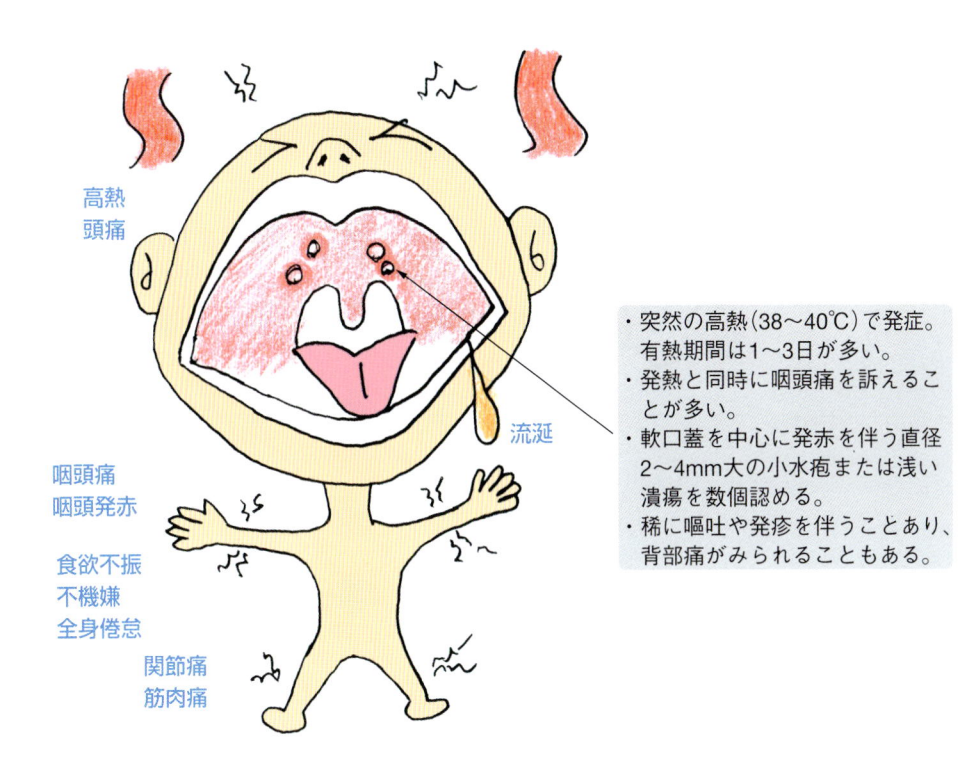

高熱
頭痛

咽頭痛
咽頭発赤

食欲不振
不機嫌
全身倦怠

関節痛
筋肉痛

流涎

- 突然の高熱（38～40℃）で発症。有熱期間は1～3日が多い。
- 発熱と同時に咽頭痛を訴えることが多い。
- 軟口蓋を中心に発赤を伴う直径2～4mm大の小水疱または浅い潰瘍を数個認める。
- 稀に嘔吐や発疹を伴うことあり、背部痛がみられることもある。

- 乳幼児に好発する。性差はみられない。
- **原因菌**…**コクサッキーウイルス A 群 2、4、5、6、8、10 型**が主。稀にコクサッキー B 群やエコーウイルスでも発症する。
- **感染経路**…飛沫感染、糞口感染。下着、床、おもちゃなどからの間接的経口感染（便から 1 ヵ月近くまでウイルスが検出されるため、登園、登校の停止期間は患者の全身状態による）。
- **潜伏期間**…約 2〜4 日
- **診断**…確定診断はウイルスの分離によるが、通常は臨床診断で十分である。
- **治療**…対症療法のみ。抗菌薬は必要としない。
- **予後**…良好。発熱は数日間続くこともあるが、解熱すれば 2〜3 日くらいで復調する。
- **予防**…手洗い、うがいなどで、特別なものはない。
- **合併症**…髄膜炎を合併することあり（発熱、頭痛、嘔吐が出現すれば髄膜炎を疑う必要がある。項部硬直のみられない例もある）。

7）マイコプラズマ感染症 (mycoplasmosis)

- 咽頭炎と中耳炎の合併が多い。
- 比較的年長の虚弱体質の小児で、咽頭扁桃の大きい患者はアデノイドの腫大が起こりやすく、強い頑固な鼻閉が出現する。
- **診断**…臨床症状とマイコプラズマの分離・検出など。
- **治療**…マクロライド系抗菌薬が中心。
- **合併症**…小児では脳炎、髄膜炎、ギラン-バレー症候群などの併発に注意。

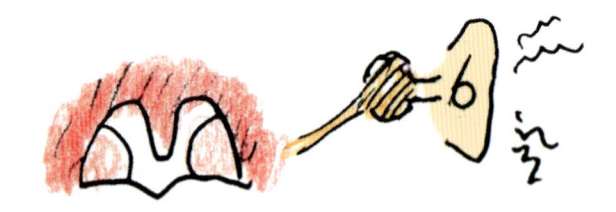

B ■ 扁桃炎(tonsillitis)

1）一側性扁桃肥大(unilateral hyperplasia of the tonsil)

- 扁桃が反対側と比較して大きいかどうか判定する。
- 持続的に大きな扁桃は、慢性扁桃周囲膿瘍、悪性リンパ腫の疑いもある。

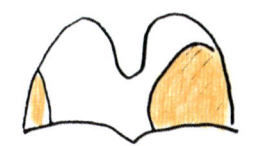

2）両側性扁桃肥大(bilateral hyperplasia of the tonsil)

- 腫大した扁桃で気道閉塞や嚥下困難が起こる。
- 扁桃やアデノイドの肥大で上気道閉塞が起こる。
- **閉塞性睡眠時無呼吸症候群**は扁桃摘出術やアデノイド切除の適応となる。
- 上気道閉塞を有する小児では肺性心がみられる。

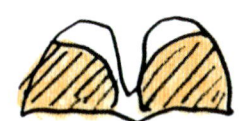

3）咽頭扁桃(アデノイド)の肥大(enlarged adenoid)

- 小児のアデノイドは1房のバナナのような形をしたリンパ様組織で、鼻咽腔を充満している。
- アデノイドがある子どもは急性中耳炎が治りにくく、中耳炎を反復罹患しやすい。
- 持続的な鼻閉塞や鼻漏による口呼吸、睡眠障害なども起こる。
- 治療…アデノイド切除術など。

※扁桃摘出により難治性の蕁麻疹や湿疹、掌蹠膿疱症、円形脱毛症の一部が改善するといわれている。

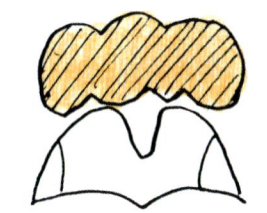

アデノイドは思春期までに退縮する。咽頭扁桃が大きくても障害を呈しないときはアデノイドとはいわないのが一般的。

> ■ 参考：扁桃異物(foreign body of the tonsil)

- 魚骨の刺入が多い。
- 口蓋扁桃が肥大している小児に多い。
- 治療…ピンセットを用いて抜去など。

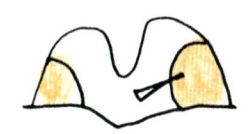

4）扁桃周囲炎(peritonsillitis)

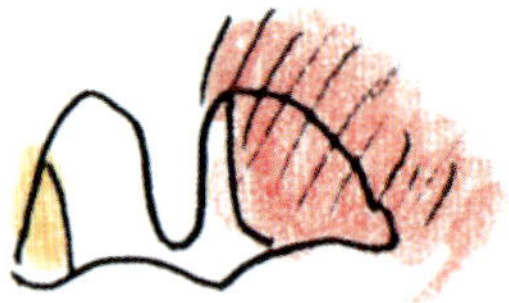

- 上扁桃陰窩からの細菌感染が原因で、炎症が周囲に波及して**蜂窩織炎**を起こしたものをいう。
- 高熱、嚥下痛、発赤、腫脹、摂食障害などがみられる。
- 治療…抗菌薬の投与など。

5）扁桃周囲膿瘍(peritonsillar abscess)

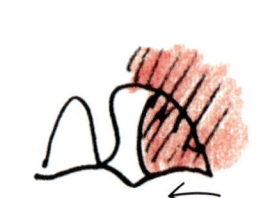

- 急性扁桃炎の合併症の1つで、扁桃周囲に膿瘍を形成するもの。扁桃周囲炎から進展することもある。
- 高度の嚥下困難、耳に放散する咽頭痛、牙関緊急(咬痙)、全身倦怠感、下顎角部のリンパ節腫脹など。
- 治療…抗菌薬の投与など。

扁桃は内側方向に偏位

6）咽頭扁桃炎(adenoiditis)

- 原因として一番多いのはウイルスで、アデノウイルス、インフルエンザウイルス、EBウイルス、コクサッキーウイルスや単純ヘルペスウイルスなどがある。細菌としてはA群β溶血性連鎖球菌(溶連菌)が多い。カンジダなどの真菌もある。

■ アデノウイルスによる咽頭扁桃炎

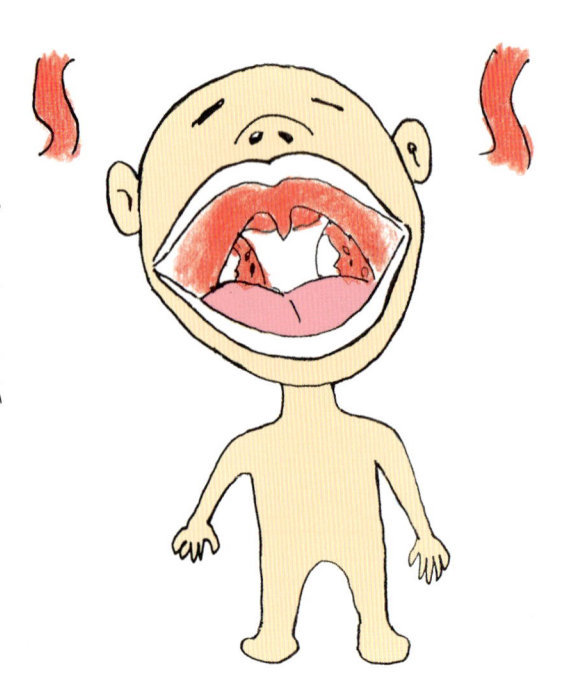

- 高熱の持続、咽頭扁桃の発赤あり。
- 扁桃に白苔(＋)、膿(＋)のこともある。
- 咽頭痛(＋)、扁桃痛(＋)。
- 末梢血で白血球数増加、左方移動、CRP陽性。
  ⇨細菌感染と間違えやすい。
  ⇨アデノウイルス迅速診断を行う(アデノウイルス7型が重症化しやすいので注意が必要)。
- 治療…対症療法が中心だが、抗菌薬の投与が必要となる場合もある。

7）急性扁桃炎（acute tonsillitis）

- 扁桃の陰窩内常在細菌が全身の抵抗力が低下したときに活性化して起こる。
- 高熱、咽頭痛、嚥下困難。
- 口蓋扁桃の発赤、腫脹。陰窩に膿（＋）。扁桃は膿性滲出物で覆われるのが一般的（斑点状あるいはびまん性）。
- 下顎角部で顎下三角の後方のリンパ節腫脹、有痛性。
- **治療**…含嗽、抗菌薬、消炎酵素薬など。

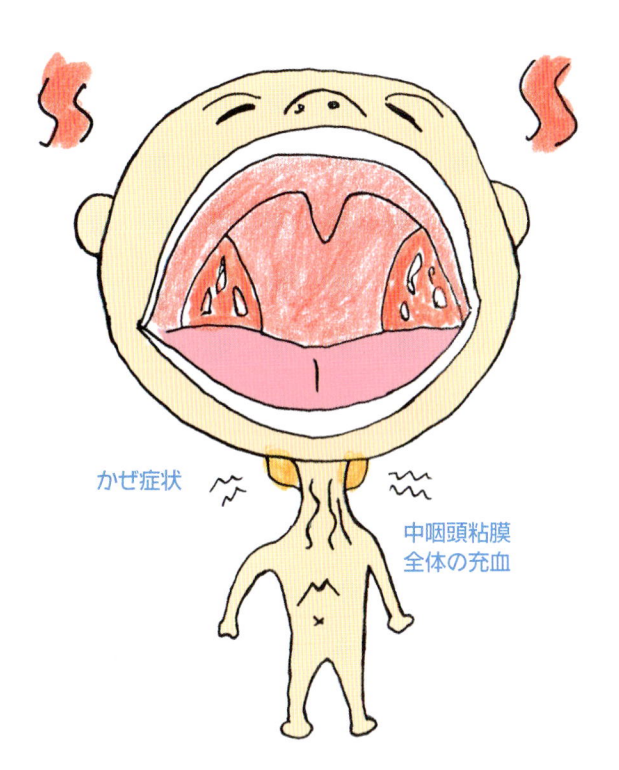

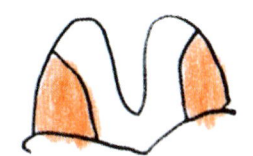

かぜ症状

中咽頭粘膜全体の充血

＜カタル性扁桃炎＞
扁桃が単に発赤、腫脹するだけ。

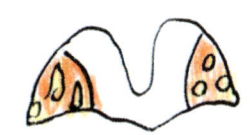

＜濾胞性扁桃炎＞
胚中心の部位の化膿により同部が黄色白斑にみえる。

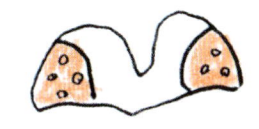

＜陰窩性扁桃炎＞
陰窩の部位に膿栓による白斑がみられる。

8）慢性扁桃炎（chronic tonsillitis）

- 急性扁桃炎を繰り返す場合をいい、習慣性アンギーナとも呼ばれる。
- 自覚症状などは急性扁桃炎よりやや軽い感じがするが、陰窩の膿栓やリンパ濾胞の小黄点などがよくみられる。
- **治療**…含嗽、抗菌薬、消炎酵素薬などが中心。

9）扁桃病巣感染症（tonsillar focal infection）

- 繰り返して起こる扁桃炎により、上皮の肥厚や陰窩入口の狭窄が起こり、陰窩内に膿瘍や菌塊が閉じ込められた状態になり、心臓や腎臓などの遠隔臓器に反応性に障害が起こるものをいう。
- 治療…扁桃摘出術が必要。

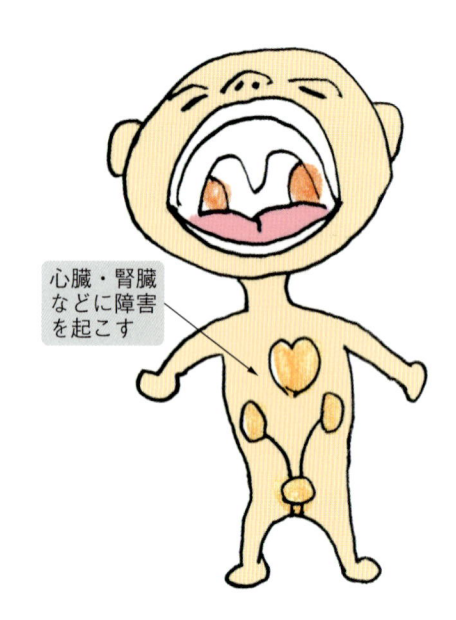

心臓・腎臓などに障害を起こす

■ 参考：陰窩性扁桃炎（angina catarrhalis）

- 白苔は陰窩に一致して点在。扁桃に局在。
- 白苔は剥離できる。出血（－）。

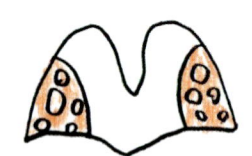

■ 参考：咽頭ジフテリア（diphtheria faucium）

- 偽膜はびまん性で扁桃以外にも口蓋弓、口蓋垂、軟口蓋にも及ぶ。
- 偽膜は剥離し難い。出血（＋）。

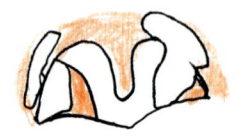

10）連鎖球菌感染症（streptococcal infections）

- カタラーゼ非産生性グラム陽性球菌
- A群、B群～V群…菌体の抗原性による分類
  - α群…血液寒天培地で不完全溶血を示すもの。
  - β群…血液寒天培地で完全溶血を示すもの（いわゆる溶連菌と呼ばれるもの）。
  - γ群…血液寒天培地でまったく溶血しないもの。
- β群に属するA群とB群が重要（α、γ群は臨床上問題にならない）。
  - A群はヒトに感染を生じる代表的なもの。
  - B群は新生児の重症感染症の原因となるもの。

a ■ A群β溶連菌感染症（化膿性連鎖球菌感染症）（β-hemolytic streptococcal infection）

- 感染経路…飛沫感染、接触感染
- 潜伏期間…約1〜5日
- 症状…扁桃炎、猩紅熱、皮膚感染症などの形で現れる。

b ■ 連鎖球菌による扁桃炎

- 扁桃炎の起炎菌の中でA群β溶連菌が最も多い（溶連菌性でなければアデノウイルスなどのウイルス感染によるものがほとんど）。
- 治療…ペニシリン系が第一選択（βラクタマーゼ産生菌があまりないので有効）で10日以上の投与が有効とされている。ペニシリンアレルギーがあればマクロライド系、セフェム系などを投与。
- 内服後3日目からは菌は一般に検出されない。

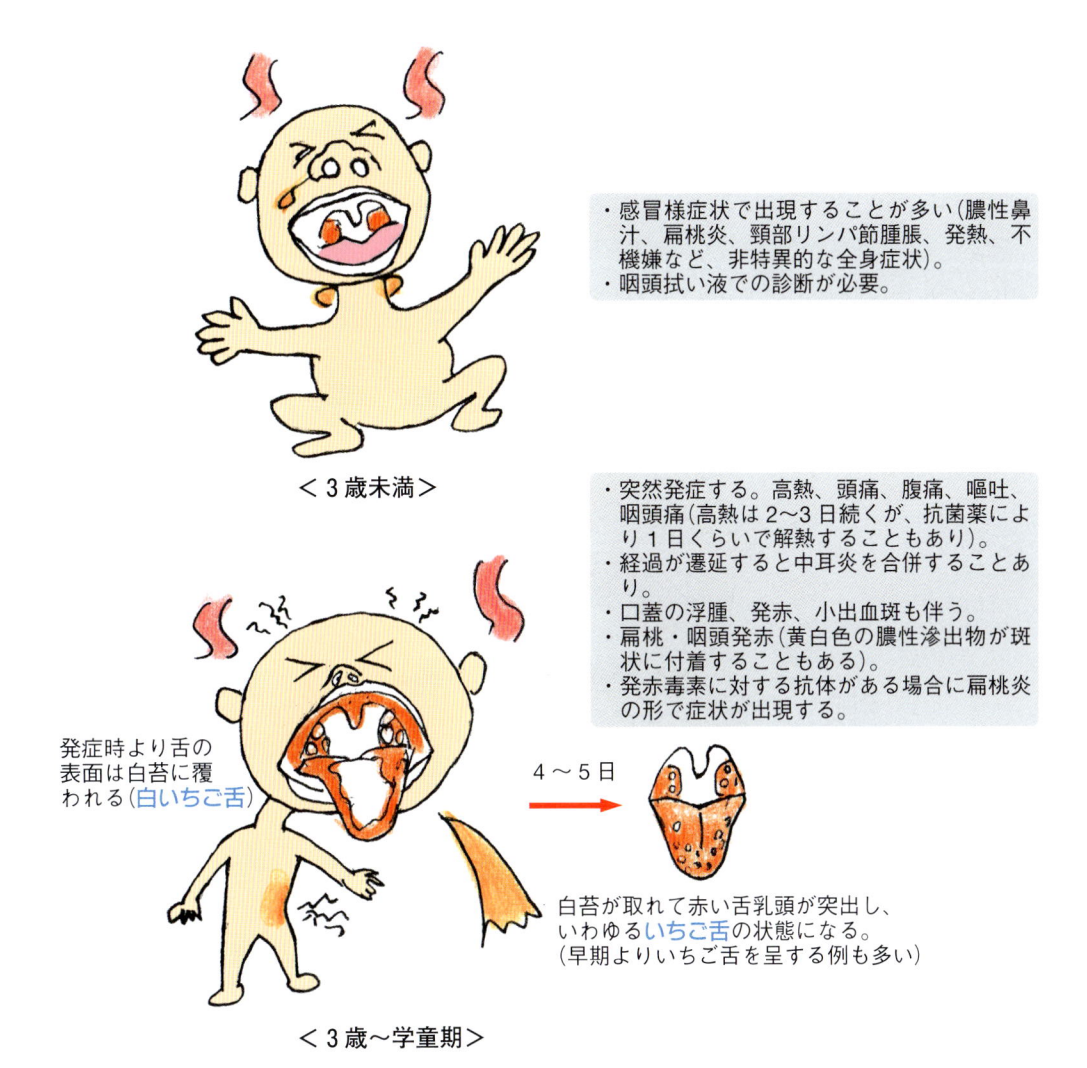

〈3歳未満〉

- 感冒様症状で出現することが多い（膿性鼻汁、扁桃炎、頸部リンパ節腫脹、発熱、不機嫌など、非特異的な全身症状）。
- 咽頭拭い液での診断が必要。

- 突然発症する。高熱、頭痛、腹痛、嘔吐、咽頭痛（高熱は2〜3日続くが、抗菌薬により1日くらいで解熱することもあり）。
- 経過が遷延すると中耳炎を合併することあり。
- 口蓋の浮腫、発赤、小出血斑も伴う。
- 扁桃・咽頭発赤（黄白色の膿性滲出物が斑状に付着することもある）。
- 発赤毒素に対する抗体がある場合に扁桃炎の形で症状が出現する。

発症時より舌の表面は白苔に覆われる（白いちご舌）

4〜5日 → 白苔が取れて赤い舌乳頭が突出し、いわゆるいちご舌の状態になる。（早期よりいちご舌を呈する例も多い）

〈3歳〜学童期〉

11）伝染性単核球症（infectious mononucleosis）

- 3歳までに約80%がEBウイルス（Epstein-Barr virus；EBV）に感染するが不顕性。
- 学童や成人になって初感染すると症状が出現する。
- **病原体**…EBウイルス
- **潜伏期間**…約30〜50日
- **検査**…①肝機能障害（血清AST、ALT、Alp値の上昇）
  ②白血球（リンパ球）増加、異型リンパ球の出現（形質細胞様）
  ③少なくとも10％以上の異型リンパ球を含めたリンパ球増加
  ④異型リンパ球（atypical lymphocyte）…細胞質の好塩基性が強く空胞を有し、不整形の核を有する（これはウイルスが感染した細胞に対して反応する活性化したT細胞である）。
- EBウイルスに対する特異抗体を測定することが有用。ウイルスカプシド抗原（viral capsid antigen；VCA）はEB核抗原（Epstein-Barr nuclear antigen；EBNA）に対する抗体よりも先に出現するため、急性感染のマーカーとなる。
- IgM型VCA陽性、IgG型VCA上昇、IgG型EBNA陰性で、EBウイルス初感染と診断できる。
- 抗VCA IgG抗体と抗EBNA抗体は生涯持続する。

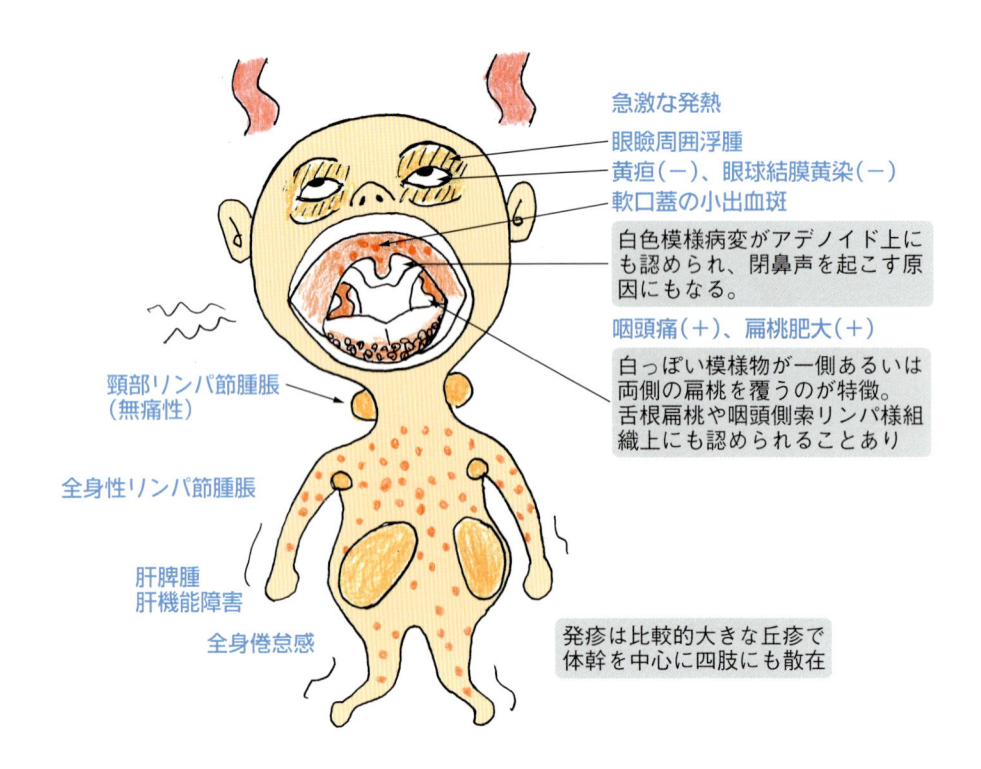

急激な発熱
眼瞼周囲浮腫
黄疸（−）、眼球結膜黄染（−）
軟口蓋の小出血斑
白色模様病変がアデノイド上にも認められ、閉鼻声を起こす原因にもなる。
咽頭痛（+）、扁桃肥大（+）
白っぽい模様物が一側あるいは両側の扁桃を覆うのが特徴。舌根扁桃や咽頭側索リンパ様組織上にも認められることあり
頸部リンパ節腫脹（無痛性）
全身性リンパ節腫脹
肝脾腫
肝機能障害
全身倦怠感
発疹は比較的大きな丘疹で体幹を中心に四肢にも散在

- 治療…①対症療法が主。
    ②約 30%に**溶連菌感染**を合併するので抗菌薬の投与が必要。
    ③ペニシリン系を用いるとほぼ 100%に**中毒性紅斑**を起こすので、ペニシリンは禁忌である。
    ④重症例にはアシクロビルを投与することもある。
- 予後…良好で、数週間以内に治癒する。
- 合併症…脾破裂、血球貪食症候群、肺炎、脳炎など。

> 抗菌薬療法にもかかわらず依然として咽頭痛や全身倦怠感が持続する場合は、伝染性単核球症を疑う必要がある。

12）慢性活動性 EB ウイルス感染症(chronic active Epstein-Barr virus infection)

- 感染時期不明。
- 年齢もさまざま(小児に多い)。
- 肝機能障害、血液障害、播種性血管内凝固症候群(DIC)を合併することが多い。
- 心不全、肝不全、腎不全、呼吸不全、悪性腫瘍、ウイルス関連血球貪食症なども合併することあり⇨死亡例が多い。
- 治療…アシクロビルの効果は期待できない。ステロイド薬など、対症療法が中心。

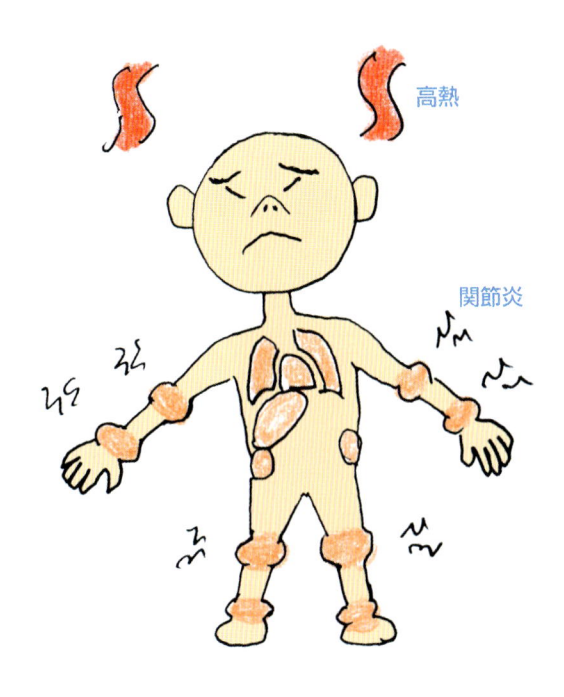

13) ジフテリア（diphtheria）

- ジフテリア毒素のために、心臓、腎臓、神経が障害される（「ジフテリア」とはギリシャ語で「膜」）。
- 病原体…グラム陽性のジフテリア桿菌
- 感染経路…菌保有者の唾液、汗、涙などからの飛沫感染。ヒトが唯一の感染媒体。菌が咽頭後壁で増殖し毒素発生⇨重篤症状出現…毒素型感染症
- 好発年齢…2〜10歳。高齢者（一度罹患しても終生免疫は得られない）。
- 潜伏期間…3〜7日
- 診断…鼻腔、咽頭拭い液からの菌の同定。Schick test で免疫（−）のものでは発赤（＋）となる。
- Schick test（抗毒素の有無をみる皮内反応）
- 治療…抗毒素血清の投与。マクロライド系抗菌薬、ペニシリン系抗菌薬の投与。病初期の2週間の絶対安静とその後の心筋障害の管理。気管切開が必要となることもあり。
- 予防…ジフテリアトキソイドの接種。

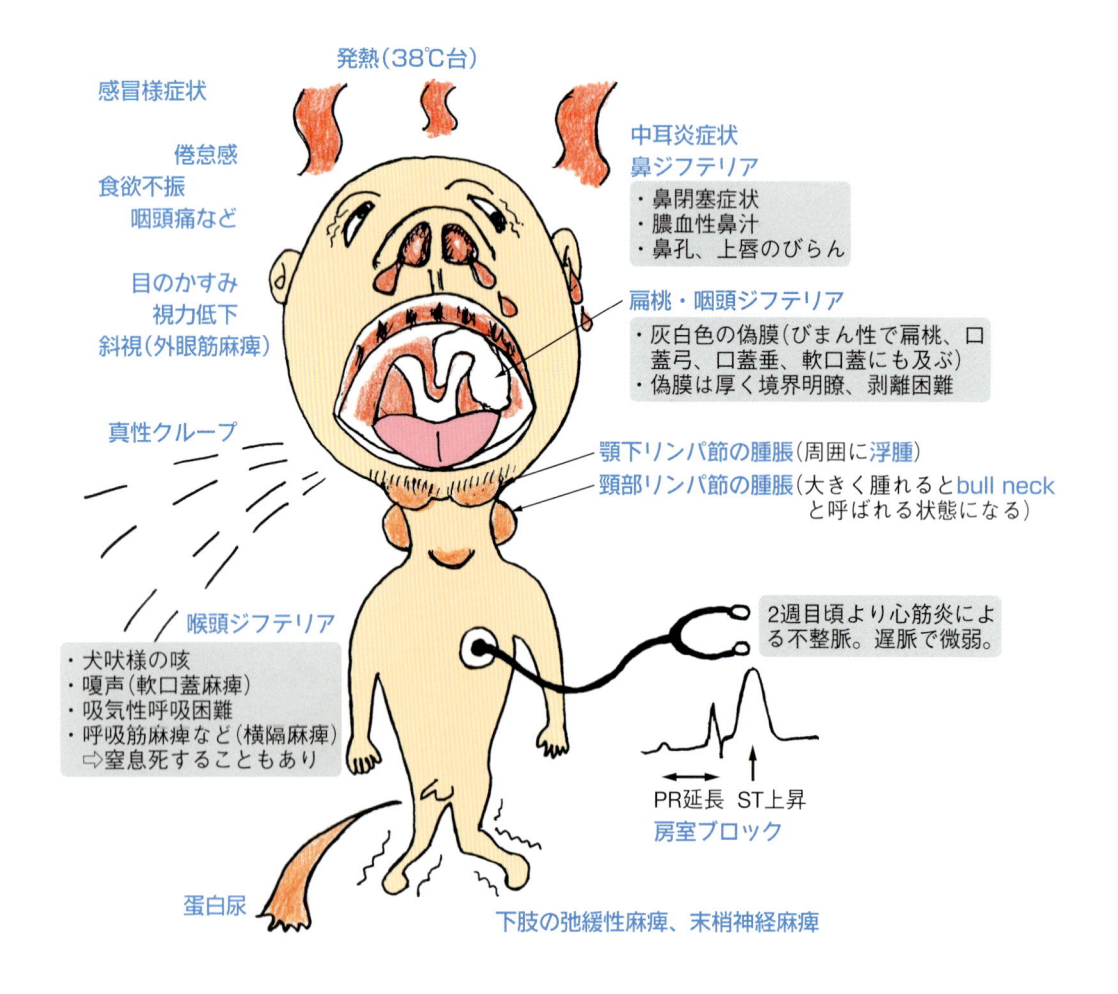

発熱（38℃台）

感冒様症状
倦怠感
食欲不振
咽頭痛など

目のかすみ
視力低下
斜視（外眼筋麻痺）

真性クループ

中耳炎症状
鼻ジフテリア
- 鼻閉塞症状
- 膿血性鼻汁
- 鼻孔、上唇のびらん

扁桃・咽頭ジフテリア
- 灰白色の偽膜（びまん性で扁桃、口蓋弓、口蓋垂、軟口蓋にも及ぶ）
- 偽膜は厚く境界明瞭、剥離困難

顎下リンパ節の腫脹（周囲に浮腫）
頸部リンパ節の腫脹（大きく腫れるとbull neckと呼ばれる状態になる）

喉頭ジフテリア
- 犬吠様の咳
- 嗄声（軟口蓋麻痺）
- 吸気性呼吸困難
- 呼吸筋麻痺など（横隔麻痺）
⇨窒息死することもあり

2週目頃より心筋炎による不整脈。遅脈で微弱。

PR延長　ST上昇
房室ブロック

蛋白尿

下肢の弛緩性麻痺、末梢神経麻痺

14）咽後膿瘍 (retropharyngeal abscess)

- 咽頭後壁のリンパ節が化膿したものをいう。
- 咽頭後壁の膨隆は診断に役立ち、頸部側面のX線写真で塊状に観察できる。
- 触診するときは破裂の危険性があるため、緊急の気道確保などの十分な準備をしてから行う。
- 触診で波動のみられる腫瘤が確認できる。波動があれば治療は切開・排膿の適応である。
- **好発年齢**…1歳未満（リンパ節が発達している時期）
- **起炎菌**…黄色ブドウ球菌、A群溶連菌など。
- **治療**…全身麻酔下での切開・排膿、抗菌薬の投与など。

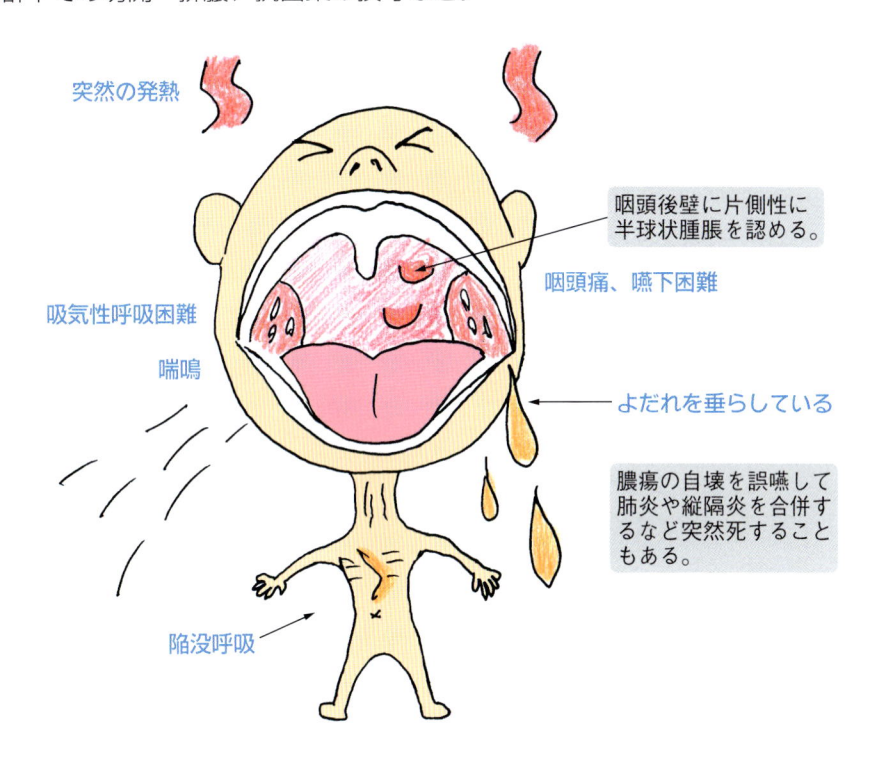

突然の発熱
咽頭後壁に片側性に半球状腫脹を認める。
咽頭痛、嚥下困難
吸気性呼吸困難
喘鳴
よだれを垂らしている
膿瘍の自壊を誤嚥して肺炎や縦隔炎を合併するなど突然死することもある。
陥没呼吸

6 喉頭の感染症

- 喉頭の感染症としての急性喉頭蓋炎は日常の診療でほとんど目にすることはないが、緊急を要する非常に重要な疾患である。
- 急性、慢性喉頭炎も忘れてはならない疾患である。

A ■ 急性喉頭蓋炎 (acute epiglottitis)

- 最初は普通のかぜ症状で、咽頭痛、鼻汁、咳などで受診する患者が多い。
- 咽頭痛、嚥下痛が多く、嗄声は少ない(声帯にまで炎症が及ばないため)。
- クループ様の咳も出現する。
- 声が出しづらい(嗄声ではない)。
- 嚥下困難、流涎あり。
- 日本では小児より成人の方が多い(1万人に1例あるかないか程度)。
- **インフルエンザ菌b型**感染が最も多かったが、Hibワクチンの使用が広まったため、A群β溶連菌や肺炎球菌などによるものと、免疫不全小児におけるものが増加している。
- 菌の同定は10％以下で、ほとんど菌はわからないことが多い。
- 急激な臨床経過と特有な臨床症状より、早期の診断が必要！！
- 診断…①臨床症状と喉頭側面のX線写真撮影など。
　　　　②CTやMRIは寝かせて撮影するので危険なことあり(寝かせると喉頭蓋が気道を閉塞するため)。

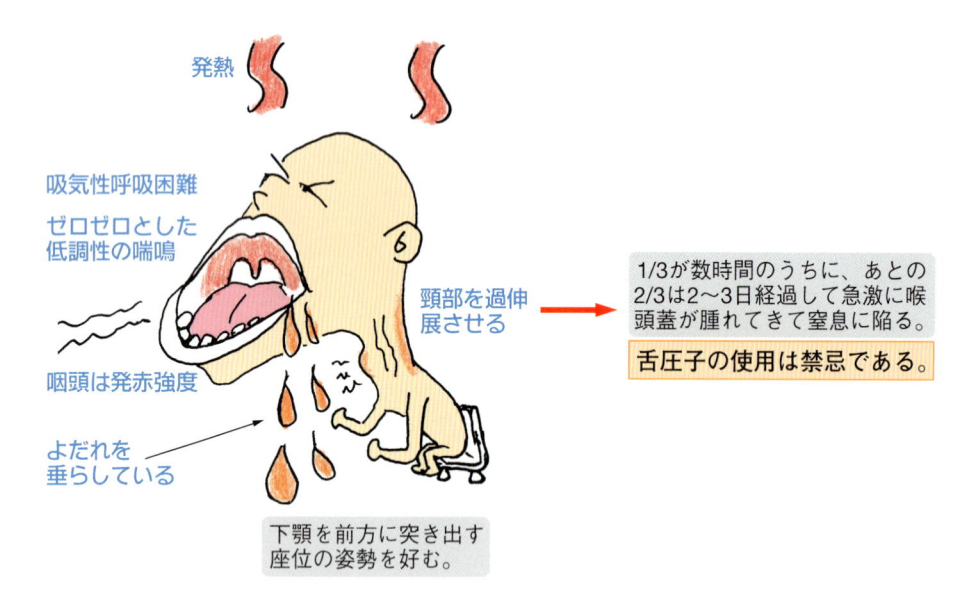

発熱
吸気性呼吸困難
ゼロゼロとした低調性の喘鳴
頸部を過伸展させる
咽頭は発赤強度
よだれを垂らしている
下顎を前方に突き出す座位の姿勢を好む。

1/3が数時間のうちに、あとの2/3は2〜3日経過して急激に喉頭蓋が腫れてきて窒息に陥る。
舌圧子の使用は禁忌である。

【喉頭の側面のX線像】
- 頸椎に届くほど大きく腫れ上がった喉頭蓋が写る(気道とのコントラストがよく出る)。
- 急性喉頭蓋炎は非常に急激に病態が変化する。
- 特に気道の閉塞に気をつける必要あり。

【緊急時】
- 気管挿管あるいは18ゲージの注射針(ピンク針)を3〜4本くらい、甲状軟骨と輪状軟骨の間の

靭帯のところに刺入する。あるいは気管切開。
【少し余裕があるとき】
- 喉頭内視鏡を用いて気道の開放の程度をチェックする。
- 治療…抗菌薬の投与、ステロイド薬の投与など。
- 予防…うがい、手洗いなど。

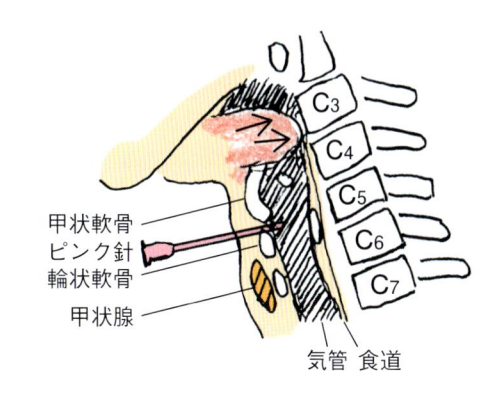

疑ったら即、専門医に紹介すること！！

B ■ 急性喉頭炎 (acute laryngitis)

- 喉頭疾患は男性に多い。
- 幼児に起こる特殊な急性喉頭炎として仮性クループがある。

■ 仮性クループ (pseudocroup)、声門下喉頭炎 (subglottic laryngitis)

- 夜間に発作性に吸気性呼吸困難。反復性に起こる。
- 幼児の喉頭が小さく狭く、炎症によって容易に狭窄するために起こる。
- 治療…抗菌薬の投与、発声を控えさせる、安静保湿、ステロイド薬など。

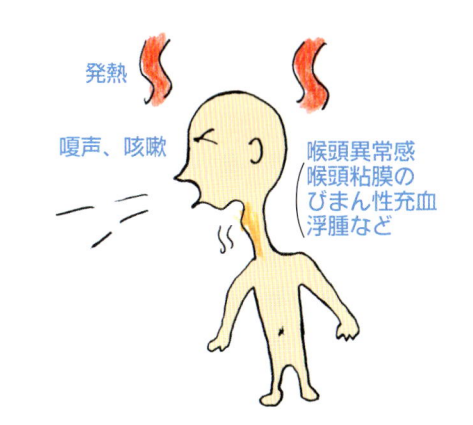

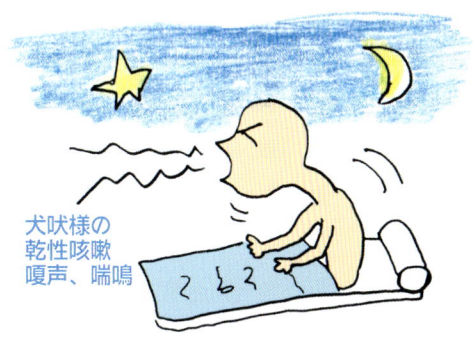

C ■ 慢性喉頭炎 (chronic laryngitis)

- 声帯縁の浮腫、喉頭粘膜の充血、ポリープ形成など。
- 急性喉頭炎の反復罹患や喉頭への有害な刺激などで起こり、嗄声、咳嗽、喉頭の乾燥感、違和感、瘙痒感などの症状あり。
- 治療…原因の除去、吸入、抗菌薬、ステロイド薬など。

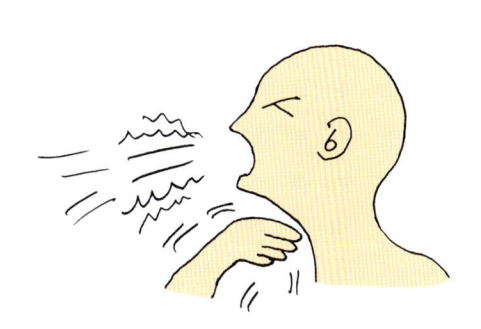

3. 小児の皮膚感染症

皮膚の解剖

皮 膚

❶表 皮
- 表皮は角層、透明層、顆粒層、有刺層、基底層などで構成されている。
- 表皮には表皮 Langerhans 細胞という樹枝状細胞が存在している。
- 表皮にメラニンが多くあると黒褐色になる。

❷真 皮
- 真皮は膠原線維、弾力線維、細網線維、基質その他で構成されている。
- 真皮にメラニンが多くあると、蒙古斑、青色母斑などの青色調になる。
- 基質は酸性ムコ多糖類が多く、幼児ではヒアルロン酸が多く、加齢とともにデルマタン硫酸が多くなる。

❸皮下組織
- 皮下組織は大部分が脂肪細胞で、クッションの役割や体温の喪失を防いでいる。

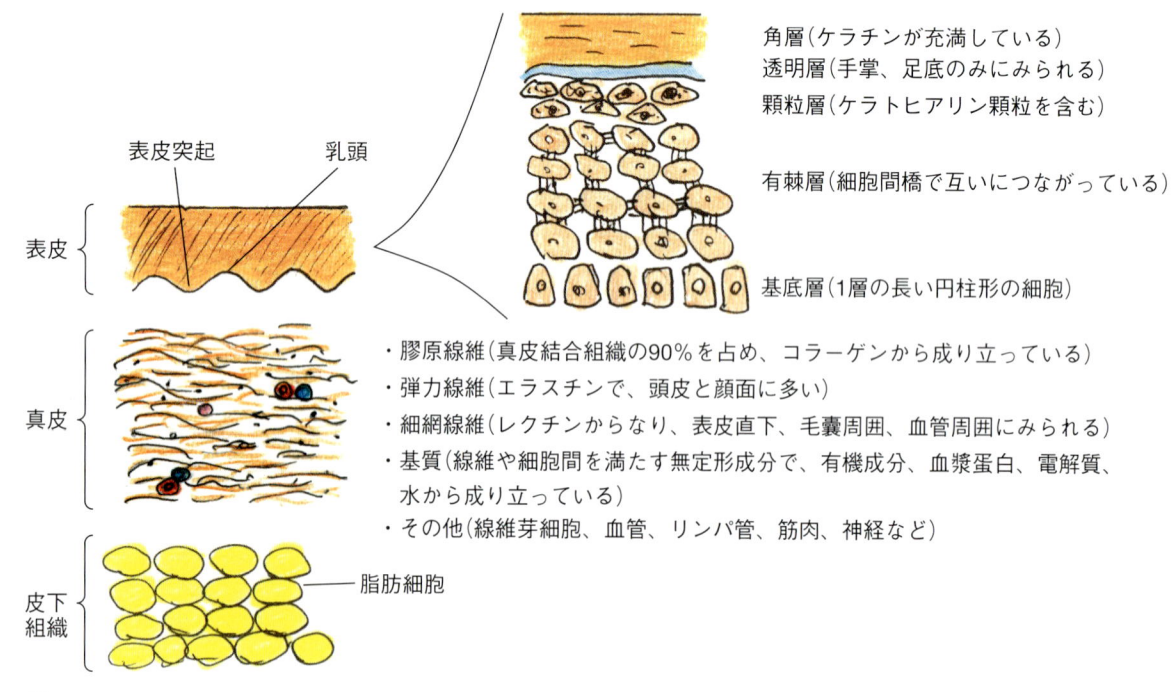

表皮
- 表皮突起
- 乳頭
- 角層（ケラチンが充満している）
- 透明層（手掌、足底のみにみられる）
- 顆粒層（ケラトヒアリン顆粒を含む）
- 有棘層（細胞間橋で互いにつながっている）
- 基底層（1層の長い円柱形の細胞）

真皮
- 膠原線維（真皮結合組織の90％を占め、コラーゲンから成り立っている）
- 弾力線維（エラスチンで、頭皮と顔面に多い）
- 細網線維（レクチンからなり、表皮直下、毛囊周囲、血管周囲にみられる）
- 基質（線維や細胞間を満たす無定形成分で、有機成分、血漿蛋白、電解質、水から成り立っている）
- その他（線維芽細胞、血管、リンパ管、筋肉、神経など）

皮下組織
- 脂肪細胞

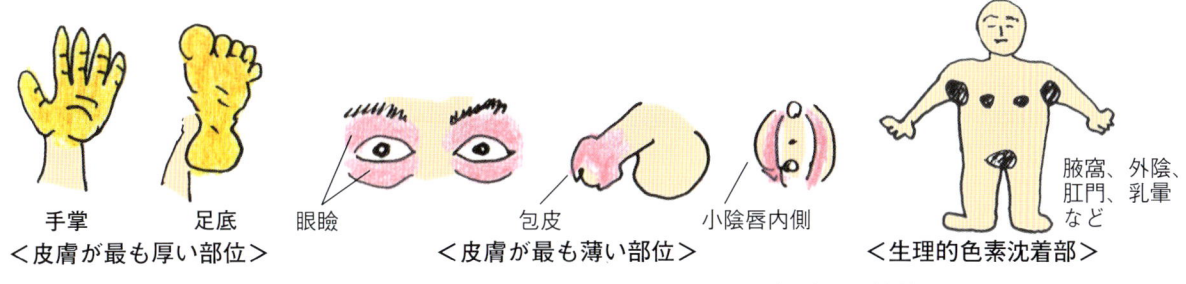

手掌　　足底	眼瞼　　　包皮　　小陰唇内側	腋窩、外陰、肛門、乳暈など
<皮膚が最も厚い部位>	<皮膚が最も薄い部位>	<生理的色素沈着部>

- 皮膚の色調に関する因子…メラニン、カロチン、循環血液、角質層の性状など。

メラノサイト

- メラノサイトはメラニンを生成する。表皮の基底層の基底細胞 10 個につき 1 個のメラノサイトが存在する。
- メラノサイトは色素産生細胞で、表皮基底層、毛母、網膜色素上皮、脳軟膜などに存在している。
- メラノサイトの数と分布は人種的に差はない。単位面積あたりのメラノサイトの数は皮膚色とは相関しない。身体の部分によって決まっている。
- 表皮メラニン量の差はメラノサイトの機能、活性度の差といわれる。
  - **メラニン色素**が過剰になれば黒くなり、少なくなれば白くなる。
  - メラニン色素はメラノサイトで生合成される。
- メラニンはグロブリン型蛋白と結合して**メラノソーム**中に存在。
- **黒人**では白人に比べてメラノサイトは大きく、メラニン合成も活発でメラニン産生能が高く、その成熟メラノソームも白人に比べて大きい。
- **扁平母斑**の場合でもメラノサイトの数は正常部と同じ。産生するメラニン量の違いが色調の違いとして表現される。

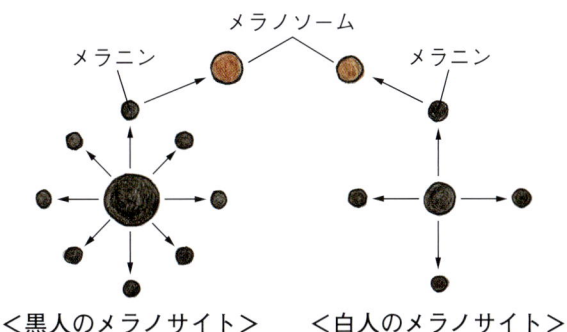

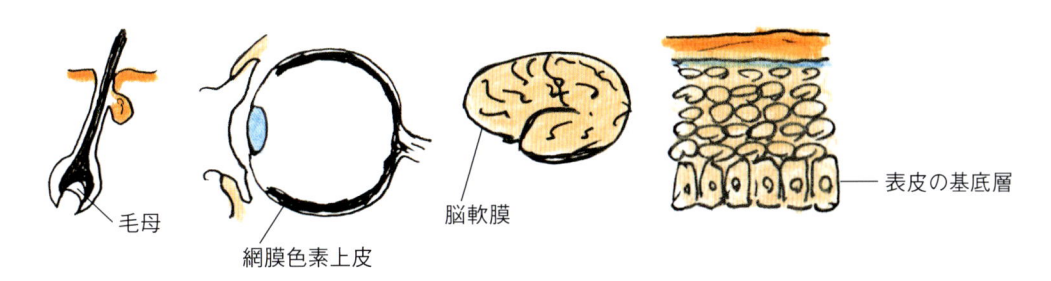

<黒人のメラノサイト>　　<白人のメラノサイト>

毛母　　網膜色素上皮　　脳軟膜　　表皮の基底層

脂腺

- 皮脂を分泌する。
- 毛孔基部に付着する脂腺がほとんど。
- 毛を欠如する部分には**独立脂腺**（毛嚢に付属しない脂腺）がある。
  ⇨口唇、頬粘膜、小陰唇、腟、亀頭、包皮、乳暈

脂腺

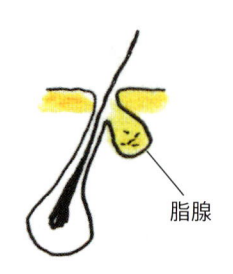

❶ 脂漏部位（脂腺が大きく多い部位）

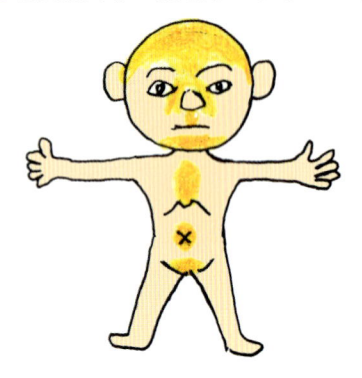

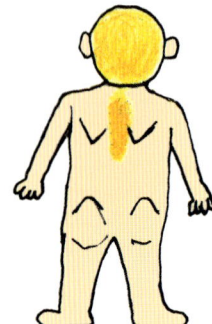

頭、前額、眉間、鼻翼、鼻唇溝、オトガイ
胸骨部、肩甲間部、臍囲、外陰部など

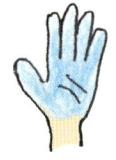

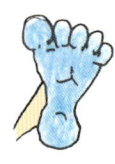

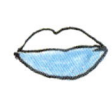

手掌、足底、下口唇には脂腺がない。

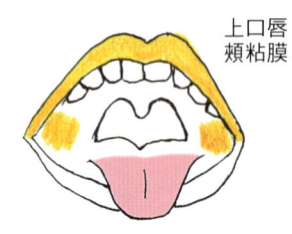

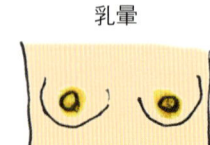

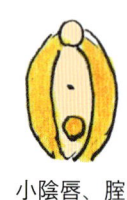

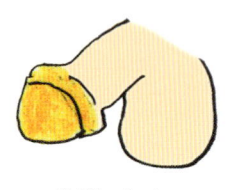

❷ 独立脂腺

上口唇 頬粘膜　　乳暈　　小陰唇、腟　　亀頭、包皮

エクリン汗器官

- 全身に200〜400万個存在し、水処理能は腎臓1個分に相当。
- 高温下では1時間に約2 l の水分を蒸発させて、体温を低下させている。
- 手掌、足底以外の皮膚にはエクリン汗腺の開口部の汗孔と毛孔の2種類の孔が存在する。
- **汗の成分**…99.0〜99.5％が水分で、残りは塩化ナトリウム(NaCl)、カルシウム(Ca)、マグネシウム(Mg)、リン(P)、鉄(Fe)、乳酸、アミノ酸、尿素など。
- **温熱性発汗**…体幹、頭部に多い。
- **精神性発汗**（冷や汗）…手掌、腋窩に多い。
- 毛孔や汗孔の数は胎生期に決められている。一生変化することはない。
- 毛孔からは毛幹、皮脂腺からの分泌物、部位によってはアポクリン汗も分泌される。

3. 小児の皮膚感染症

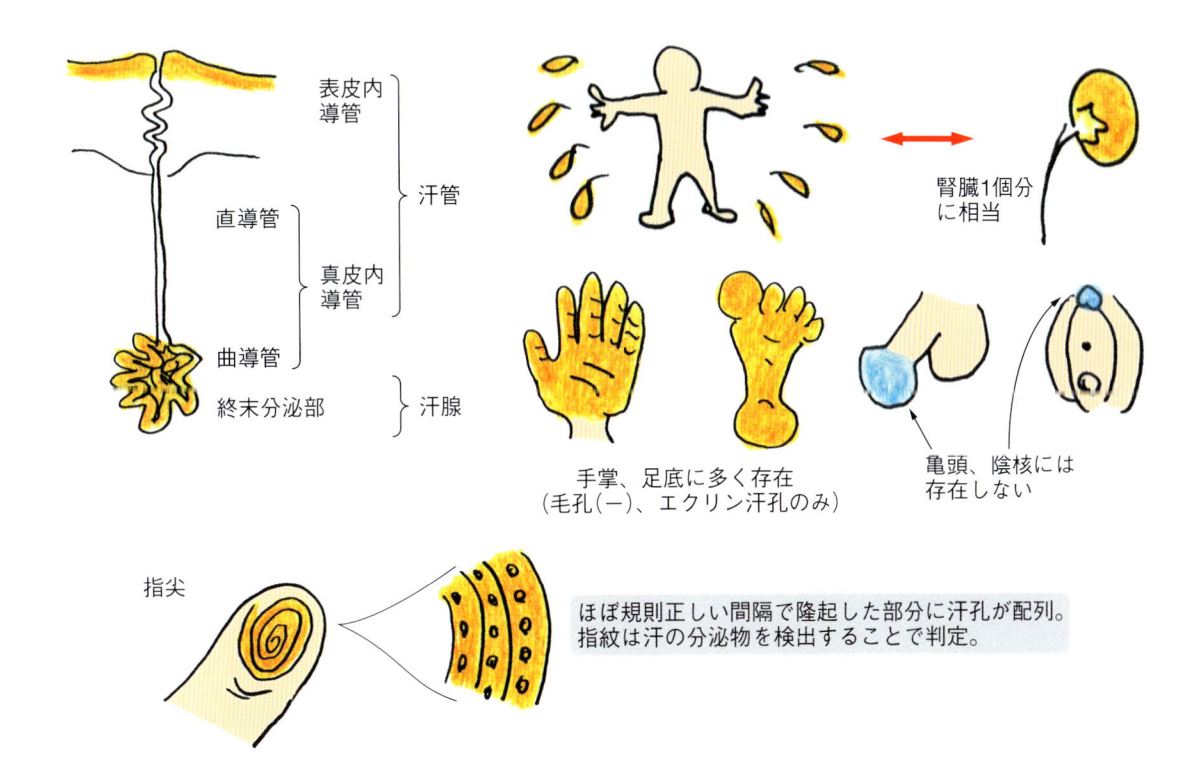

[図：エクリン汗腺の構造と分布]
- 汗管：表皮内導管、真皮内導管（直導管、曲導管）
- 汗腺：終末分泌部
- 腎臓1個分に相当
- 手掌、足底に多く存在（毛孔(−)、エクリン汗孔のみ）
- 亀頭、陰核には存在しない
- 指尖：ほぼ規則正しい間隔で隆起した部分に汗孔が配列。指紋は汗の分泌物を検出することで判定。

アポクリン汗器官

- 体臭と関係あり。
- 導管部が毛孔に開口している。
- 哺乳類の芳香腺の退化したもので、腋窩、乳暈、臍、外陰部などに存在。
- 思春期とともに急激に発達し、その匂いは性的刺激となる。
- **アポクリン汗**…乳白色で蛋白や含水炭素の含有量が高い。トリグリセリド、脂肪酸、コレステロール、鉄、細胞破壊成分などが体表部に出て、細菌などに分解されて匂いを発する。

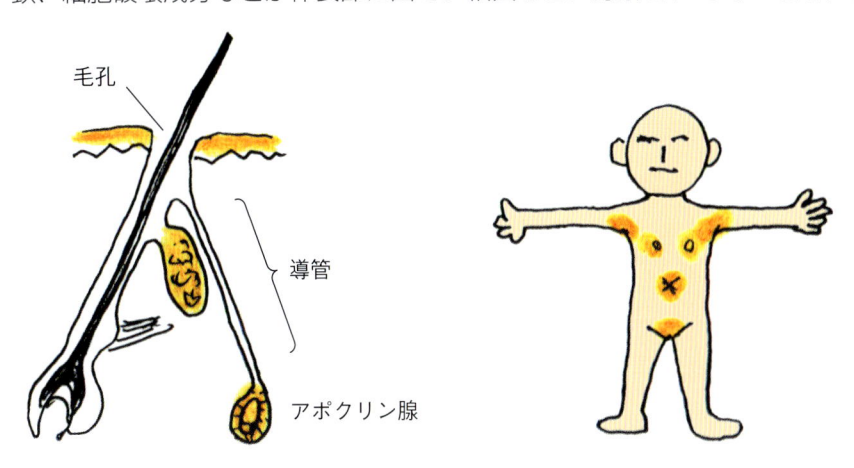

[図：毛孔、導管、アポクリン腺]

63

毛

❶毛嚢（毛包）

- 毛嚢は皮面に対して斜走している。
- 毛嚢は胎生期に完成されるので、その数は一生不変。乳幼児と成人では太さが違うだけ。
- 毛母にはメラノサイトが多く存在し、毛にメラニンを供給している。
- 起毛筋（立毛筋）は、収縮すると鳥肌状態になる。アドレナリン作動性で、興奮、寒気、恐怖などで収縮する。

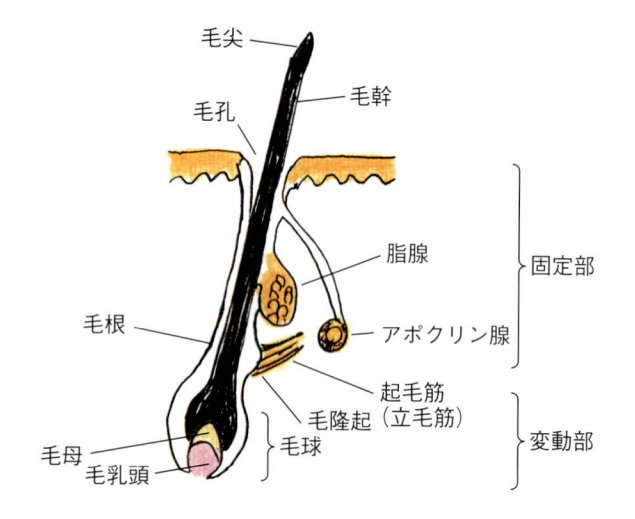

❷毛の断面

- メラニンは皮質と髄質に存在する。
- **黒い毛**は金髪の毛よりもメラノソームは大きく、多く存在。
- **赤い毛**は鉄含有色素が多く存在。
- **白毛**は毛球部にあるメラノサイトのメラニン産性能が低下してメラニン色素をつくらなくなって起こる。
- 毛髄質は頭毛と須毛にのみ存在する。須毛は眉毛と睫毛を除く顔面の毛のこと。

❸毛周期

- 毛は1日に約0.4mm成長する。
- 毛周期の長さで毛の長さが決まる。
- 休止期、退行期にある頭髪は約10〜15%
- 頭の毛…成長期が数年以上続き、退縮期は2〜3週間、休止期は数ヵ月。
- 眉毛、睫毛…成長期は約15日、退縮期・休止期で約15日。
- 毛を引っ張ったとき { 抵抗があって痛く、太い毛…成長期の毛 / 抵抗がなく抜け、細い毛…休止期の毛 }
- 加齢とともに毛の周期が長くなる（特に成長期の延長が起こる）。眉毛や耳毛が長くなる。
- 男性では男性ホルモンが須毛、胸毛、臍周囲、陰毛の成長を促進。頭毛の脱落を促進させる。

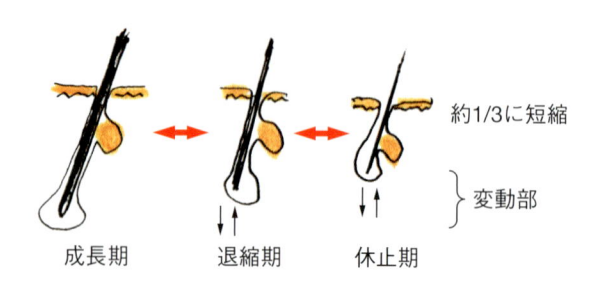

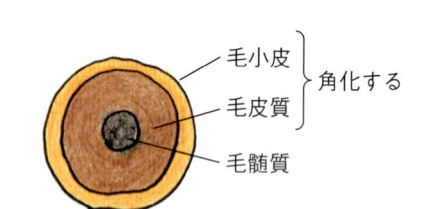

人間の毛嚢はそれぞれの周期がバラバラなので、全体として一定の数が保たれる⇒周期が揃うと円形脱毛症。

皮膚感染症の諸疾患

- 皮膚疾患は、内科、小児科、耳鼻咽喉科、眼科、泌尿器科など、数多くの分野に関連している疾患だけに、皮膚疾患単独の皮膚感染症として述べることは難しい。
- 各科の感染症と重複している場合が多く、皮膚感染症として独立した内容が記載できる疾患も限られているため、本来なら他科の疾患として分類されるものが、本書では皮膚感染症として記載されてしまっている場合もある。
- 関連性のある疾患をまとめたため、上記のような分類となった。感染症類似の疾患もわかりやすくするために記載したところもある。
- また、本書では、動物や虫などによる咬刺傷も皮膚感染症として取り扱った。

1 おむつ関連疾患

A ■ おむつ皮膚炎(diaper dermatitis)

- おむつの当たる部分に紅斑、漿液性丘疹、びらんなどを生じる疾患で、アンモニアによる刺激と考えられている。
- 治療…①頻繁におむつ交換を行う。紙などで皮膚を傷つけないようにする。
  ②コンベック®軟膏やアズノール®軟膏などの塗布でほとんどの場合改善する。
  ③原則としてステロイド軟膏は使用しない。カンジダなどの真菌感染に対しては抗真菌薬の塗布が有効だが、耐性菌の出現や接触性皮膚炎などの副作用を考えて使用は短期間にとどめた方がよい。

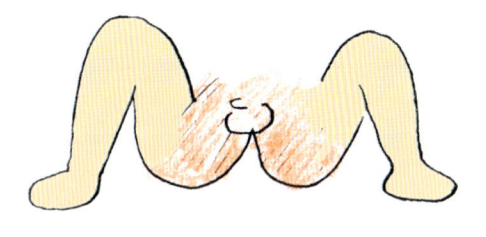

B ■ 乳児臀部肉芽腫(granuloma gluteale infantum)

- 生後3～12ヵ月の乳児に多い。
- おむつの当たる部位に、大きさは小指頭大までの円～卵円形で境界明瞭な扁平隆起性の赤褐色の硬い結節が数個発生する。
- 原因…①おむつ皮膚炎、湿疹の先行。
  ②ステロイドの外用、カンジダ感染など。
- 治療…特にない。数ヵ月で自然消退し、全身症状もない。

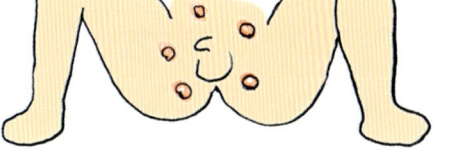

2 全身性に拡がりうる疾患

A ■ 伝染性軟属腫（俗称：水いぼ）(molluscum contagiosum)

- 伝染性軟属腫はDNAウイルスでポックスウイルス（天然痘ウイルス）の仲間の1つモルシポックスウイルスによる皮膚のウイルス感染症である。天然痘とはまったく同じウイルスではない。
- 伝染性軟属腫のウイルスは非常に大きなウイルスで、ブドウ球菌の1/10くらいの大きさがある。遺伝子の制限酵素の切断パターンにより4型に分けられている。
- ヒト以外の動物への感染は証明されていない。
- 大きさは約0.2～0.3cmで光沢のある丘疹。多発してみられることが多い。大きいものは臍窩がみられ、放置していると約1cmくらいの大きさになる。エイズ患者など免疫不全の患者ではもっと大きくなることもある。
- **好発年齢**…幼児～小学校低学年。成人では稀に性感染症として単発でみられることもある。
- 体幹、四肢にみられることが多い。
- 小児のアトピー素因のあるものに多く発症する。
- **潜伏期間**…2～9週（長くても6ヵ月くらいまで）。
- **感染経路**…主として接触感染。
  ①病変部皮膚との接触、またはタオルを介して感染する。
  ②腋下などに発症することが多く、プールで感染するのはビート板を介して感染する可能性があるといわれている。
- **診断**…肉眼所見、ダーモスコピーでの診断。伝染性軟属腫の内容物の確認など。
- 抗体保有率は生後6ヵ月～2歳で約3%であり、加齢とともに増加して50歳代で約40%の人が

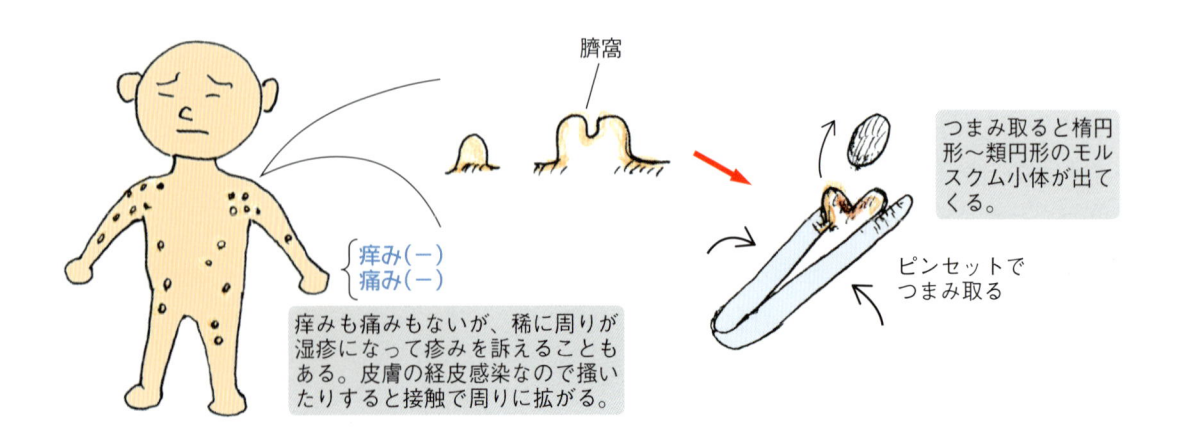

伝染性軟属腫の抗体を保有している（不顕性感染もあり）。
- 治療…①ピンセットでの摘出。局麻下での切除。液体窒素による凍結療法などが中心。
　　　　②その他、ワセリンを塗ってラップで覆ったり（1～2ヵ月経過すると治癒することあり）、ステリハイド®を1日1回塗布するなどの療法もある。全身療法としてシメチジン®の内服、ヨクイニン®の内服などがあるが効果は安定していない。
- 経過・予後など

　①個人差があり、大きなものだけ摘出し、数週間～数ヵ月でほとんどのものは治癒する。場合により年単位で続くこともあり、エイズなどの免疫不全のある患者では治療が必要である。

　②プールは禁止する必要はない（多発している患児にはビート板やタオルを共用しない、プールの後によくシャワーを浴びるなど）という方向になってきている。

　③アトピー性皮膚炎の患者は、プールの塩素などにより皮膚がダメージを受け伝染性軟属腫に罹患しやすくなるのでプールは控えた方がよい。保湿に努めるようにする。

　④一般的には自然治癒傾向があり、放置してもよいし、ピンセットなどでの摘出や液体窒素での除去など積極的に治療してもよい。

参考：成人の伝染性軟属腫

- 成人の伝染性軟属腫はアトピー素因のある患者がほとんどで、子どもから入浴時に感染することが多い。
- 性器にできる伝染性軟属腫は子どもから入浴時に感染していることが多い。本当の意味での性病はごく一部であるといわれている。
- 治療…上記治療と同じ。

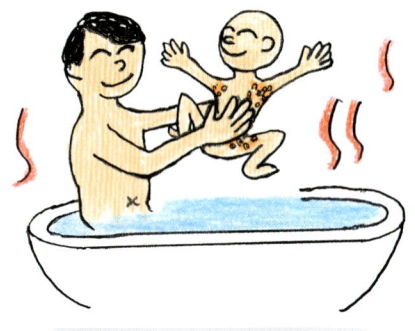

成人の水いぼは子どもから入浴時に移されることが多い。

B ■ 伝染性膿痂疹（俗称：とびひ）(impetigo contagiosa)

- 細菌感染で起こる急性の皮膚疾患であり、基本的にはブドウ球菌の感染による。
- 夏季に多く、乳幼児に多くみられる。
- 伝染性膿痂疹は水疱性膿痂疹と痂皮性膿痂疹の2つの型に分けられている。

1）水疱性膿痂疹（impetigo bullosa）

- 幼小児（1〜5歳くらい）に好発する。年少児の方が重症化しやすい。
- ごく初期の間は小さな水疱から始まることがあり、虫さされや湿疹などと間違えることがある。比較的びらんを生じやすい。
- **黄色ブドウ球菌**の中に**表皮剝脱毒素**（exfoliatin）を産生する菌株があり、その毒素が表皮の比較的浅い角層下から顆粒層の細胞の接着分子に作用し、棘融解が生じ表皮の間に裂隙が生じて水疱が形成される。
- 虫さされ、切り傷、擦過傷などに続発して生じることも多い（小児は鼻腔内に黄色ブドウ球菌を有していることが多い。鼻を指でいじくり、指の爪で傷をつけると菌が皮膚に感染して発症することが多い）。
- 初めは比較的露出部位から発症する。顔面や鼻腔周辺、体幹、四肢に直径0.5 cm大くらいの半球状の水疱が次々に発症して容易に破れてびらんを形成し、黄白色の痂皮ができる。
- 感染性が高いので周辺部にどんどん拡がり、接触すればほかの子どもにも伝染していく。
- アトピー性皮膚炎のある患児ではその亀裂部に感染を起こして発症することもあり、特に溶連菌による膿痂疹を合併すると一気に拡大し、発熱を伴ったり腎炎を併発することもある。
- 治療…①抗菌薬の内服や抗菌薬の軟膏塗布が中心。セフェム系が第一選択となることが多い。
    ②病原菌は病巣のほかに鼻前庭などにも存在するため、症状が消えても数日間は抗菌薬を投与し続けた方がよい。
    ③膿汁の中にも細菌が多数存在するので、消毒後抗菌薬の軟膏を塗布し、ガーゼなどで

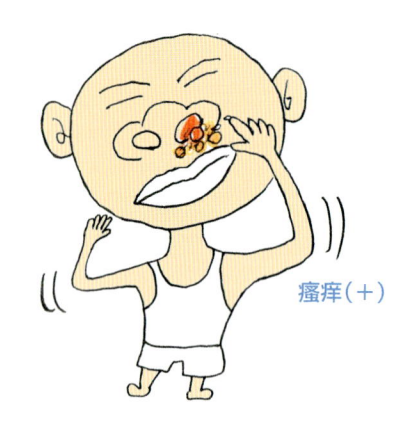

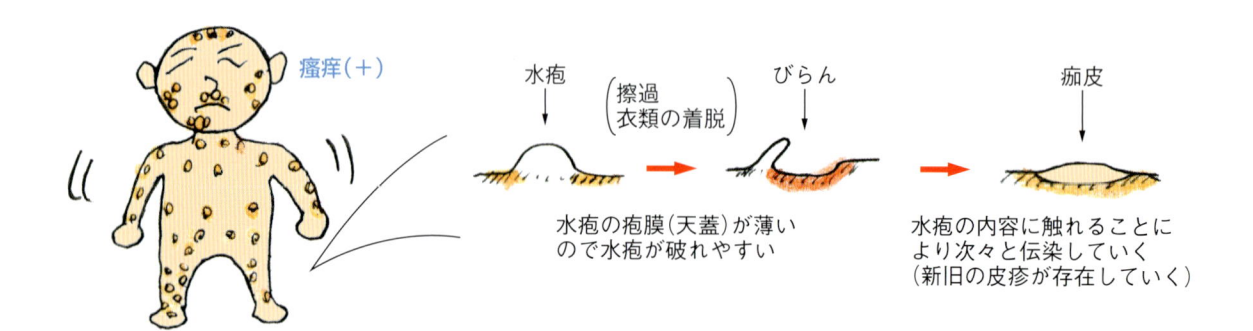

保護するようにする。
　　　④皮膚の清潔を保つことが予防と治療に重要。
- 伝染性膿痂疹は普通1週間程度で治癒する（遷延する場合は耐性菌の可能性を考える。30%以上がMRSAによるという報告もある）

2）痂皮性膿痂疹（impetigo crustosa）

- 年齢に関係なく発症する（小児から成人まで起こりうる）。成人に多い。
- 季節に関係なく通年性である。
- 痂皮を形成しやすいタイプの伝染性膿痂疹といえる。
- 小さな痂皮を形成する**小痂皮性膿痂疹**はアトピー性皮膚炎に合併しやすく、単純ヘルペス感染による**カポジ水痘様発疹症**と臨床症状が類似するので鑑別が困難なことが多々ある。
- **治療**…水疱性膿痂疹と同じ。

C ■ 膿痂疹様湿疹（eczema impetiginosum）

- 小児の顔あるいは四肢から始まる皮膚病変。
- 口囲や鼻孔、耳朶周囲の湿疹が黄色ブドウ球菌やβ溶血性連鎖球菌の二次感染により、びらん、黄色痂皮をきたし膿痂疹状となったもの。
- 小水疱あるいは膿疱の形をとることが多く、急速に変性して蜂蜜色の殻をもったプラークとなる。
- 痛みや全身症状は一般にみられない。
- **治療**…抗菌薬の内服や抗菌薬の軟膏塗布が中心。セフェム系が第一選択となることが多い。
- 合併症は稀（溶連菌による急性糸球体腎炎は起こりうる可能性がある）。

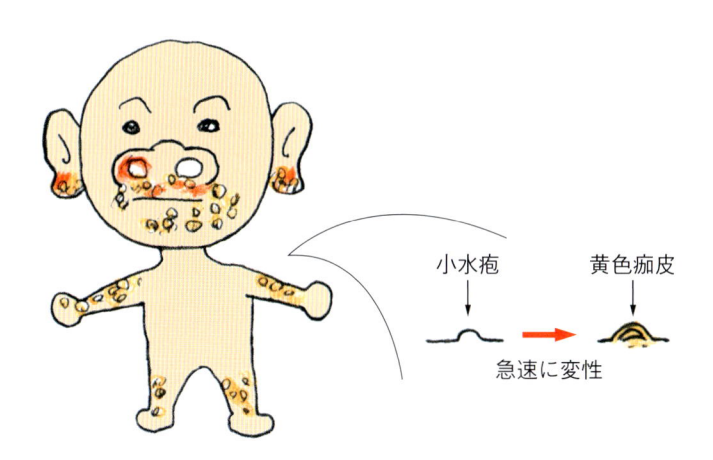

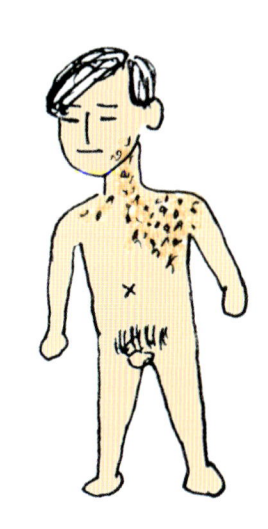

D ■ 蜂窩織炎(phlegmon)

- 主に黄色ブドウ球菌や溶連菌による皮下組織の広範な化膿性疾患。
- 高熱や悪寒、戦慄などの全身症状が強く、疼痛の激しい硬い浸潤や発赤、腫脹を広範囲にきたす。
- 治療…強力な抗菌薬療法や外科的な処置が中心。

E ■ ブドウ球菌性熱傷様皮膚症候群
（staphylococcal scalded skin syndrome；SSSS）

- SSSSは**表皮剥脱毒素**が血液中に入り、全身に散布されることによる全身性の中毒反応で、同じような水疱を生じる伝染性膿痂疹とは異なる。
- SSSSは3歳までの乳幼児（新生児など）に多い。
- SSSSは**Ritter病**（リッター病）として知られている。
- 口腔内粘膜の表面は一般に侵されない。
- **ニコルスキー現象**（皮膚を軽くこすると剥離する）がみられる。
- 感染、滲出液の漏出や電解質異常を引き起こすことがあり、全身管理も必要である。
- 極期は約1週間で、3～4週間で落屑を伴って治癒する。
- 水疱の培養は陰性であるが、皮膚病変の培養は陽性である。
- 治療…黄色ブドウ球菌に感受性のある抗菌薬を静脈内投与（1週間以上の内服）、抗菌薬の軟膏の塗布、スキンケア、全身管理など。
- 予後…一般的に良好である。

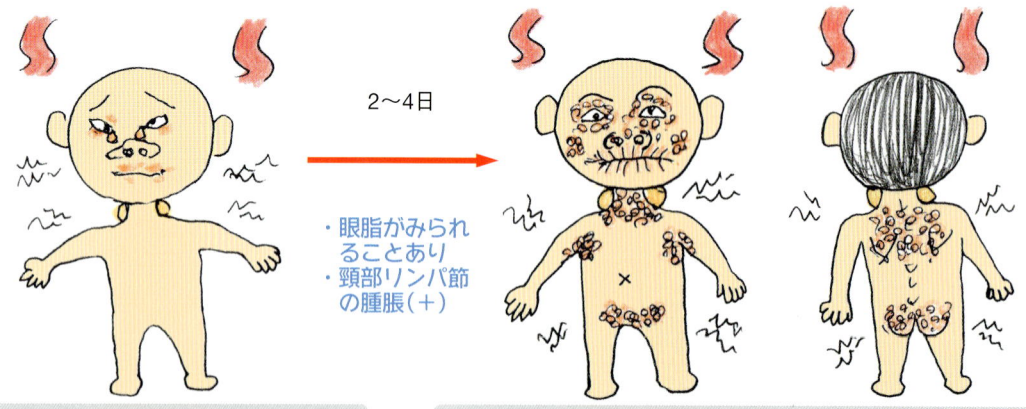

2～4日

- 眼脂がみられることあり
- 頸部リンパ節の腫脹（＋）

- 前駆症状はなく、発熱、易刺激性。眼や口の周囲の紅斑、皮膚の痛みなどが出現する。
  ⇒浮腫状となる。
  ⇒2～3日で口囲の放射状亀裂、痂皮、びらんとなる。

- 口囲を取り巻く紅斑（水疱化もあり）や眼、口、鼻の痂皮形成が起こる。
- 皮疹は3～4日より頸部、腋窩、臀部、陰股部、背部などに拡がり、摩擦の痛みを伴うびまん性紅斑が出現する。
  ⇒水疱を形成し、表皮剥脱、びらんを形成。
  ⇒皮疹は乾燥、落屑し、軽快する。瘢痕や色素沈着は残さない。

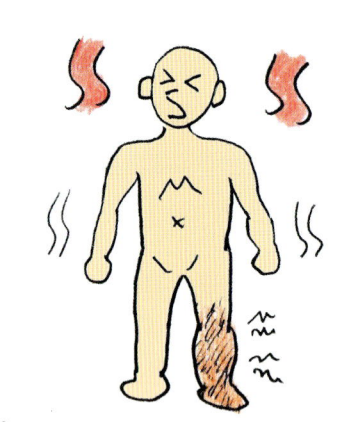

3 局所性にみられる疾患

- 局所性にみられる疾患として、痤瘡や癤、癰、膿痂疹、毛瘡などがある。
- 粉瘤もよくみられる疾患の1つであるのでここに記載した。

A ■ 尋常性痤瘡（俗称：にきび）(acne vulgaris)

- 脂漏部位の毛嚢皮脂腺系の慢性炎症である。
- 青年男女の顔面（眼瞼、耳前部を除く）、胸部、背部に好発する。顔面では額や頬部に多く口囲では多発することもある。
- 脂漏性の人に多くみられ、月経前に増悪することもある。
- 初発疹は毛嚢に一致した丘疹（面皰：comedo）が出現する。面皰とは毛嚢の皮膚表面の開口部が角質で覆われて閉塞した状態で、この閉塞物を角栓という。
- **表皮ブドウ球菌**などの二次感染により、膿疱や硬結、膿腫になる。
- 多発する傾向があり、集簇して線維化を伴う場合がある。
- **治療**…①洗顔などで清潔性を保つこと。規則正しい生活、食事（チョコレート、落花生、コーヒー、ココア、豚肉などを避ける）、整腸に心がける、面皰圧出、化粧品の油脂性クリームやファンデーションを中止する。
  ②外的刺激を避ける。
  ③化膿の処置、抗菌薬の投与（アクアチム®クリームの外用やミノマイシン®の増悪時使用など）。
- **予後**…①25歳を過ぎる頃より自然治癒することが多い。
  ②小瘢痕やケロイドを残すことがある。

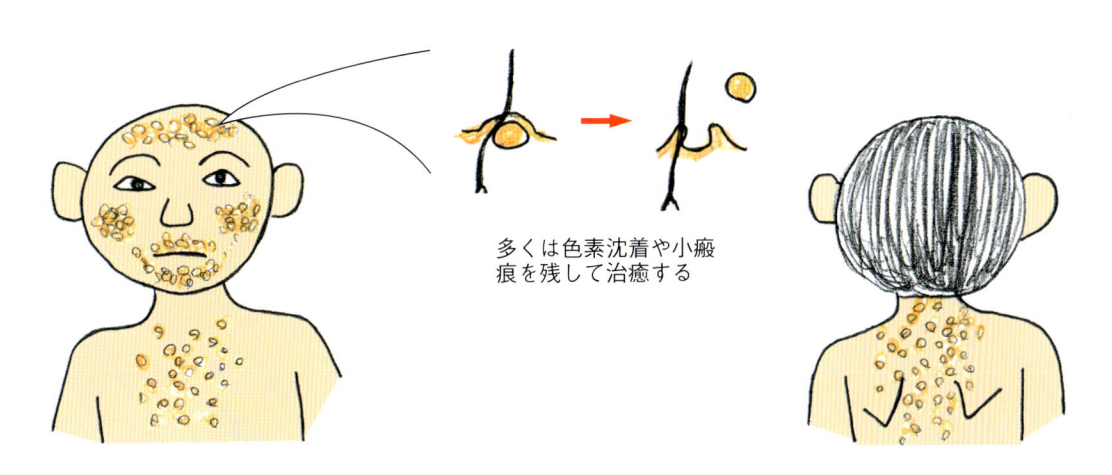

多くは色素沈着や小瘢痕を残して治癒する

■ ニキビダニ症（demodicidosis）・毛嚢虫性痤瘡（acne démodécica） ■

- 主として顔面正中部にみられ、毛嚢性膿疱、痤瘡様小結節、びまん性潮紅を呈する。
- 毛嚢虫の毛嚢寄生によるもので、一見にきび様である。
- 鼻翼、前額、オトガイ、頭などの脂腺中に存在している。
- 治療…ニキビダニには硫黄剤が有効とのこと。

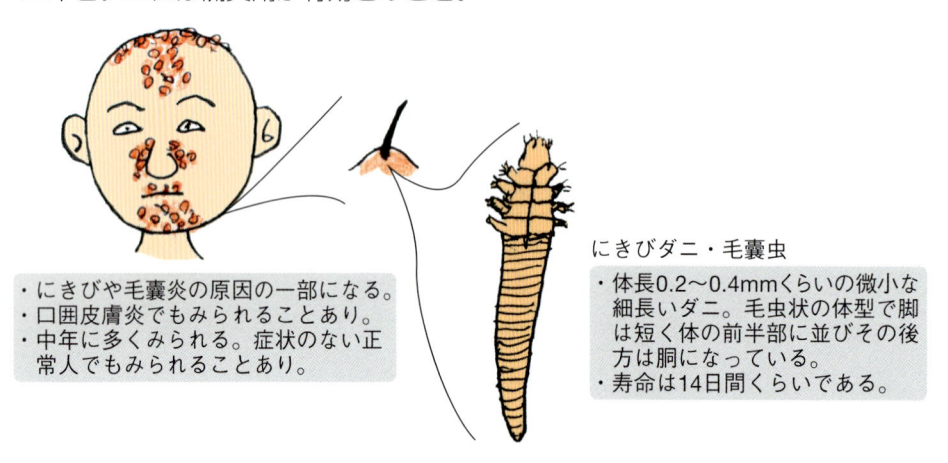

- にきびや毛嚢炎の原因の一部になる。
- 口囲皮膚炎でもみられることあり。
- 中年に多くみられる。症状のない正常人でもみられることあり。

にきびダニ・毛嚢虫
- 体長0.2～0.4mmくらいの微小な細長いダニ。毛虫状の体型で脚は短く体の前半部に並びその後方は胴になっている。
- 寿命は14日間くらいである。

B ■ 壊死性痤瘡（痘瘡状痤瘡）(acne necrotica)

- 中年男性の前額を主として鼻や耳朶などに生じる。
- この状態が年余にわたり反復する。
- 治療…局所の清潔、抗菌薬の投与、外科的処置など。

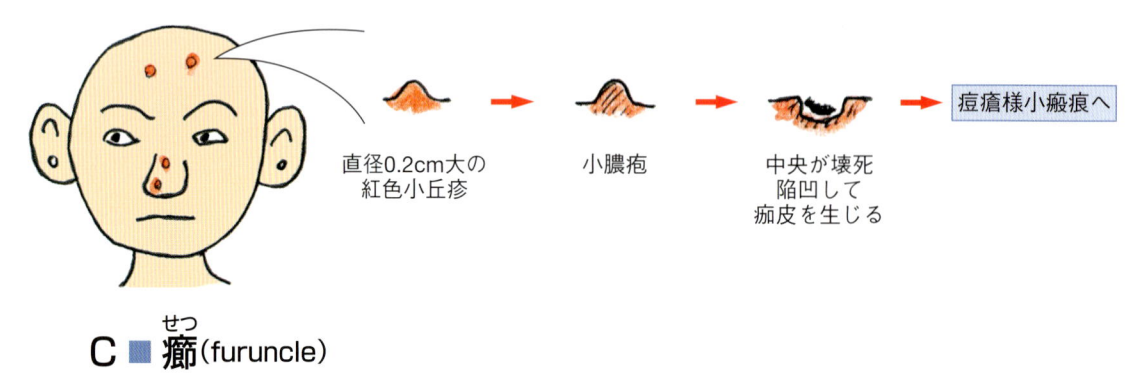

直径0.2cm大の紅色小丘疹 → 小膿疱 → 中央が壊死陥凹して痂皮を生じる → 痘瘡様小瘢痕へ

C ■ 癤（furuncle）
せつ

- 毛嚢性小丘疹として発症し、発赤や腫脹、浸潤がみられ、膿栓ができて痛みが強くなる。
- 中心壊死変化を伴った毛嚢周囲の炎症。
- **黄色ブドウ球菌**が原因菌であることが多い。
- 治療…抗菌薬の投与、局所の安静。外科的切開が必要なこともある。

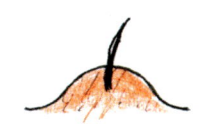

D ■ 癤腫症(furunculosis)

- 癤が次から次へと引き続いてできる状態である。
- 基礎疾患として糖尿病、全身衰弱、ステロイド長期投与、不衛生などの有無をチェックする必要あり。
- 治療…基礎疾患の治療、抗菌薬の投与。局所の安静、外科的切開が必要なこともある。

E ■ 癰(よう)(carbuncle)

- 壮年以降の項・背部に好発する。
- 数個の隣接する毛囊が同時に化膿菌に侵されて毛囊周囲炎を起こして1つの病巣を形成したもの。
- 熱感や疼痛が激しく、広い面積に及ぶ発赤、腫脹で、強い浸潤、硬結がある。その上には数個の膿栓や膿疱がある。
- 大きさは直径5cmくらいにもなる隆起性病変を形成する。
- **黄色ブドウ球菌**が原因菌であることが多い。
- 糖尿病が基礎疾患にあることが多い。
- 治療…基礎疾患があればその治療。抗菌薬や消炎酵素薬の投与、局所の安静、切開など。

F ■ ボックハルト膿痂疹(表在性毛囊炎)
[Bockhart impetigo(superficial folliculitis)]

- 下腿を中心とした四肢に好発する。
- 表皮ブドウ球菌や黄色ブドウ球菌による直径0.2cm大の紅暈を伴う毛囊性小膿疱(虫刺傷や皮膚瘙痒症などで搔破したり、不潔な衣類の着用などで生じる)。
- 治療…抗菌薬の外用などが中心。

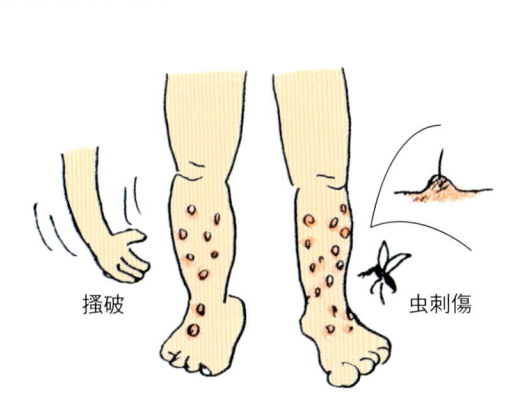

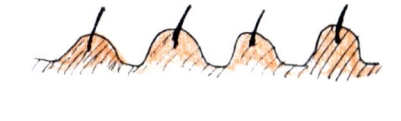

G ■ 尋常性毛瘡 (sycosis vulgaris)

- 成人男性の上口唇などの髭毛部に生じる。
- 瘙痒が強く灼熱痛がある。
- 難治性で、糖尿病やビタミン B_2 欠乏などが基礎にあり、**黄色ブドウ球菌**が原因といわれている。
- **治療**…抗菌薬の投与や病毛除去などの外科的療法。

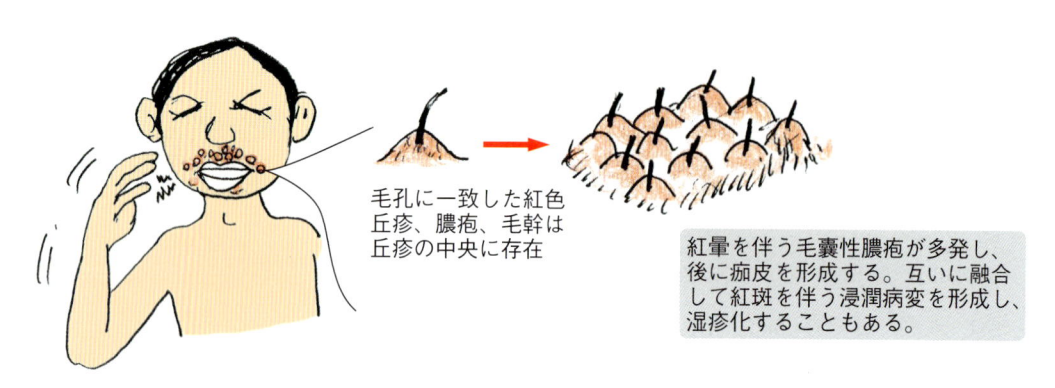

毛孔に一致した紅色丘疹、膿疱、毛幹は丘疹の中央に存在

紅暈を伴う毛囊性膿疱が多発し、後に痂皮を形成する。互いに融合して紅斑を伴う浸潤病変を形成し、湿疹化することもある。

H ■ 粉瘤（アテローム）(atheroma)

- 粉瘤は皮膚でできた袋で、中身が角質（垢）で満たされている。つまり表皮が迷入して生じた角質嚢胞で、中身は脂質ではない。
- 好発部位は耳の周りだが、頭、顔、体幹、四肢など体表のどこにでも生じる。
- 手掌や足底にも生じる。
- 足底の場合はヒトの乳頭腫ウイルス（イボウイルス）が原因で、皮膚を中に陥入させて袋をつくらせようとする働きがあり、それによって粉瘤ができるといわれている。

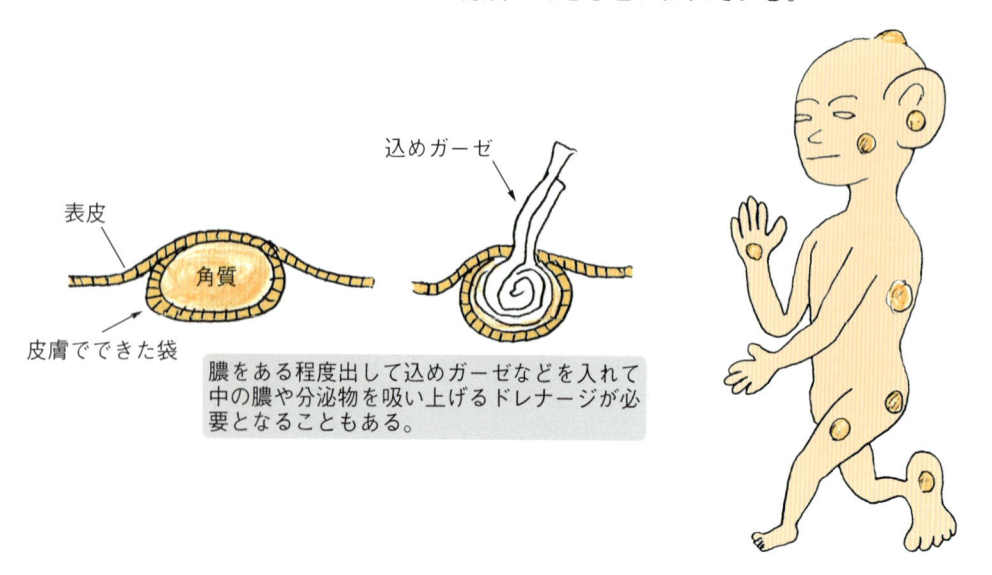

表皮　角質　皮膚でできた袋　込めガーゼ

膿をある程度出して込めガーゼなどを入れて中の膿や分泌物を吸い上げるドレナージが必要となることもある。

- 粉瘤は大豆大から鶏卵大までの半球状に隆起した表面平滑、皮膚に固着した弾性硬の皮下腫瘤である。
- 内容物は粥状で悪臭を放つ。
- 炎症を伴い発赤や圧痛がみられることがある。
- **治療**…摘出など。内容物がすべて出てしまってきれいな肉芽になれば瘢痕治癒する。
- 多くの粉瘤は毛穴が広がって、そこが徐々に膨らんでいってできあがってくることが多いといわれている。面皰(毛穴が広がったような状態)のような小さな段階で中身を押し出して、小さいうちに潰してしまう方法もある。
- 粉瘤ができやすい体質というのはないとされている。

4 汗関連疾患

汗に関連する疾患として、汗疹や汗孔周囲炎、化膿性汗孔炎、汗腺炎などがある。

A ■ 汗疹(sudamen, miliaria)

汗疹は汗管の閉塞によって生じるが、皮膚表面の浸軟、角栓形成、表皮の細菌なども関与している。汗貯留症候群(sweat retention syndrome)の1つ。

1）水晶様汗疹(crystal rash, miliaria crystallina)

- 炎症症状を伴わずに汗が角層内に貯留したもの。
- 高温環境や発熱などにより、体幹や四肢屈側に多発する。
- 時に潮紅はみられるが、瘙痒(－)、炎症(－) { 潮紅(－)…白色水晶様汗疹(m. c. alba) / 潮紅(＋)…紅色水晶様汗疹(m. c. rubra)
- 多くは数日以内に消退していく。

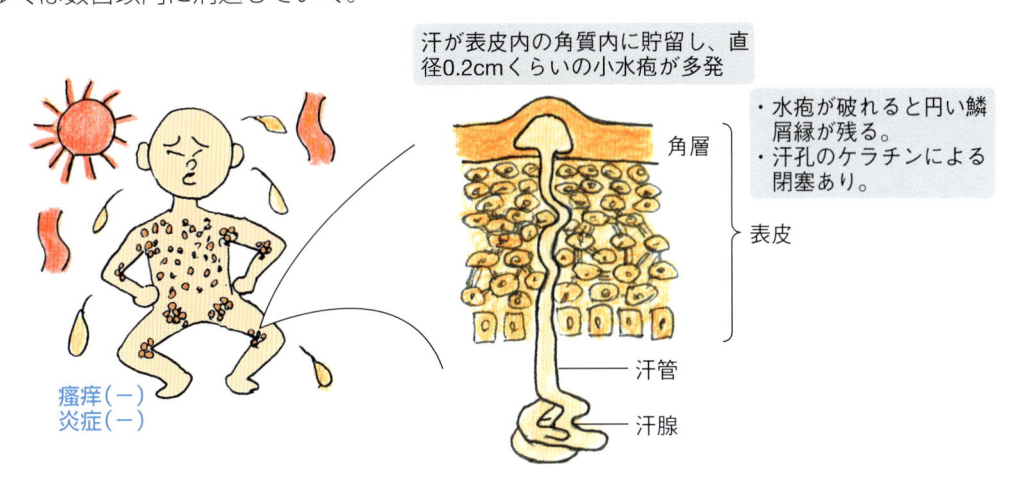

汗が表皮内の角質内に貯留し、直径0.2cmくらいの小水疱が多発

- 水疱が破れると円い鱗屑縁が残る。
- 汗孔のケラチンによる閉塞あり。

角層
表皮
汗管
汗腺

瘙痒(－)
炎症(－)

2）紅色汗疹（heat rash, miliaria rubra）

- 汗管が表皮内で破れ、汗が表皮内に溢出して紅い丘疹が生じたもの。
- 高温環境や肥満者、小児、多汗症の人によくみられる。
- 体幹や四肢屈側、腋窩、頸部などの間擦部に好発する。
- 強い痒みを伴う…発赤（＋）
- アトピー性皮膚炎患者などではすぐに湿疹化しやすく炎症を伴うこともある。
- 治療…①皮膚の清潔、スキンケアが重要。
  ②非ステロイド系のコンベック®軟膏などが主として用いられるが、ステロイド薬や抗菌薬が必要となることもある。

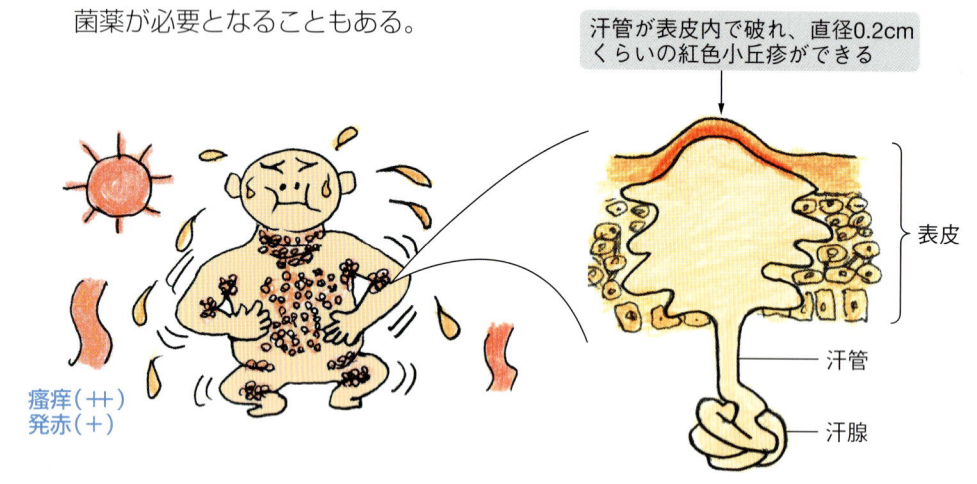

瘙痒（＋＋）
発赤（＋）

汗管が表皮内で破れ、直径0.2cmくらいの紅色小丘疹ができる

表皮
汗管
汗腺

3）深在性汗疹（miliaria profunda）

- 汗管が真皮上層において破れて汗が滲み出たもので、紅色汗疹の重症型ともいえる。
- 同部の皮膚が隆起し、広範囲に扁平小丘疹が多発する。
- 炎症症状（－）
- 夏の炎天下で労働や運動をしているとき発汗停止により熱射病を起こしやすい。
- 治療…皮膚の清潔、スキンケアなど。

汗管が表皮下で破れ、同部の皮膚が隆起してくる

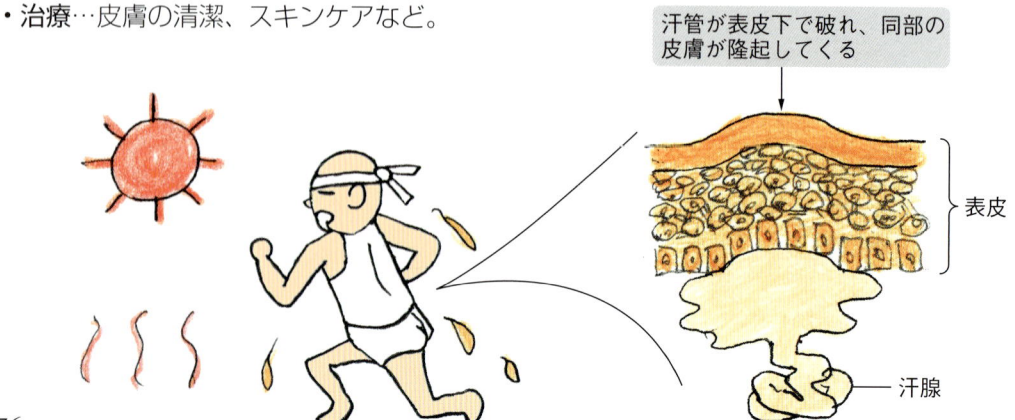

表皮
汗腺

4）フォックス・フォアダイス病（別称：アポクリン汗疹）
[Fox-Fordyce's disease(apocrine miliaria)]

- 思春期以降の女性によくみられる。
- 腋窩、乳暈、恥丘、外陰部に直径0.2〜0.5cm大くらいの半球状毛孔性丘疹が集簇性に発生する。
- アポクリン汗管が角化で閉塞し、汗管が表皮内において破れて汗が溢出して生じたもの。
- アポクリン腺の常在部に発症する。
- 激しい瘙痒感がある。
- 同部の脱毛がみられる。
- **治療**…皮膚の清潔、スキンケアなどや鎮痒薬の塗布、場合により外科的処置など。

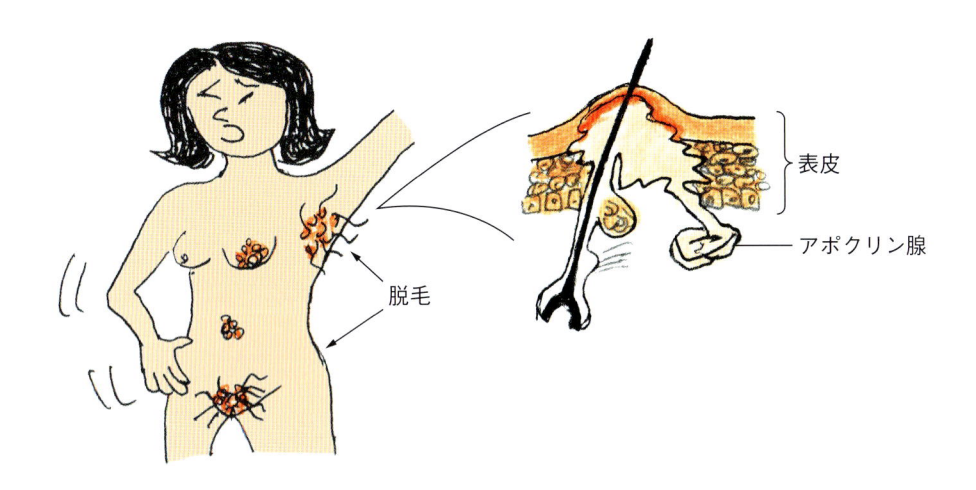

B ■ 汗孔周囲炎(periporitis)

- 紅色汗疹をきっかけとしてエクリン汗管入口部に黄色ブドウ球菌が感染することで起こる表在性炎症。
- 紅色汗疹に炎症性浸潤が起こり、強い発赤やびらん状局面を形成することがある。
- 瘙痒感も強い。
- 紅色汗疹と同じく、体幹や四肢屈側、腋窩、頸部などの間擦部に好発する。
- **治療**…皮膚の清潔、スキンケアとともに非ステロイド系の軟膏や抗菌薬が必要となる例が多い。

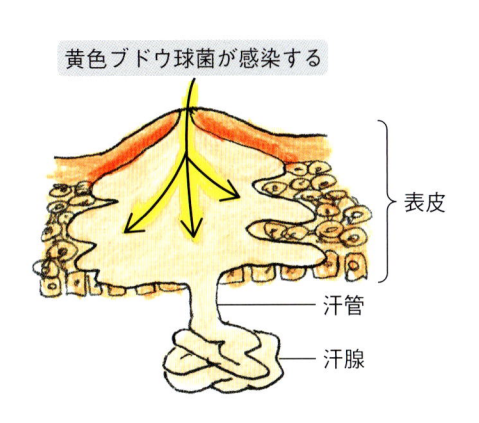

C ■ 化膿性汗孔炎 (purulent poritis)

- 化膿性汗孔炎は汗孔と汗管に炎症が起こったもの。
- **治療**…皮膚の清潔、スキンケアなど。抗菌薬の軟膏や内服が必要なこともある。

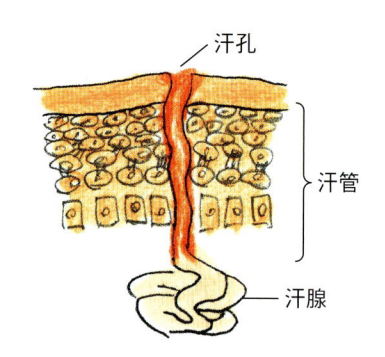

1) 乳児多発性汗腺膿瘍 (乳児化膿性汗孔炎) (infantile multiple sweat gland abscess)

- 俗に「あせものより」と呼ばれている。
- 夏季に多く発症する。
- 2歳以下の乳幼児の顔面や頭、背、臀部に多発する。
- あせもを繰り返しているうちに被髪頭部などの皮膚に有痛性の硬結が多発する。
- 直径0.5cm大くらいの発赤や疼痛を伴った皮下硬結で、後に隆起して軟化する。
- 膿疱から硬結、膿瘍まで、さまざまなものが混在する。
- エクリン汗腺の開口部より**黄色ブドウ球菌**が侵入し、炎症を惹起する。
- 所属リンパ節が有痛性に腫脹し、発熱も伴うことがある。
- **治療**…皮膚の清潔、スキンケアとともに抗菌薬の投与や切開排膿が必要なこともある。

D ■ 化膿性アポクリン汗腺炎 (apocrinitis)

- アポクリン汗腺の排出口が閉塞し二次的にアポクリン腺体を中心に生じた炎症反応で、真皮深層に生じた炎症で、膿栓はみられず、潮紅を帯びた有痛性の結節として腋窩などのアポクリン汗腺の存在する部位に生ずる。軟化自潰して排膿することもあり、瘢痕性に治癒することもある。
- 黄色ブドウ球菌感染によることが多い。
- 数個集簇して発症することが多い。
- **治療**…皮膚の清潔、スキンケアなど。抗菌薬の投与や外科的処置が必要となることもある。

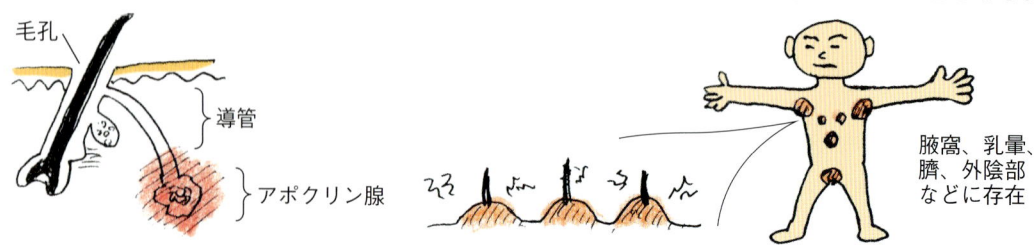

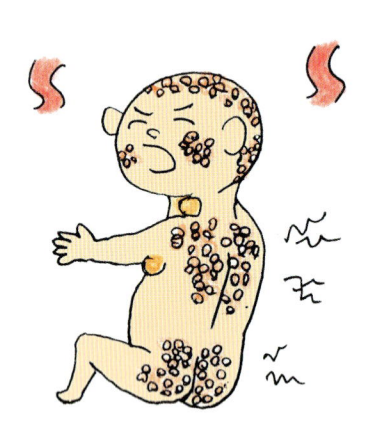

5 真菌症 (mycosis)

- 真菌の検査法としてKOH法が一般的。鱗屑や水疱蓋、爪、毛などを採取してスライドガラスに載せ10〜40％のKOH液を滴下し（パーカーインクを混用すると真菌は青染する）、カバーガラスを被せて軽く加温するかDMSO (dimethyl sulfoxide) を混ぜて顕微鏡の視野を少し暗くして検鏡する。

A ■ 頭部白癬 (ringworm of scalp, tinea capitis)

- 大小さまざまな円形で境界明瞭な灰白色の落屑をつけた病変が被髪頭部にみられる。
- 脱毛（＋）、瘙痒（＋）。
- 大きなものでは直径3cm大の膨瘤性病変がみられ、その中心に針頭大の黒色点（毛根）がみられる。
- 同部の毛は切断し、粗となり脱毛がみられるようになる。
- じめじめした外観は宿主側の免疫応答の結果であり、細菌の二次感染のためではない。
- 小中学の男児に多くみられる。
- 頭部白癬の原因菌として *Trichophyton tonsurans* がある。頭髪の毛根に感染し、局所療法には抵抗性で根治するには抗真菌薬の長期服用が必要になる。Woodランプ法*では蛍光は認められない。KOH法や培養によって診断する。
- 頭部の浅在性白癬では *M. canis*（好獣性真菌）もみられ、汚染源はイヌ、ネコであることが多い。

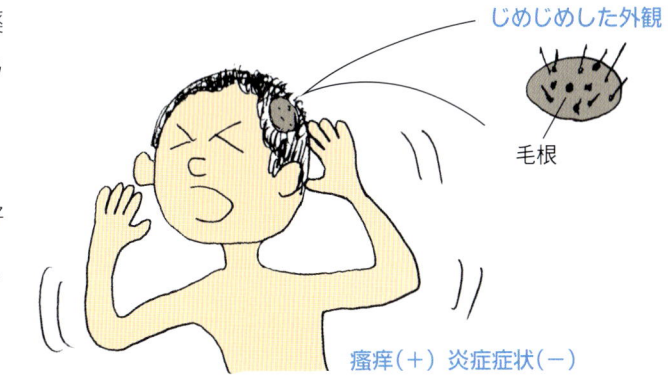

じめじめした外観
毛根
瘙痒（＋）炎症症状（－）

> **＊Woodランプ法**
> - 365nmの波長の光を用いて皮膚の真菌感染を同定する。
> - 頭部白癬の原因となる真菌のうちのある株では、感染している頭髪の毛幹に青緑色の蛍光が検出される。
> - すべての株を検出することはできないので、陰性であっても頭部白癬は完全に否定できない。

- 治療…抗真菌薬の外用が中心である。
- 頭部白癬は頭髪の減少、喪失をきたすので、脂漏性皮膚炎と思われるときでも注意が必要である。

1）ケルスス禿瘡(kerion celsi)

- 頭部白癬の重症例で頭部浅在性白癬に続発することが多い深在性白癬症である。
- 白癬菌は通常、角質のみに寄生して、生きているヒトの組織内には侵入しないが、毛幹部の菌が毛嚢を破壊し、深部に入り膿瘍を形成する。これが被髪頭部に生じたものをケルスス禿瘡という。
- 学童期に多くみられる。
- 直径数 cm の扁平ないし半球状に隆起した局面を生じる。
- 圧迫すると毛孔より排膿を認める。
- 表面には膿疱、鱗屑、痂皮を伴い、種々の程度の潮紅を認める。
- 病変部に一致して波動を触れ、毛髪は容易に抜け落ちる。
- 頸部リンパ節の腫脹を認めることもある。
- イヌ小胞子菌(好獣性真菌：*M. canis*)をもつイヌやネコなどの動物との接触機会の多い小児にケルスス禿瘡をはじめ、顔面や体幹の体部白癬などを生じる。
- 動物からヒトへの感染だけでなく、ヒトからヒトへの感染もある。
- 家族内発生、集団発生が多い。
- ステロイド軟膏の乱用が一因ともいわれている。
- 足白癬や爪白癬などに罹患している患者が頭にステロイド軟膏を塗ったときに、局所免疫不全が生じて白癬菌が侵入して本症を発症することもある。
- **治療**…抗真菌薬の内服や外用など。数週間で瘢痕性に治癒する。

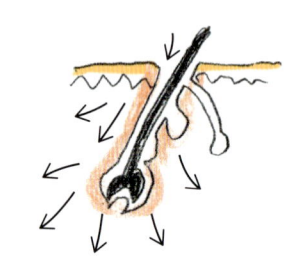

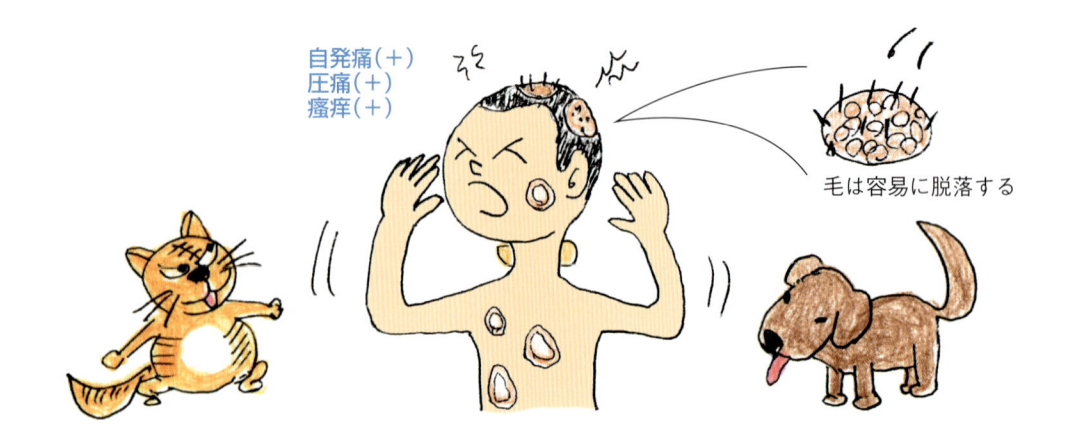

B ■ 体部白癬(ringworm of body, tinea corporis)

- 鱗屑を伴い皮疹は環状に拡大し、中心治癒傾向を示すのが一般的。
- 体幹や項頸部、顔面などに発症することが多い。
- ステロイドの外用などで異なった臨床像を示す皮疹が多い。
- 湿疹は「毛が侵されない」が体部白癬は「毛が侵される」。
- 治療…抗白癬薬の外用が中心。

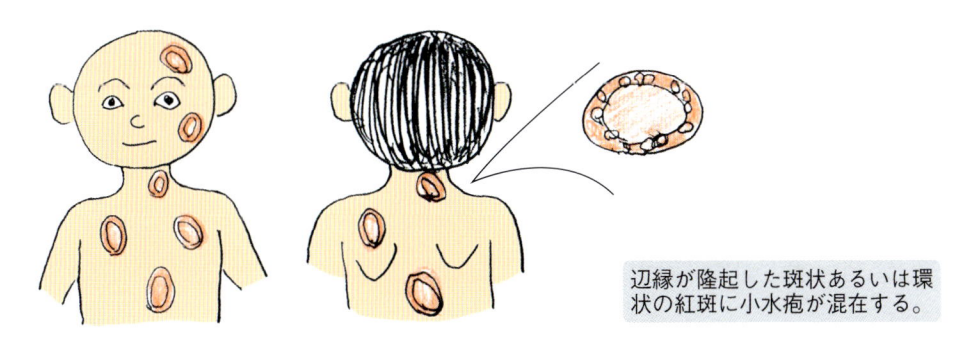

辺縁が隆起した斑状あるいは環状の紅斑に小水疱が混在する。

C ■ 頑癬(trichophytia eczematosa marginata)・陰股部白癬(ringworm of genitocrural region, tinea cruris)

- 青年男子に多くみられる。瘙痒が激しい。
- 陰嚢、陰茎を除く陰股部や臀部を中心に発症する。
- 体幹や顔面にも発症することがある。
- 体部白癬も頑癬も原因菌としては *Trichophytia rubrum* が多いが、頑癬は陰股部や臀部を中心に発症することや病変部の中央が苔癬化していることが多いことなどから、大体の区別がつけられる。
- 治療…抗白癬薬の外用が中心。

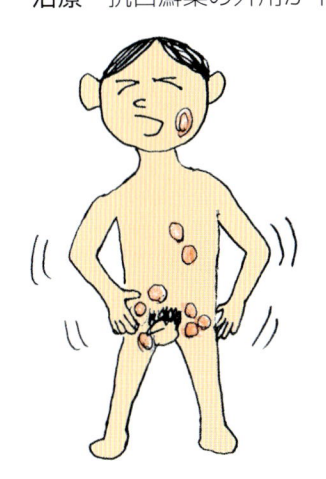

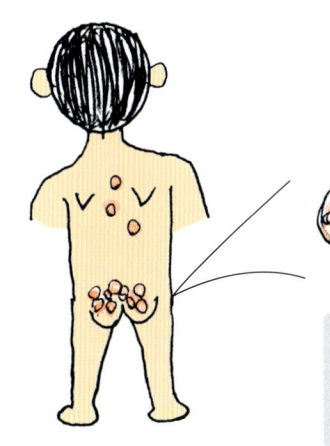

- 境界明瞭なほぼ冠状の湿疹様病変。
- 中央は治癒傾向を示し、苔癬化から色素沈着に及ぶ。
- 辺縁はやや堤防状に隆起し、漿液性丘疹や鱗屑が並んでいる。

D 足白癬（俗称：水むし）(ringworm of foot, tinea pedis)

- 足がゴム靴などで蒸れることの多い人に発症しやすく、夏季に増悪して冬季には軽快することが多い。
- 発症は左右別々であるが、数ヵ月、数年後には両側が侵されることが多い。

1）趾間白癬(trichophytia interdigitalis)

- 第4趾間の皮膚が侵されやすく、浸軟した病巣が発赤、びらん状になり、亀裂を呈することもある。

瘙痒（＋）

2）小水疱鱗屑型白癬（汗疱状白癬） (trichophytia pompholyciformis)

- 汗疱状の小水疱が趾腹、趾根部、足底の外側縁、土踏まずなどに好発する。
- 落屑を伴い、小水疱、びらんなどが混在する。

瘙痒（＋）

3）角化型白癬(keratotic ringworm)

- 足底全体が著明な角質増殖に覆われる。
- 硬く、乾燥性で落屑も伴う。
- 痒みは著明ではない。
- **治療**…①抗白癬薬の外用が中心で、反応は良好だが、再発が多い。
  ②治癒してもさらに数ヵ月程度の外用を継続することが望ましい。
  ③内服薬の適応になることもある。

瘙痒（±）

E 手白癬(ringworm of hand, tinea manus)

- 角化型足白癬に合併して起こることが多い。
- 片側性の発症がほとんどである。
- 手白癬は乾燥した鱗屑と角質増殖を主徴とし、水疱を形成したり、指間がびらんすることはほとんどない。
- **治療**…抗白癬薬の外用も選択されるが、難治例が多く、内服薬の適応となることが多い。

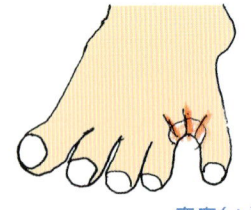

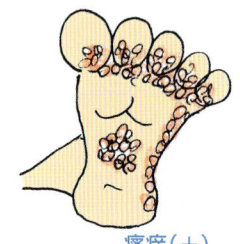

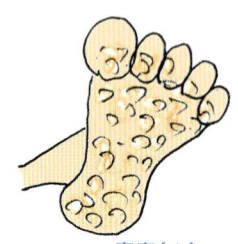

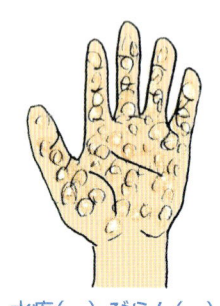

水疱（－）びらん（－）

F ■ 爪白癬 (ringworm of the nail, unguium)

- 爪が混濁、肥厚、脆弱になり、爪甲の粗糙化、表面は凹凸不整で、先端はいびつな形になる。
- 一般に足白癬、手白癬などの白癬に続発する。
- 爪カンジダ症とは違い、爪周囲炎は伴わない。
- 菌の侵入は、爪甲の下の爪床角質を最初に侵し、爪甲下層から上層に及び、爪甲の肥厚、粗糙化を示すものと、爪甲表面から侵入し爪甲に白い小斑をつくって拡大するものがある。
- 治療…抗真菌薬の内服が中心。

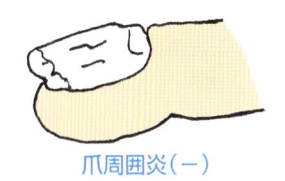

爪周囲炎（－）

G ■ 白癬疹 (trichophytid)

- 足白癬が急性増悪したときやケルスス禿瘡に伴って、遠隔部位の手掌や指に左右対称性に、無菌性の汗疱状小水疱が多発したもの。
- 白癬菌あるいはその代謝物が血行性に運ばれて、抗体の生じた全身的な反応とされている。
- 治療…原病巣を治療し、白癬疹に対しては抗アレルギー薬の投与が有効。

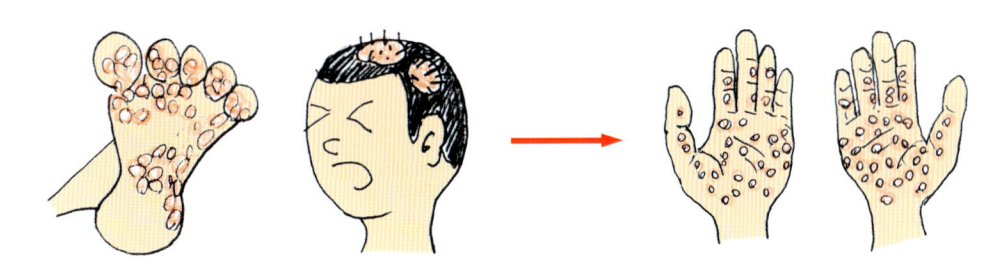

H ■ マラセチア感染症 (infection of *Malassezia furfur*)

マラセチア菌はマラセチア感染症（マラセチア毛嚢炎、癜風など）の原因菌となる。

1）マラセチア毛嚢炎 (malassezia folliculitis)

- マラセチア菌（癜風菌）はヒト皮膚の毛孔部に寄生している皮膚常在菌で、好脂質性の表在性真菌症を起こす。
- マラセチア菌は出生後間もなく直接的、間接的接触によりヒトから感染し、ほぼ全身に分布する。
- 前胸部、肩、上腕部、上背部などに多発し、頸部や肩などの汗が溜まりやすい非露出部に生ずることが多い。

- 脂腺が増殖し、皮脂分泌の亢進する思春期以降の男性に多くみられ、春から夏にかけて好発する。
- 抗菌薬やステロイドの投与、多汗、機械的刺激や脱毛クリームの使用などが発症の誘因となる。
- **治療**…抗真菌薬の外用あるいは内服など。

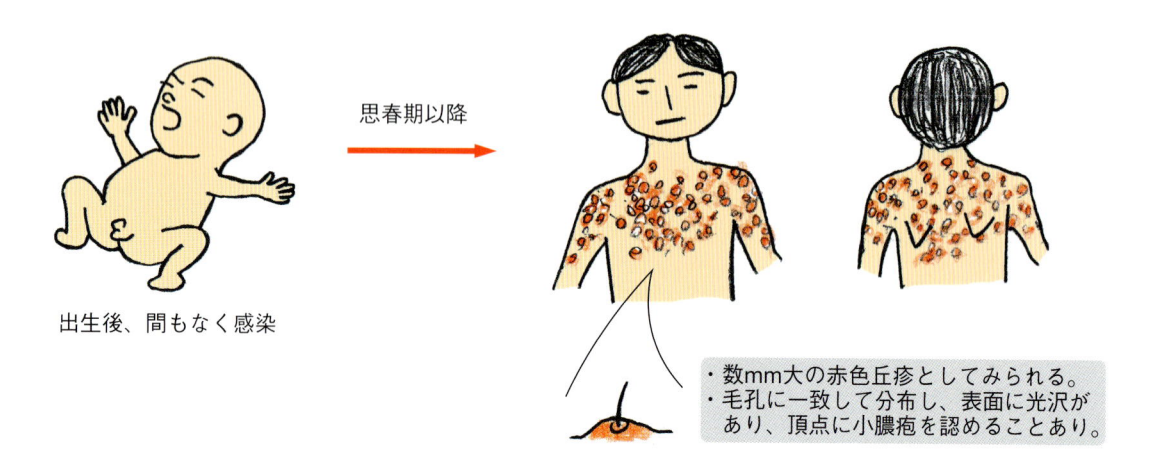

- 数mm大の赤色丘疹としてみられる。
- 毛孔に一致して分布し、表面に光沢があり、頂点に小膿疱を認めることあり。

2) 癜風(tinea versicolor)

- マラセチア菌による表在性真菌症で、20〜30歳代の青年男子に好発する。
- 体幹、頸部、背部、腋窩、上腕などに細かい鱗屑を付着する直径0.5〜1.5cm大くらいの淡褐色斑(黒色癜風)あるいは脱色素斑(白色癜風)が多発する。
- 夏に増悪する。瘙痒(±)
- 長期間続く色素異常あり、再発率が高い。
- 脱色素斑の方が年余にわたり残りやすい。
- 病巣をガラス板やメスで擦ると鱗屑が容易に取れる。
- **治療**…抗真菌薬の外用あるいは内服など。

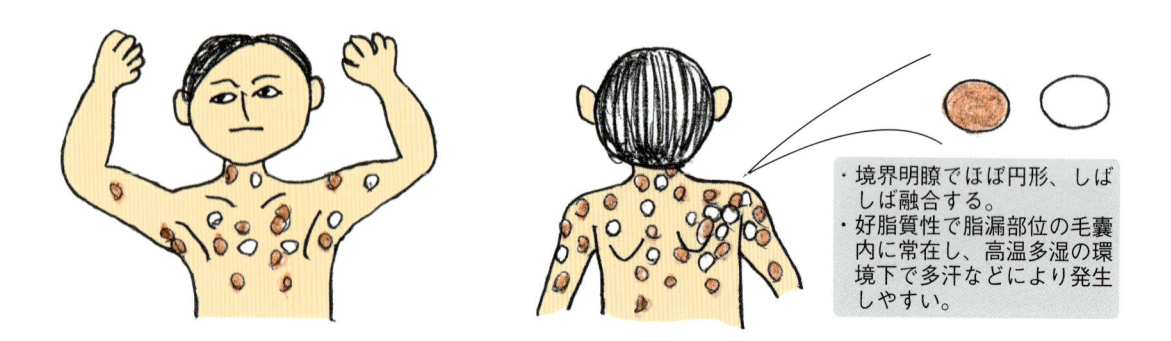

- 境界明瞭でほぼ円形、しばしば融合する。
- 好脂質性で脂漏部位の毛囊内に常在し、高温多湿の環境下で多汗などにより発生しやすい。

1 ■ カンジダ症 (candidiasis)

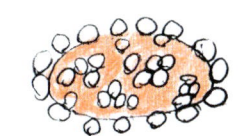

- 間擦部に生じる紅斑で、紅斑上、およびその周囲に膜様鱗屑を付着する小膿疱が多発する。
- 白癬症とは異なり、中心治癒傾向のない紅斑病巣を呈する。
- カンジダに属する菌は数十種類ある(病原性を有する菌は7種類くらいである。臨床上問題となるものの大部分は *Candida albicans* である)。
- カンジダは健康な人の口腔、消化管、腟に正常細菌叢として常在していて、compromised host に内因性感染症を引き起こす。表在性と深在性に分類される。

1) 深在性カンジダ症 (deep candidiasis)

- 日和見感染
- カンジダ血症は中心静脈栄養を行っている患者にみられることがある。
- 呼吸器カンジダ症を起こすことあり(症状は通常の肺炎と同じ)。
- 消化器カンジダ症を起こすことあり。
- 治療…抗真菌薬の点滴静注などが中心となる。

2) 表在性カンジダ症(粘膜カンジダ症を除く) (superficial cadidiasis)

- 乳児寄生菌性紅斑(乳児カンジダ性紅斑)・間擦疹型皮膚カンジダ症(紅斑、鱗屑がみられない)・カンジダ性指趾間びらん症・カンジダ性爪周囲炎・爪カンジダ症、などに分類される。
- カンジダ症は抗菌薬およびステロイド薬の多用により、増加の傾向にある。原因菌種は *Candida allbicans* が圧倒的に多い。
- 治療…①表在性のものに対しては病巣の乾燥、清潔などとともにイミダゾール系、アリルアミン系などの外用薬が中心。
  ②表在性の一部や深在性のものに対しては、抗真菌薬の内服や点滴も考慮されることがある。

a ■ 乳児寄生菌性紅斑(乳児カンジダ性紅斑)
[erythema blastomyceticum infantile (infantile candida erythema)]

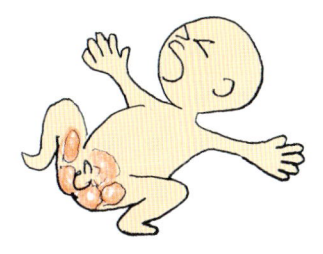

- 乳児の肛門周囲や臀部、陰股部、大腿に比較的急性に発症する皮膚カンジダ症のことをいう。
- 陰股部に境界明瞭で不整形を示す紅斑と、辺縁には膜様落屑と衛星状の膿疱をつくる。
- 瘙痒が強く、乾燥した落屑や小水疱、小膿疱の混在する病変がみ

られる。
- 夏季に多くみられる傾向がある。
- 便中に常在するカンジダが肛門周囲からおむつの当たる部位にかけて増殖することで起こる。
- 治療…抗真菌薬の外用が中心(おむつの交換回数が多いほど発症しにくいといわれている。ステロイド薬は病変を悪化させる)。

b ■乳児播種状カンジダ症(infantile disseminated candidiasis)
- 夏季に発症することが多い。
- 好発部位は背部、腰部、項頸部。
- あせも様の紅色丘疹、小水疱、あるいは膿疱として発症する。
- 陰股部や臀部の乳児寄生菌性紅斑は必ずしも合併しない。
- 治療…抗真菌薬の外用が中心。

c ■カンジダ性指趾間びらん症(Candida interdigit erosion, erosio interdigitalis blastomycetica)
- 指趾間に比較的境界明瞭な潮紅びらんを生じ、瘙痒があり、周囲の皮膚は白く軟らかく浸潤している。
- 水仕事をする主婦や労働者に多くみられる。
- 治療…抗真菌薬の外用が中心。

d ■カンジダ性爪周囲炎(Candida paronychia, onychia et paronychia blastomycetica)
- 水仕事に従事する人の手指爪にみられやすい。
- 爪周囲が発赤腫脹し、圧迫すれば排膿がみられることがある。
- 爪甲近位部の白濁、変形、軽度の肥厚あり。
- 爪は表面凹凸不整となるが、爪白癬のような肥厚や混濁・崩壊はほとんどみられないことが多い。
- 爪カンジダ症は爪白癬とは違い爪周囲炎を必ず伴い、爪の変化が軽度なことが特徴。
- 治療…抗真菌薬の外用が中心。抗真菌薬の内服が必要となることもある。

e ■カンジダ性間擦疹(Candida intertrigo, intertrigo erosiva blastomycetica)
- 夏季に多く発症する皮膚カンジダ症。
- 女性や肥満男性、多汗症の人に多くみられる。
- 腋窩、乳房下、陰股部、肛囲などの間擦部に発生することが多い。
- 瘙痒や疼痛を伴った紅斑やびらん、膿疱、落屑、軟性浸潤などが起こる。
- 糖尿病の基礎疾患が重視されている。

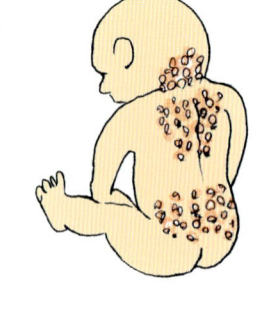

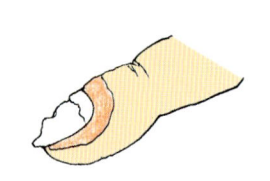

- 女性の陰股部発症例では外陰や腟カンジダ症を合併することが多い。
- 治療…抗真菌薬の外用が中心。基礎疾患の治療。皮膚の清潔、スキンケアなど。

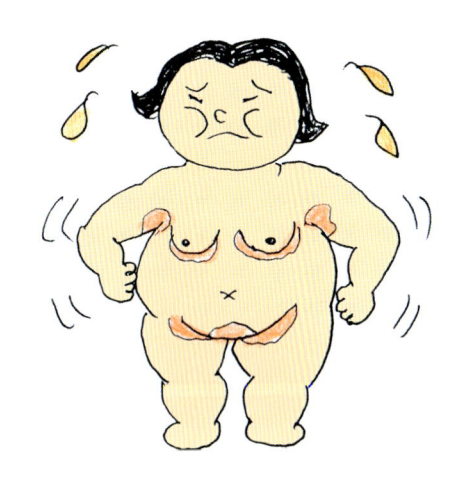

J ■ スポロトリコーシス (sporotrichosis)

- スポロトリコーシスは深在性真菌症の代表で、典型的には皮膚、皮下組織、リンパ管などに限局した *Sporothrix schenckii* 感染による慢性肉芽腫性炎症である。
- 土壌や植物に寄生する *S. schenckii* が皮膚の外傷などで生体内に侵入して発症する。
- *S. schenckii* は菌糸形と酵母形をとりうる二形性真菌である。
- 一般的には農業従事者や庭仕事をする人に多い。
- 手指からの外傷で発症する場合は指に落屑や痂皮を伴う湿潤性化膿性結節で初発する。
- 徐々に前腕に硬い皮下結節がリンパ管に沿ってリンパ行性に飛び石状に拡大していく。
- 所属リンパ節は触知しない。
- 痛みなどの自覚症状はない。
- 結節は痂皮や潰瘍を形成することがある。
- 顔面では単発に発症することもある。

臨床上の病型として

①皮膚リンパ管型…上述のリンパ管に沿って結節を形成するタイプ。リンパ節には病変をつくらないことが多い。上肢に多い。
②限局皮膚型…原発病変が固定してリンパ行性病変のないタイプ。顔面に多い。
③播種型
④内臓のスポロトリコーシス
　以上の4型に分けられるが、①と②がほとんどである。
- 小児…限局皮膚型が多い。
- 成人…皮膚リンパ管型と限局皮膚型が同じくらいの割合。

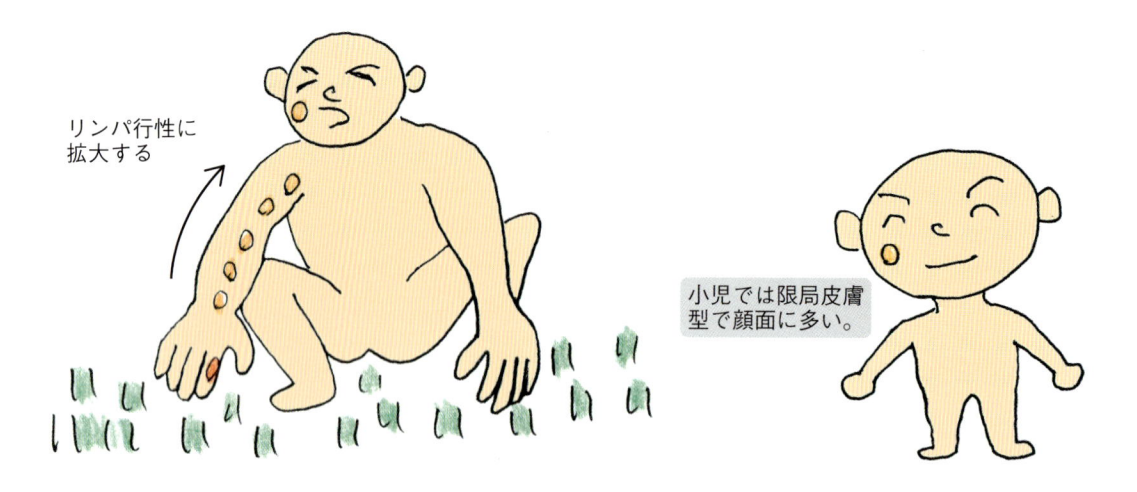

リンパ行性に拡大する

小児では限局皮膚型で顔面に多い。

- 診断…①組織中の *S. schenckii* を培養して確認する。スポロトリキン反応（本菌成分を抗原として行う皮内反応）が陽性となる。
  ②組織学的には非特異的な慢性肉芽腫像を呈する。
  ③星芒体は特徴的である。
- 治療…ヨードカリ、局所温熱療法（カイロ、温湿布、温浴など）。全身型ではイトラコナゾールなどの抗真菌薬の内服、アムホテリシンBなど。

3．小児の皮膚感染症

❻ 動物や虫などによる咬刺傷

A ■ 哺乳類の咬刺傷

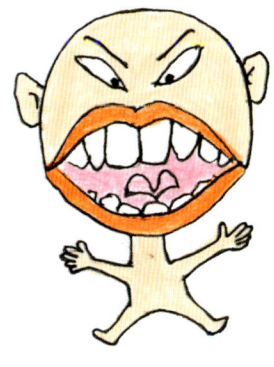

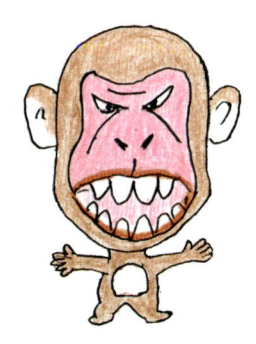

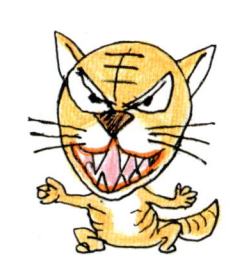

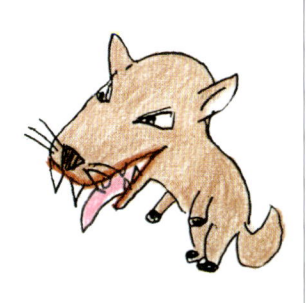

感染を起こす確率

ヒト…ほぼ100%	＞	サル…50%くらい	＞	ネコ…35%くらい	＞	イヌ…4%くらい
原因菌が複数あり抗菌薬の予防投与は必要である。		抗菌薬の予防投与は必要である。		深い傷が多いので抗菌薬の予防投与は必要である。		抗菌薬の予防投与は必ずしも必要ではない。

咬刺傷の救急処置

- 石鹸を使って水で完全に洗浄をする。デブリードマンを行う。
- 縫合するかどうかは創傷部位や創傷の性状、年齢などによって判断する。
- 抗菌薬の予防投与は、ネコ、サル、ヒトの咬刺傷で行われる。

1）ヒトの菌による歯咬症

- ヒトの歯による歯咬症では上記の救急処置を必ず行う。
- 口腔・咽頭内の細菌感染を引き起こす危険性がある（黄色ブドウ球菌、緑色連鎖球菌、バクテロイデス属、嫌気性菌など）。
- 入院のうえ、適切なドレナージや滲出物のグラム染色と培養、徹底した洗浄、デブリードマンを行い、適切な抗菌薬の投与を行う。
- 創部は開放のままにしておいた方がよい。
- 経口抗菌薬としてはクラブラン酸アモキシシリンあるいはエリスロマイシンが有効のことが多い。

- 抗菌薬の予防投与は、幼児や糖尿病または免疫不全状態患者ではより感染を起こしやすいため、どんな咬刺傷でも投与した方がよい。

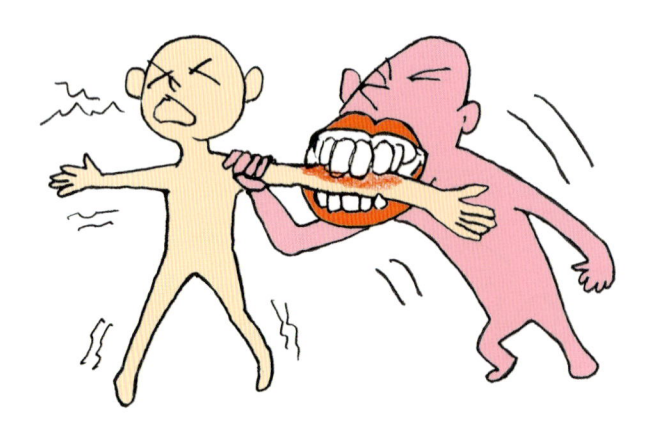

2）ネコやイヌによる歯咬症

- ネコとイヌの咬刺傷でよくみられる病原体はパスツレラ（*Pasteurella*）菌である。
- ネコの口の中にはパスツレラ菌がほぼ100％存在し、イヌの口の中には50～60％存在している。これらの愛玩動物において感染を惹起することはほとんどない。
- パスツレラ属は10種類の菌種に分類されるが、人獣共通感染症の原因菌としては *Pasteurella multocida* が最も重要である。本菌はグラム陰性、非運動性、芽胞非形成性の桿菌である。
- ネコの咬刺傷は深い傷が多いので抗菌薬の予防投与が必要とされている。
- ドレナージやデブリードマンなどが必要となることもある。

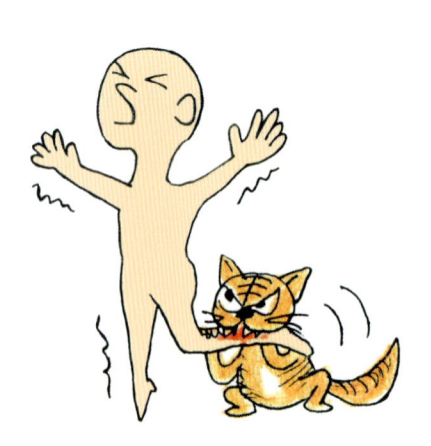

3）狂犬病（rabies）

- 狂犬病罹患動物による咬傷部位から唾液に含まれるウイルスが侵入して発症。
- 日本など一部の地域を除いて全世界に分布する。
- **病原体**…ラブドウイルス科の狂犬病ウイルス（rabies virus）。
- **潜伏期間**…2週間～1、2年（平均30日）
- ヒトからヒトへの感染はない。
- 前駆症状として、かぜ様症状、咬傷部位の瘙痒感、熱感などがみられる。
- 平均30日後に恐水症状・不安感、精神錯乱・麻痺などがみられる。
- ほかに麻痺型として、神経症状がみられず麻痺が中心の例もある。麻痺型はコウモリに咬まれて発症した例に多くみられ、死亡までの経過は長い。
- 昏睡状態、呼吸障害などがみられるようになり、発病後、数日以内にほぼ100％死亡。
- **治療**…①発病後は有効な治療法はなく対症療法が中心。
　　　　②罹患動物に咬まれたら、ワクチンの接種など。
- **予防**…イヌ、ネコなどへのワクチン接種。

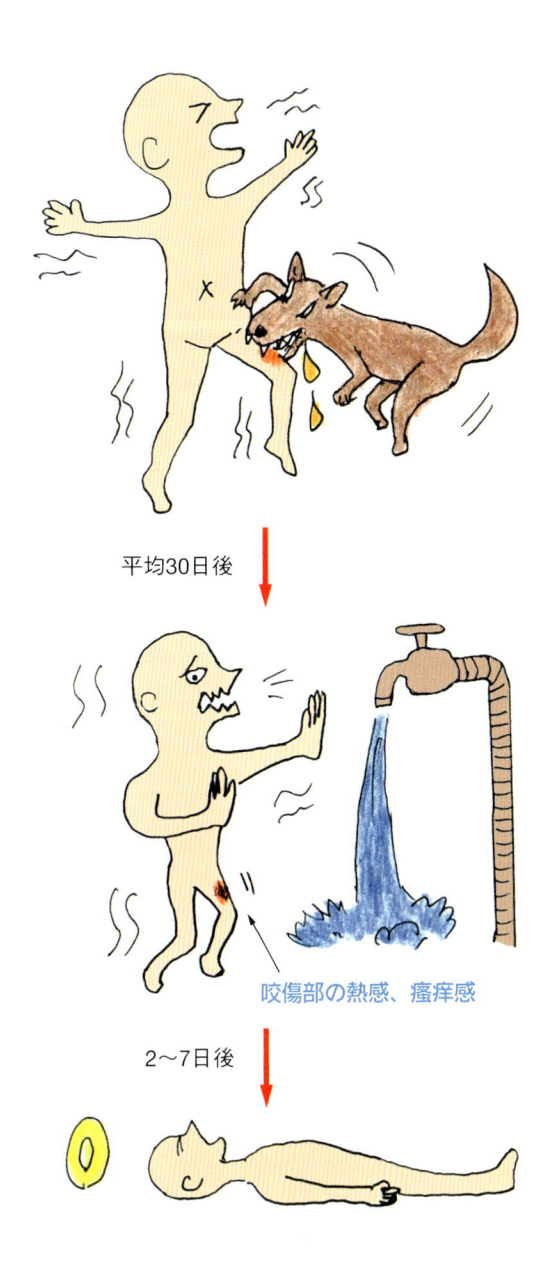

平均30日後

咬傷部の熱感、瘙痒感

2～7日後

4）ネコひっかき病（cat-scratch-disease）

- 全身に蕁麻疹様発疹を生じるが数週間で治癒する。
- 腋窩や鼠径部のリンパ節に起こることが多い。時には頸部にも起こる。リンパ節は中等度ないし大きく腫大し、急性炎症症状を伴う。
- ネコひっかき病の病原体はグラム陰性桿菌である**バルトネラ**（*Bartonella henselae*）などである。
- ネコひっかき病は仔ネコからひっかかれたり、咬まれたりした既往が認められることが多く、ノミが媒介しているといわれている。
- イヌと遊んでいてもネコひっかき病に罹患することがある。
- イヌでもネコでも関係なく罹患するのが5%くらいある。
- ネコがもっている常在菌でノミから感染し、ネコから80%くらい、イヌから5%くらいヒトに移るといわれている。
- ノミが繁殖しやすい8月頃から9月頃に不明熱が出現し、リンパ節が腫脹してきた場合は、ネコひっかき病が疑われる。

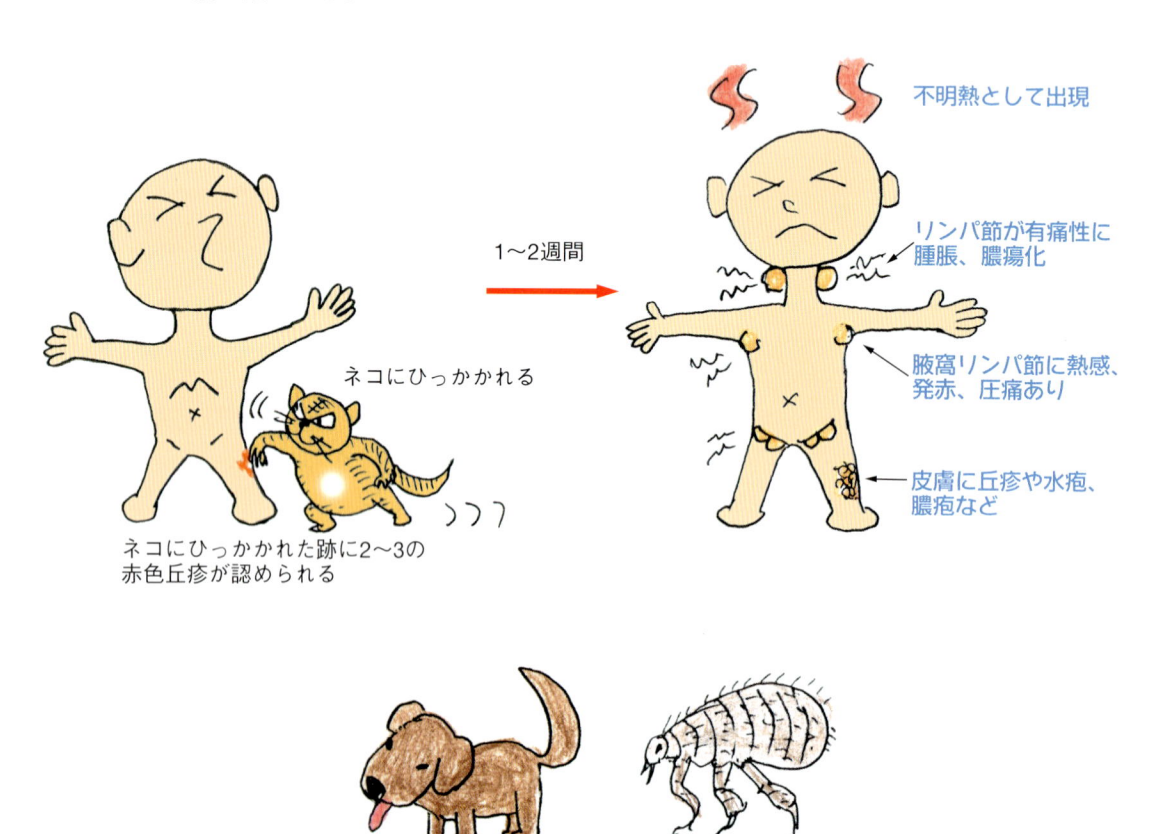

ネコにひっかかれた跡に2〜3の赤色丘疹が認められる

ネコにひっかかれる

1〜2週間

不明熱として出現

リンパ節が有痛性に腫脹、膿瘍化

腋窩リンパ節に熱感、発赤、圧痛あり

皮膚に丘疹や水疱、膿疱など

イヌから罹患することもある　　ノミが媒介

- ネコひっかき病もパスツレラ症も日和見感染の1つで、元気な人では罹っても発病しないのが一般的。糖尿病や免疫機能低下の患者などでは不明熱が出たり、リンパ節が腫れたり、髄膜刺激症状などが出現する。
- **検査**…ネコひっかき病抗体測定（ネコなどに常在するバルトネラに対する抗体検査）など。
- **治療**…適切な抗菌薬の投与など。
- **予防**…過度の触れ合いを避け、手洗い、うがいなどをすることが大切。

5）カプノサイトファーガ・カニモルサス感染症
　　　（Capnocytophaga canimorsus infection）

- エサの口移しや過度の触れ合いなどにより、イヌ・ネコに咬まれたり、ひっかかれたりして、イヌ・ネコの口内常在菌の感染症が起こり発症する。
- 発熱、腹痛、嘔気などが出現する。
- 糖尿病やアルコール中毒、高齢者や免疫機能低下状態の人は重症化しやすい。
- **予防**…エサの口移しや過度の触れ合いを避け、触れた手はよく手洗いし、口もよくうがいをすることが大切。
- **治療**…咬まれた場合の治療は歯咬症の治療と同じ。

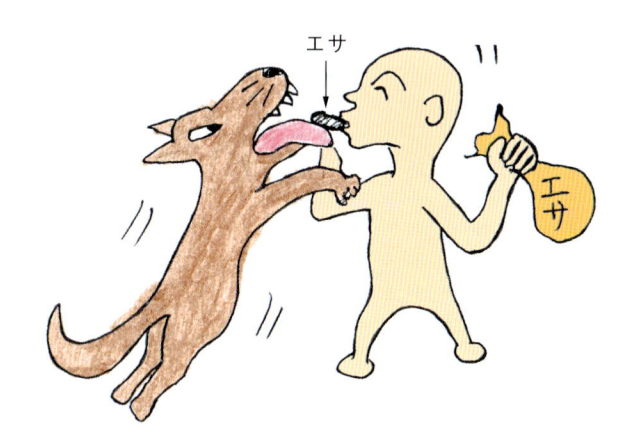

B ■ 虫の咬刺傷

- 衛生状態の改善から最近目にすることは少なくなったが、ノミやシラミ、ダニ、疥癬などによる咬刺傷は忘れてはならない疾患である。
- アタマジラミは今でも幼稚園児で時々発症している。
- 疥癬やダニによる咬刺傷も時々話題に上っている。

1）ノミ

a ■ヒトノミ（*Pulex irritans*）

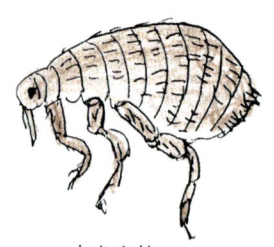

- ヒトノミの成虫はメスもオスも吸血性。
- シラミのような宿主特異性はない。
- ヒトノミはネズミやイヌ、ネコを吸血する。ネズミノミやネコノミ、イヌノミはヒトを吸血する。
- ヒトノミは30cm以上飛ぶことができる。
- ノミは吸血時以外は宿主の身体を離れることが多い。
- ヒトノミのメスは1日に10個以上産卵する。卵は黄白色、粘着性（－）、転がって散在する⇨数日で小さいウジのような幼虫になる⇨床下のゴミの中で生活⇨3週間～1年くらいの間で成虫になる。
- ノミは世界で約1,000種が報告されている。
- ネズミにつくノミは病毒の伝播者として知られており、ケオプスネズミノミがペストや発疹熱を媒介するとされている。
- **治療**…清潔な生活やノミの駆除など、衛生面での改善。鎮痒薬の外用や抗アレルギー薬の内服など。

大きさ約3mm

b ■ネコノミ（*Pulex felis*）

- ネコノミは下肢に刺症を生じやすい。
- ネコノミは土中に卵を産み、土の中で成虫となった後に吸血するため、素足やサンダルなど下肢を露出する服装を好む女性が公園などの土があるところを歩くとネコノミ刺症に罹患する。
- 男性より女性に多い。
- ネコを飼っていなくても罹患する。
- ネコノミ刺症では水疱や血疱を生じることが多い。
- **治療**…鎮痒薬の外用が中心。抗アレルギー薬の内服や抗菌薬の外用もあり得る。

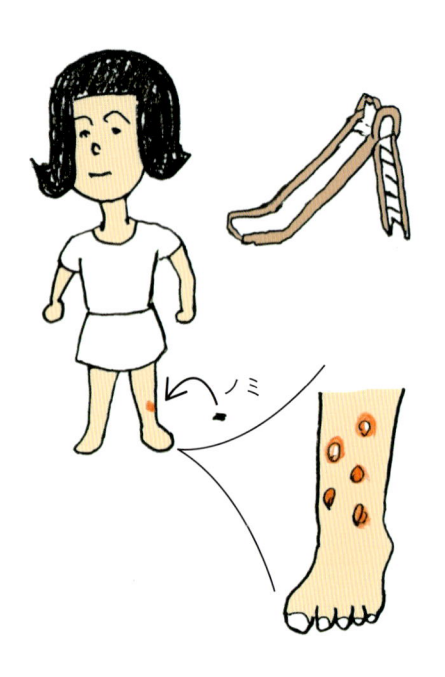

2）シラミ（louse, *Pediculosis*）

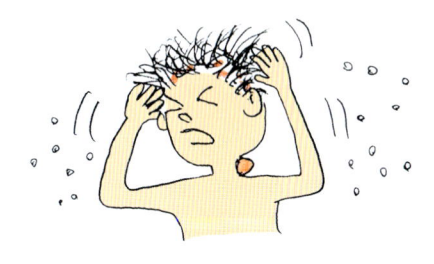

a ■ アタマジラミ（head louse, *Pediculus humanus capitis*）
- 後頭、側頭に多く寄生し、頭髪部の皮膚から吸血する。
- 卵は頭髪に固着して産みつける。
- 掻爬による落屑・痂皮や湿疹様変化がみられる。悪臭のある滲出物で頭髪が膠着することあり。
- 項部リンパ節腫脹が認められることあり。
- 寄生初期には自覚症状は乏しいが、個体数が増えると頭部に激しい痒みを生じる。
- 治療…①剃毛が有効。
  - ②スキミングで根気よく虫と卵を除去する。
  - ③年少児の治療には1%ペルメトリンクリームリンス（Nix）が選択されることが多い。
  - ④スミスリンシャンプー®、スミスリンパウダー®などの抵抗性のアタマジラミも出現している。
- **予防**…タオルやクシの共用を避ける。頭髪を丁寧に調べて早期発見に努めるなど。

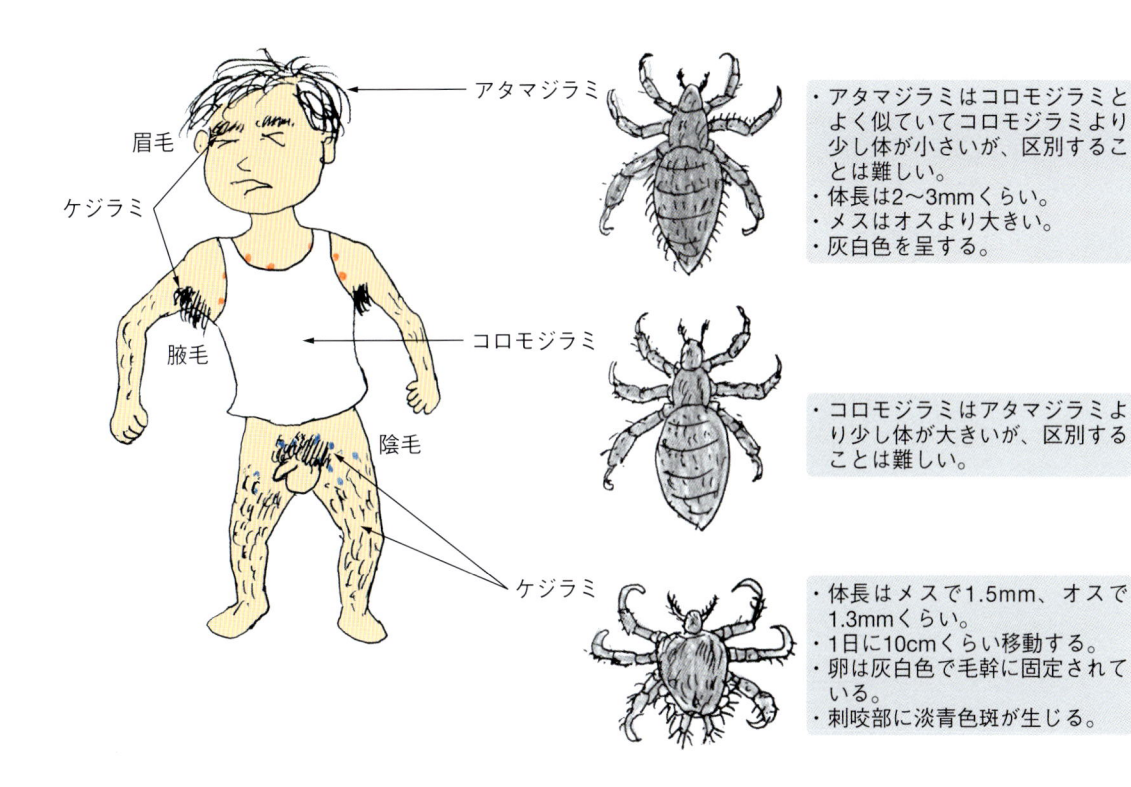

アタマジラミ
- アタマジラミはコロモジラミとよく似ていてコロモジラミより少し体が小さいが、区別することは難しい。
- 体長は2～3mmくらい。
- メスはオスより大きい。
- 灰白色を呈する。

眉毛
ケジラミ
腋毛
コロモジラミ
陰毛
ケジラミ

- コロモジラミはアタマジラミより少し体が大きいが、区別することは難しい。

- 体長はメスで1.5mm、オスで1.3mmくらい。
- 1日に10cmくらい移動する。
- 卵は灰白色で毛幹に固定されている。
- 刺咬部に淡青色斑が生じる。

b ■コロモジラミ(body louse, *Pediculus humanus corporis*)
- 不潔生活者に多くみられる。1日数回吸血する。
- 衣服の縫い目などに産卵し、被覆体幹部に紅斑や膨疹、小結節、血痂を生じ、掻爬により苔癬化、膿痂疹化などをきたし、色素沈着や色素脱失を残す。
- 治療…衣服の処理、清潔な生活など。

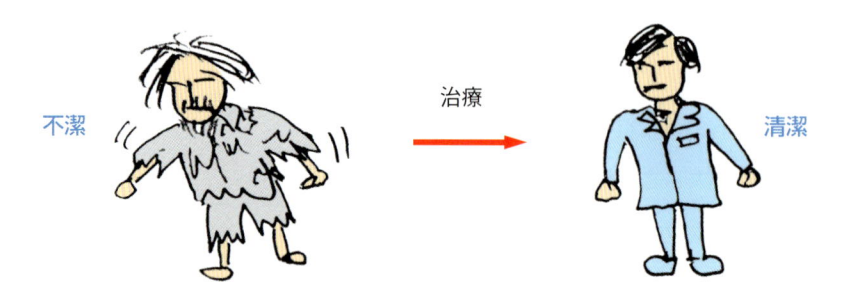

c ■ケジラミ(crab louse, *Phthirius pubis*)
- 主として陰毛や腋毛、眉毛などにも寄生し、毛幹の根元に灰白色の点状物としてみられる。瘙痒感が強い。
- リンパ節腫脹がみられることあり。吸血し、毛に産卵する。
- 不潔性交によることが多い。性感染症(STD)として問題になる。
- 治療…剃毛など。市販のスミスリンパウダー®を用いてもよい。

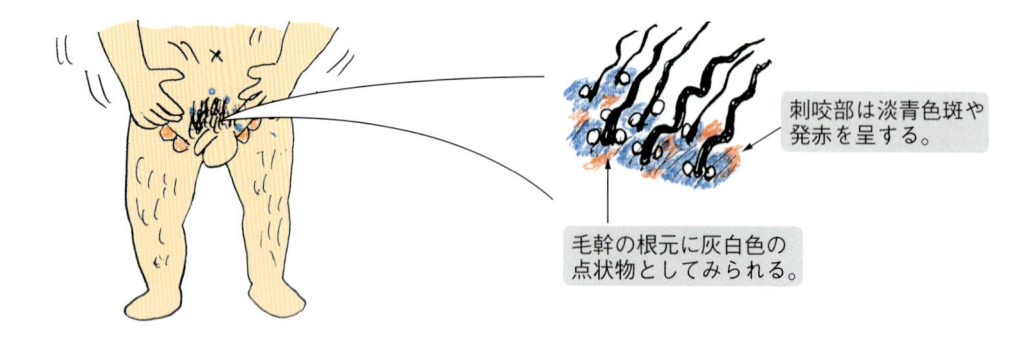

刺咬部は淡青色斑や発赤を呈する。

毛幹の根元に灰白色の点状物としてみられる。

3）南京虫（トコジラミ）(Cimex lectularius)

- トコジラミはシラミの一種ではなく、俗に「ナンキンムシ」と呼ばれるカメムシ類の昆虫。
- シラミと同様に幼虫から成虫まで吸血性。
- ヒト以外のいろいろな鳥獣も吸血する。
- トコジラミ刺症は吸血時に自覚症状はない。
- トコジラミは頸部、前腕、手など、就寝時に露出している柔らかい部位を好んで吸血する。衣類の奥までは入らない。
- 吸血時以外は宿主体を離れる。
- 痒みの強い浸潤性の紅斑や丘疹が生じるが、皮疹が数ヵ所並んで認められるのが特徴。
- 痒みは人によって非常に激しく、発赤、腫脹も大きい。
- 何回も刺されていると免疫が生じる。
- 初めての吸血の場合は感作が成立しないので皮疹も出現しない。
- 何回か吸血されると感作が成立し、遅延アレルギー反応として吸血1～2日後に痒みを伴う紅斑や丘疹が現れる。
- **治療**…①鎮痒薬の外用やステロイド薬の外用など。
  ②抗アレルギー薬の内服もあり得る。
  ③家屋内のトコジラミの駆除など。
- **その他**…トコジラミが最近増加してきている。駆除に用いられてきたピレスロイド系殺虫剤に対する抵抗性をトコジラミが獲得したことが原因とされている。

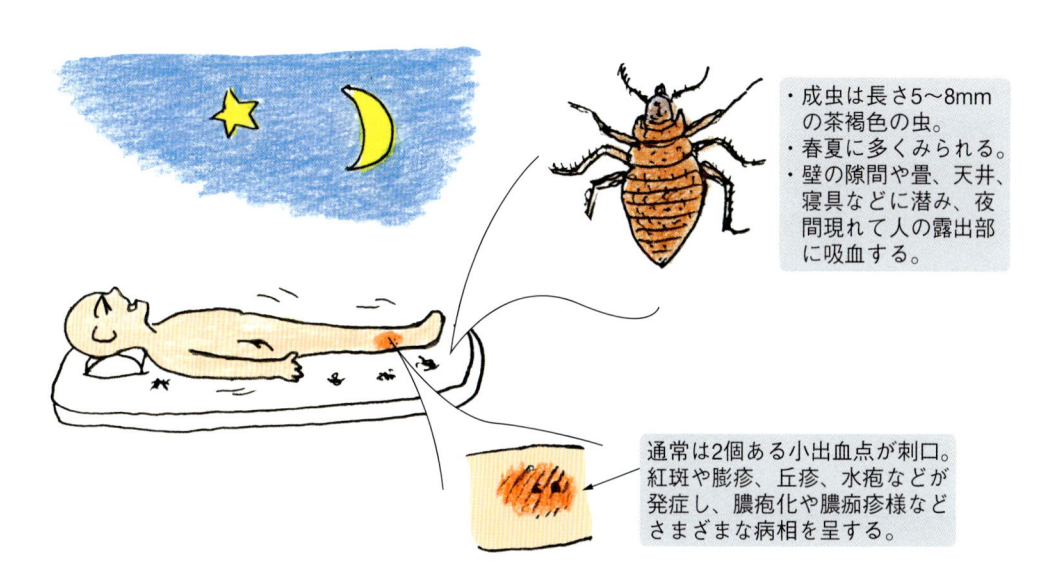

- 成虫は長さ5～8mmの茶褐色の虫。
- 春夏に多くみられる。
- 壁の隙間や畳、天井、寝具などに潜み、夜間現れて人の露出部に吸血する。

通常は2個ある小出血点が刺口。紅斑や膨疹、丘疹、水疱などが発症し、膿疱化や膿痂疹様などさまざまな病相を呈する。

4）イエダニ（Ornithonyssus bacoti）

- 皮膚の柔らかい下腹部や大腿内側、上腕内側、陰部、鼠径部、腋窩部、臍部などに多くみられる。
- イエダニは衣類の奥まで入って皮膚の柔らかい部位を好んで吸血する。
- イエダニはネズミによって運ばれるため、家の中にネズミが侵入した場合などに被害を受けやすい。
- 治療…①鎮痒薬の外用やステロイド薬の外用など。抗アレルギー薬の内服もあり得る。
  　　　②家屋内のイエダニの駆除など。
- その他…ネズミの駆除など。

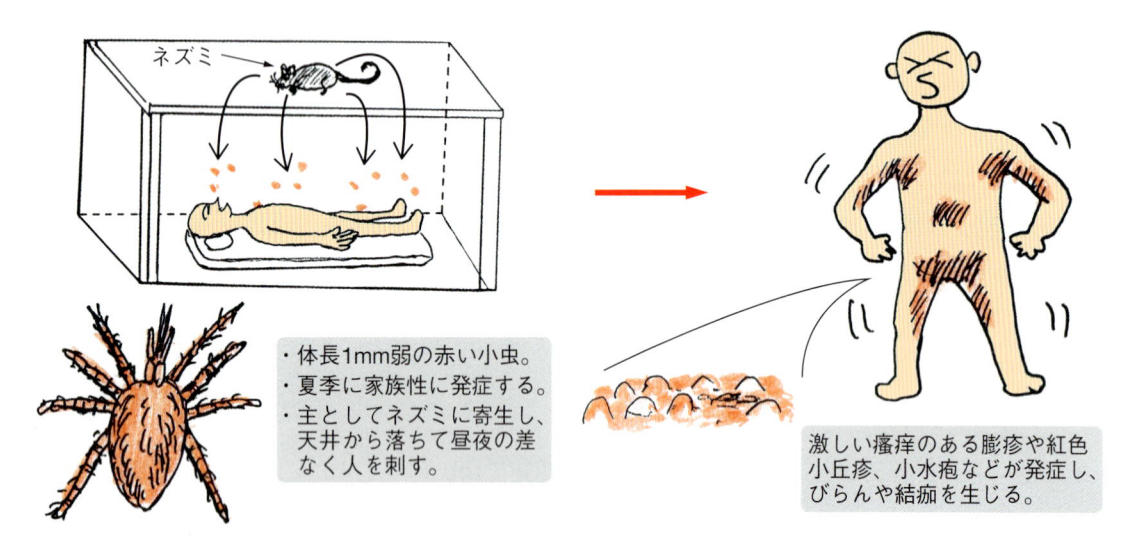

- 体長1mm弱の赤い小虫。
- 夏季に家族性に発症する。
- 主としてネズミに寄生し、天井から落ちて昼夜の差なく人を刺す。

激しい瘙痒のある膨疹や紅色小丘疹、小水疱などが発症し、びらんや結痂を生じる。

5）疥癬（scabies）

- ヒゼンダニ（Sarcoptes scabiei varhominis）の感染で、皮膚に入り込んで毒素を放出し、著明な痒疹を引き起こす。
- ダニは皮膚の柔らかい部分を侵す。
- 年長児や成人では強い瘙痒感と指間、手関節、腋窩、肘関節、足関節、鼠径部、臀部などに糸状の穴がみられることが多い。
- 手掌、足底、顔、頭などには通常皮疹はみられない。
- 直径0.3〜1.0cmまでの淡紅色小丘疹あるいは漿液性血疹や結節が多発し、一部は褐色の色素沈着を伴う。
- 紅色結節が線状に配列するものもあり、小水疱や小膿疱を混じ瘙痒感あり。
- 不潔性交で直接感染したり、栄養不良や非衛生生活者に多発する。
- 一般的なダニが吸血だけを目的で皮膚を刺すのと異なり、皮膚角層下に寄生し、そこで繁殖す

るので感染力は極めて強い。
- 家族内や同胞内に多発する(人の肌から人の肌への直接接触、布団やベッドを介して間接経路で感染する)。潜伏期間約1ヵ月。
- **診断**…臨床症状やダニの鏡検でなされる。
- **治療**…①1%リンデン⇨年少児には使用しない。
　　　　②あるいは5%ペルメトリンクリーム⇨年少児に対する毒性が低い。
　　　　③その他、硫黄浴、オイラックス®、硫黄含有軟膏の塗布。
　　　　④衣類や寝具の清潔化など。
　　　　⑤内服薬として休重15kg以上ではイベルメクチン(ストロメクトール®)が用いられることがある。

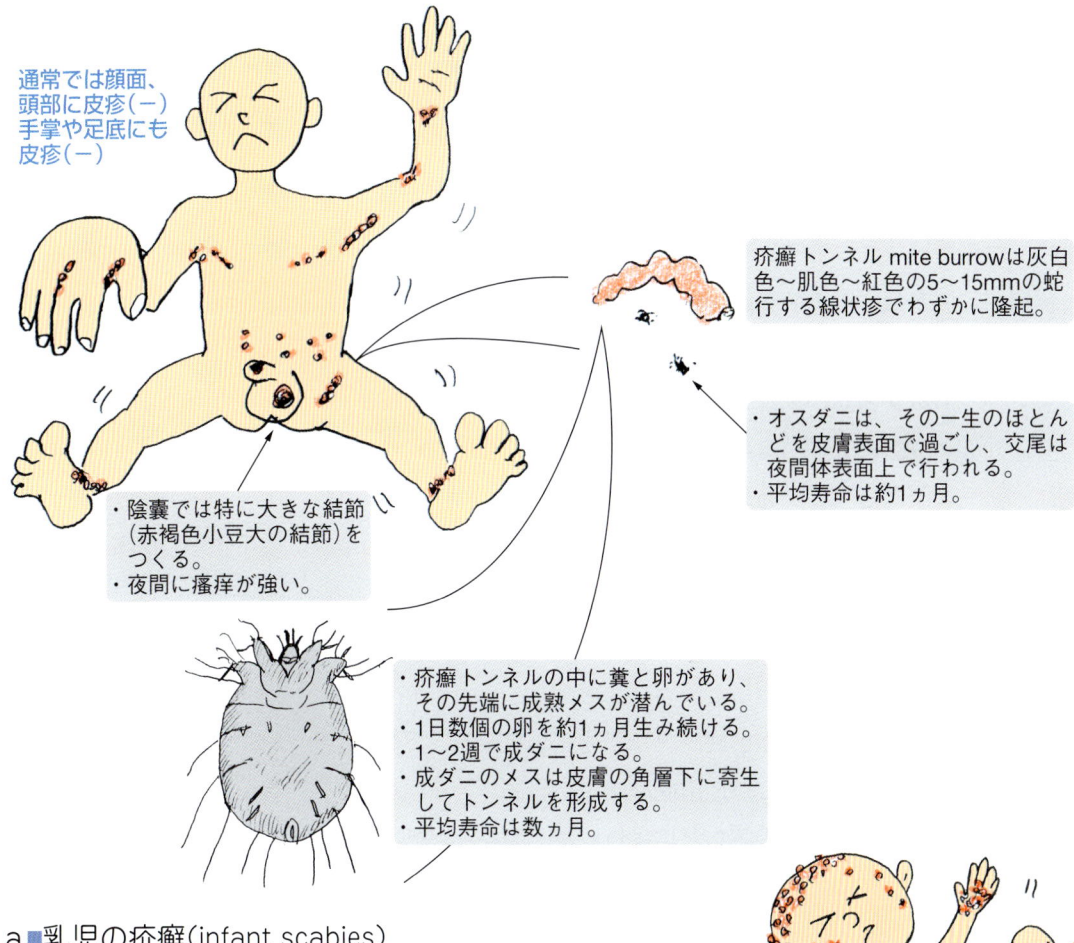

通常では顔面、頭部に皮疹(-)
手掌や足底にも皮疹(-)

疥癬トンネル mite burrowは灰白色～肌色～紅色の5～15mmの蛇行する線状疹でわずかに隆起。

- オスダニは、その一生のほとんどを皮膚表面で過ごし、交尾は夜間体表面上で行われる。
- 平均寿命は約1ヵ月。

- 陰嚢では特に大きな結節(赤褐色小豆大の結節)をつくる。
- 夜間に瘙痒が強い。

- 疥癬トンネルの中に糞と卵があり、その先端に成熟メスが潜んでいる。
- 1日数個の卵を約1ヵ月生み続ける。
- 1～2週で成ダニになる。
- 成ダニのメスは皮膚の角層下に寄生してトンネルを形成する。
- 平均寿命は数ヵ月。

a ■乳児の疥癬(infant scabies)

- 乳児では典型的な糸状穴(疥癬トンネル)よりも水疱や膿疱などの病変が目立ち成人ではみられない部位にも皮疹がみられ、一見アトピー性皮膚炎様にみえる。

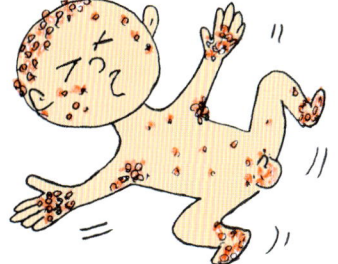

- 乳児の好発部位は手掌、足、腋窩、頭皮などであるが、全身のどの部位でも発症しうる。
- 年長児では病変が顔面、頭部に出現することは滅多にない。
- 乳児の病変は水疱や膿疱などの形をとり多彩なことが多い。初期では湿疹や虫刺されなどと間違えられやすい。
- **治療**…5％ペルメトリンクリームなどやオイラックス®、衣類や寝具の清潔化など。

b ■ノルウェー疥癬（norwegica scabies）

- 普通の疥癬では1人につき1,000匹程度だが、ノルウェー疥癬では1人の患者に100万〜200万匹が寄生し、感染力は非常に強力、潜伏期間は1ヵ月くらい。
- 免疫力の低下、ステロイド薬の外用などで発症することもある。
- 感染機会があった人や患者はすべて予防的治療を行うことが重要。
- ノルウェー疥癬は角化型疥癬とも呼ばれ、丘疹や結節に加えて角質が増殖する。
- 黄白色の汚い鱗屑が牡蛎殻状に重積したようにみえる。
- 手、指、肘頭、膝蓋、臀部、体幹、四肢の関節背部や骨の突出部のような摩擦を受けやすい部位に好発する。
- 角質中には多数の虫体や虫卵が存在する。
- **治療**…①普通の疥癬はオイラックス®程度の殺ダニ効果の低い薬剤でも2〜3週間の連日塗布で治癒するが、ノルウェー疥癬ではr-BHCのような強い殺ダニ剤が必要。
  ②1％含有白色ワセリン軟膏（ワセリン100g＋r-BHC1g）、塗布量は大人で1回20gが上限とされている。
- **予防的治療**…オイラックス®の場合は7日間連続で頸から下の全身に塗布する。r-BHCの場合は頸部から下に24時間に1回塗布する。

c ■爪疥癬（scabies of the nail）

- 爪の中でヒゼンダニが増殖している状態をいう。
- 内服薬治療で皮膚角質内のヒゼンダニが死滅した後も、爪の中でダニが生き残って爪白癬に似た爪肥厚を生じる。
- 疥癬は強いステロイド外用薬などにより皮膚の免疫能が低下した状態で感染しやすくなり、限局性の角化型疥癬を生じうる。
- 限局性の病変でも爪疥癬は感染力が強い。
- **治療**…①ノルウェー疥癬と同じ。
  ②爪を削って除去など。

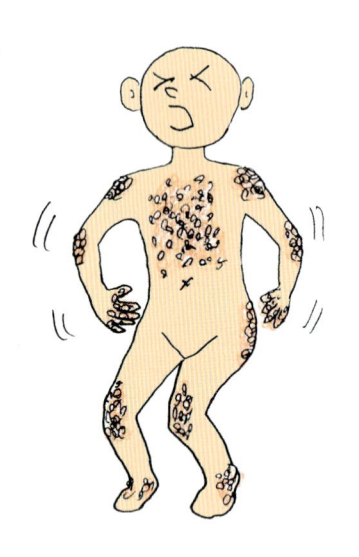

爪肥厚がみられる

6）マダニ（Ixodes）

a ■ ライム病（慢性遊走性紅斑）（Lyme disease）

- ライム病はスピロヘータのボレリア（*Borrelia burgdorferi*）の感染によって起こるが、主に**マダニ**属のダニによって伝播する。
- ライム病は1977年、米国のライム地方に多発した関節炎をSteereらが報告したことに始まる。
- 日本では北海道を中心に、専ら東日本に片寄っている。4～9月頃に多い。
- マダニは、本州では800m以上の山地で生息する。
- 毎年20人くらいが罹患している。
- シュルツェマダニが主だがヤマトマダニの媒介もある。成虫メスの刺咬が大部分である。
- マダニ類は下口体を深く挿入して吸血し、無理に引き抜こうとすると頭の部分が皮内に残留し、そのあとが長く痛み、化膿することもある。また、マダニ体内の病原体をヒト側に注入してしまうことにもなる。
- 行楽シーズンに山道を歩いて笹や草むらを歩くと衣服に付着し、それが皮膚の比較的柔らかい部位に吸着する。
- 1～2週くらいで刺口部に一致して硬結が出現し、その周りに淡紅色紅斑が出現し拡大する。
- 全身倦怠感と関節痛も出現、四肢にダニ麻痺症を起こすことあり。
- スピロヘータに感染したダニに咬まれ

1～2週間後

激しい疼痛
痒み

ダニは血を吸って、スイカの種のように見えてくる

1週間程度、吸血し続ける

2～30日後

発熱
頭痛
筋肉痛 関節痛
局所リンパ節腫脹
慢性遊走性紅斑

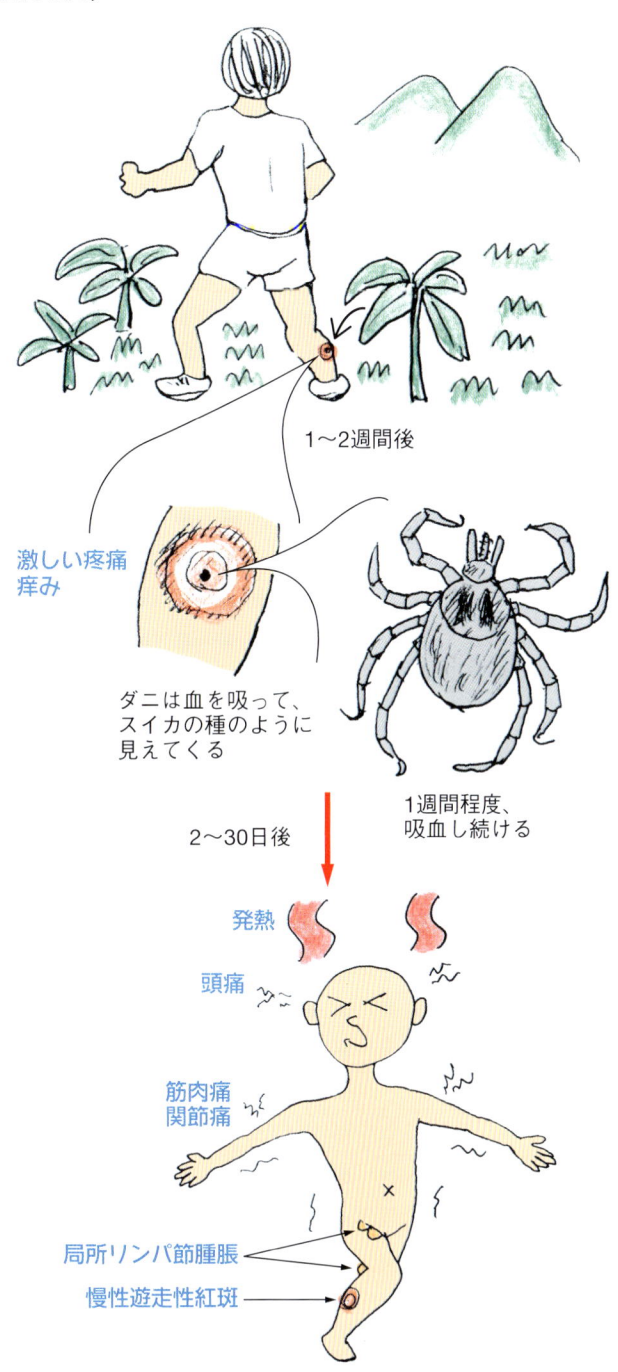

慢性遊走性紅斑は赤い斑状の皮疹として出現し、環状に急速に拡大しながら辺縁が鮮紅色で堤防状を呈し、中心部は治癒していく。

てから 2～30 日の潜伏期(多くは 1～2 週間)を経て発症する。
- 非特異的な全身症状として頭痛、発熱、倦怠感などが出現する。
- 境界明瞭な慢性遊走性紅斑の出現後、数日から数年かけて関節症状が出現してくる。
- ライム関節炎患者は、関節炎の完全治癒には何年もかかる可能性がある。
- ダニは英語で mite、大型のマダニ類は tick である。
- **病期**…第 1～3 期に分けて考えられるが、日本国内では第 1 期のものがほとんどである。関節痛も一過性である。
  - 第 1 期(局在期)…境界明瞭な慢性遊走性紅斑と局所リンパ節腫脹、筋肉痛、関節痛、頭痛、発熱。
  - 第 2 期(播種期)…二次性遊走性紅斑、髄膜炎、顔面神経麻痺、心症状など、ほかにぶどう膜炎、関節痛、筋肉痛など多彩。
  - 第 3 期(慢性期)…持続性関節炎、慢性萎縮性肢端皮膚炎など、多彩な症状を呈する。慢性脳脊髄膜炎も起こりうる。
- **特徴的な臨床所見**…慢性遊走性紅斑、反復性関節炎、心臓(重要なのは不整脈)や中枢神経系(頭痛や項部硬直)の病変がみられることなど。
- 患者は特徴的な慢性遊走性紅斑やダニ咬傷の病歴に気がついていないことがしばしばで、病後期になって関節、心臓神経病変が生じて初めてライム病が疑われ、血清学的に確定されることがほとんどである。
- **治療**…①テトラサイクリン系抗菌薬が第一選択。第 1 期では経口で 10 日～1ヵ月間服用する。早期治療が特に有効で、速やかに症状は消退し、後期合併症を防ぐことができる。
  ②マダニの吸着後早期では約 30 分くらい油性軟膏を十分に塗ってマダニを窒息させる方法もある。また、石油やベンジン、タバコのやになどで殺した後、脱落するのを待つ方法もある。
  ③外科的に局所麻酔下で切開、排除する方法もある。

b ■ダニ媒介脳炎(tick-borne encephalitis)

- ダニ媒介脳炎はマダニが媒介するフラビウイルス感染症である。
- ダニ媒介脳炎は東ヨーロッパでみられるヨーロッパ型とロシアに広範にみられるロシア型(ロシア春夏脳炎)がある。
- 発症した場合の死亡率はロシア型が約 30% 程度と高い。
- 日本ではダニ媒介脳炎ワクチンは未承認だが、ロ

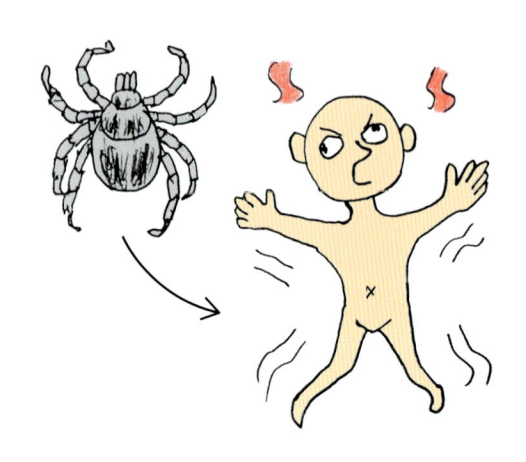

3. 小児の皮膚感染症

シアからの渡り鳥に付着したマダニからの感染も起こりうる可能性がある。
- 治療…対症療法など。

c ■重症熱性血小板減少症候群(severe fever with thrombocytopenia syndrome；SFTS)

- SFTSはフタトゲチマダニなどのマダニ属のダニが媒介するSFTSウイルスの感染によって発症すると考えられている疾患である。
- SFTSは2009年に中国で初めて患者が報告され、2011年にウイルスが特定された。
- 西日本に患者が多く発生している。
- マダニの活動が活発になる4〜9月頃に多くみられる。
- 潜伏期間…6〜14日
- 症状…①発熱、全身倦怠感、消化器症状など。
  ②重症化して死亡例が多いことが問題となっている。
- 検査…白血球減少、血小板減少、電解質異常、血液凝固異常など
- 治療…対症療法が中心。

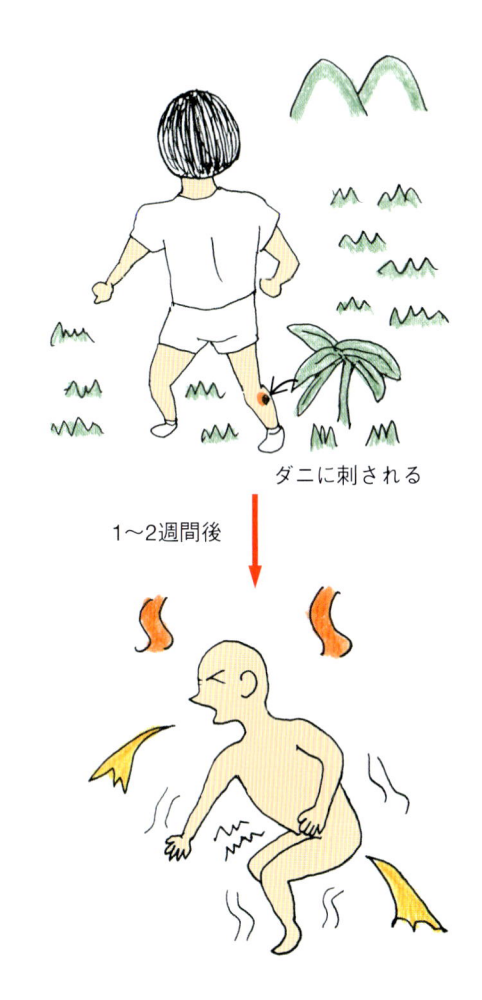

d ■日本紅斑熱(Japanese spotted fever)

- 日本紅斑熱はマダニ(主にキチマダニやフタトゲチマダニなど)が媒介するリケッチア症である。ヒトからヒトへの感染はない。
- 病原体…*Rickettsia japonica*
- 西日本に多くみられるが、全国的にみられる。
- 4〜10月に多く発症する。春と秋に多い。
- 年間約150例程度の発症あり。
- 刺し口の皮疹は5〜10 mmくらいで比較的小さい。
- 潜伏期間…2〜10日
- 症状…①頭痛、高熱で急激に発症する。39〜40℃以上になることもある(弛張熱)。

②全身倦怠感、関節痛、筋肉痛なども伴う。
③発熱とともに米粒大の辺縁不整の紅斑が手掌を含めて四肢に発症しやすく、顔面にも発症し全身に拡がる。
④瘙痒感はない。
⑤重症化すると痙攣、意識障害、DICなどが起こることあり。

- **治療**…テトラサイクリン系抗菌薬が第一選択薬だが、ニューキノロン系抗菌薬との併用もあり得る。
- **予後**…熱が高い場合に重症化しやすく、死亡率は1〜2%程度。

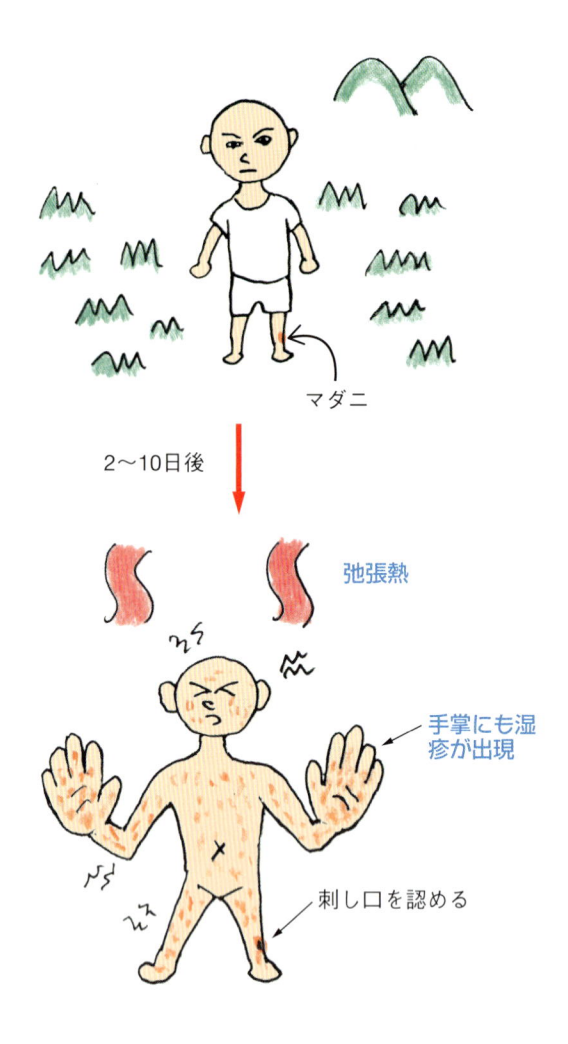

マダニ
2〜10日後
弛張熱
手掌にも湿疹が出現
刺し口を認める

7）ツツガムシ（*Tsutsugamushi*）

- ツツガムシ・リケッチア（*Orientia tsutsugamushi*）を保有するツツガムシの幼虫に刺されることでツツガムシ病が発症する。
- ツツガムシ病は北海道を除くほぼ全国でみられる（本症を発症させる可能性のあるアカツツガムシは信濃川、最上川、阿賀野川、雄物川などの河川の河原の草原によくみられるとのこと）。
- **病原体**…*Orientia tsutsugamushi*
- 幼虫は主として6〜9月に発生する。
- 春や秋に多発する。
- 年間約400例の患者発生あり。
- 田畑、山林での野外歴が診断の際には重要である。
- **潜伏期間**…5〜14日
- 刺し口は初期は発赤と軽度の腫脹を示す。痂皮が著明で直径1cm前後と比較的大きい。

- 全身倦怠感、悪寒、頭痛、腰痛、関節痛、筋肉痛を伴う急激な発熱で発症する。
- 刺し口の所属リンパ節腫脹が発病前後から存在することがある。
- 有熱期に全身のリンパ節腫脹をきたす例もある。
- 高熱後2〜4日して体幹から四肢に拡がる瘙痒感のない紅斑または丘疹状の不規則な発疹(散在性で境界不明瞭な淡紅色斑)が出現し約5日後には消失する。
- 徐脈、結膜充血、肝脾腫(約50％)、CRP強陽性、肝機能異常、βラクタム系抗生剤(セフェムなど)無効。
- **診断**…血清の抗ツツガムシ抗体陽性、血液からのリケッチアの分離、PCRによる血中リケッチアDNAの検出、間接免疫ペルオキシダーゼ法は病初期より陽性を示す。

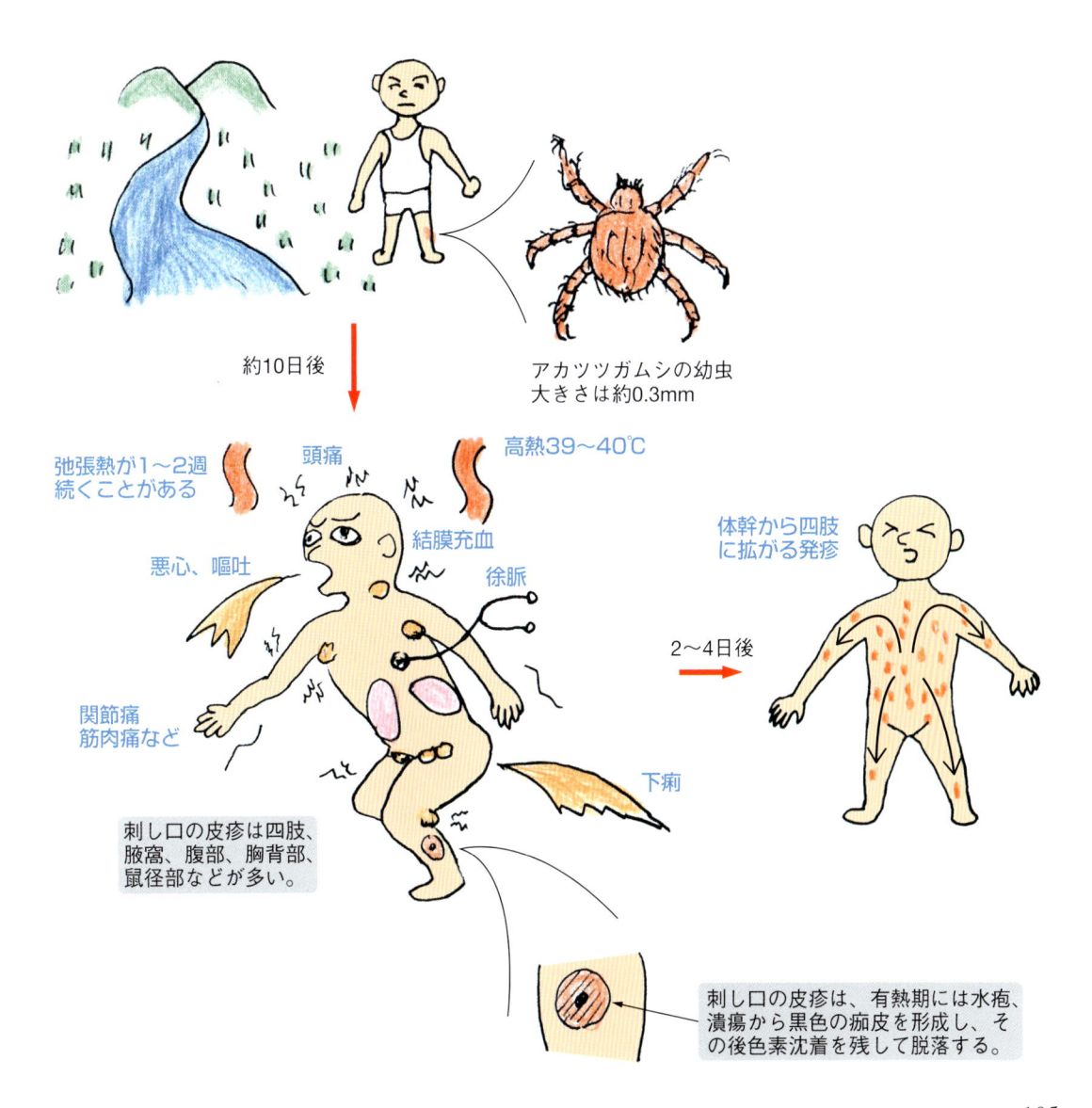

約10日後

アカツツガムシの幼虫
大きさは約0.3mm

弛張熱が1〜2週続くことがある
頭痛
高熱39〜40℃
悪心、嘔吐
結膜充血
徐脈
関節痛
筋肉痛など
下痢
刺し口の皮疹は四肢、腋窩、腹部、胸背部、鼠径部などが多い。

体幹から四肢に拡がる発疹

2〜4日後

刺し口の皮疹は、有熱期には水疱、潰瘍から黒色の痂皮を形成し、その後色素沈着を残して脱落する。

- 治療…テトラサイクリン系抗菌薬を1週間以上投与。
- その他…重症例では髄膜炎症状、出血傾向、意識障害、不整脈、DICを合併することあり。死亡率は0.1%程度。

8）ドクガ（*Euproctis flava*）・チャドクガ（*Euproctis conspersa*）

- 北海道はドクガが生息してチャドクガ同様の毛虫皮膚炎を生じる。
- チャドクガは北海道以外の地域に生息し、幼虫はツバキやサザンカ、ツツジ、クヌギ、サクラなどを食べる。

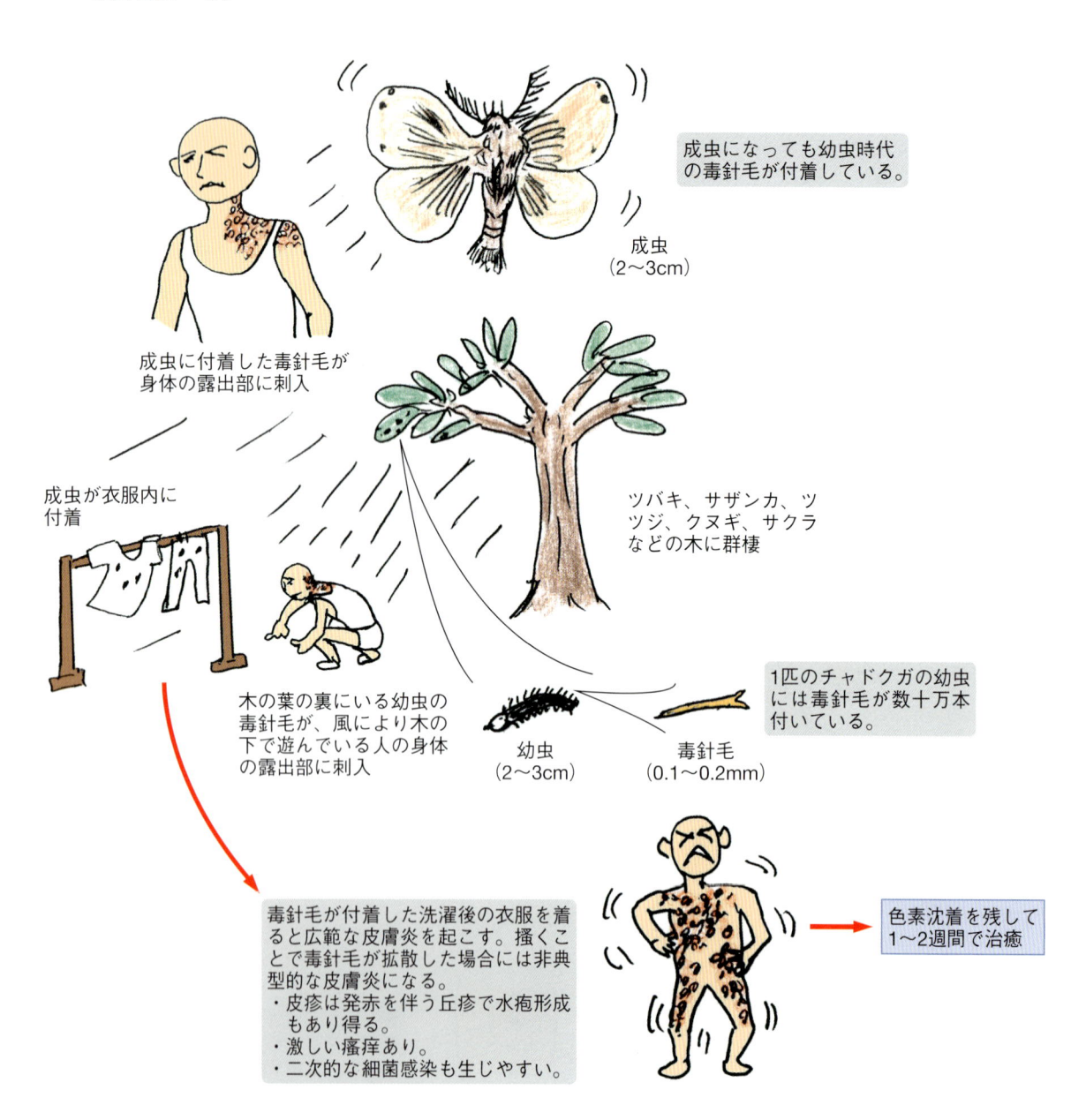

成虫になっても幼虫時代の毒針毛が付着している。

成虫
（2〜3cm）

成虫に付着した毒針毛が身体の露出部に刺入

成虫が衣服内に付着

ツバキ、サザンカ、ツツジ、クヌギ、サクラなどの木に群棲

木の葉の裏にいる幼虫の毒針毛が、風により木の下で遊んでいる人の身体の露出部に刺入

幼虫
（2〜3cm）

毒針毛
（0.1〜0.2mm）

1匹のチャドクガの幼虫には毒針毛が数十万本付いている。

毒針毛が付着した洗濯後の衣服を着ると広範な皮膚炎を起こす。掻くことで毒針毛が拡散した場合には非典型的な皮膚炎になる。
- 皮疹は発赤を伴う丘疹で水疱形成もあり得る。
- 激しい瘙痒あり。
- 二次的な細菌感染も生じやすい。

色素沈着を残して1〜2週間で治癒

- 春から初秋までは毛虫皮膚炎が生じやすく、5月や9月頃に多い。
- 卵や脱皮後の抜け殻にも毒針毛を有し、毛虫が存在しない冬の間に卵や抜け殻に接触しても皮膚炎を生じる。
- 問診では1〜2日前に公園や庭木のツバキやサザンカ、ツツジなどの近くを通ったかどうか聴くことが重要。
- 毒針毛に直接触れた部位に多数の丘疹が集簇し、周囲に少数の丘疹が散在する部分がみられる。
- 毒針毛が刺さってから約3日目が皮疹のピークとなる。
- チャドクガによる皮膚炎では毛虫接触時には痛みも痒みも生じず、1〜2日遅れて丘疹が生じることが多い。
- 約70%が毛虫との接触歴を自覚していない。
- **治療**…鎮痒薬の外用やステロイド薬の外用、抗アレルギー薬の内服など。

4. 小児の泌尿器感染症

泌尿器の解剖

腎臓と血管系

- 左右の腎動脈は腹部大動脈から直接分枝する。
- 左右の腎静脈は下大静脈に直接流入する。
- 左右の精巣動脈は腹部大動脈から直接分枝する。
- 右精巣静脈は下大静脈に直接流入する。左精巣静脈は左腎静脈に流入してから下大静脈に流入する。

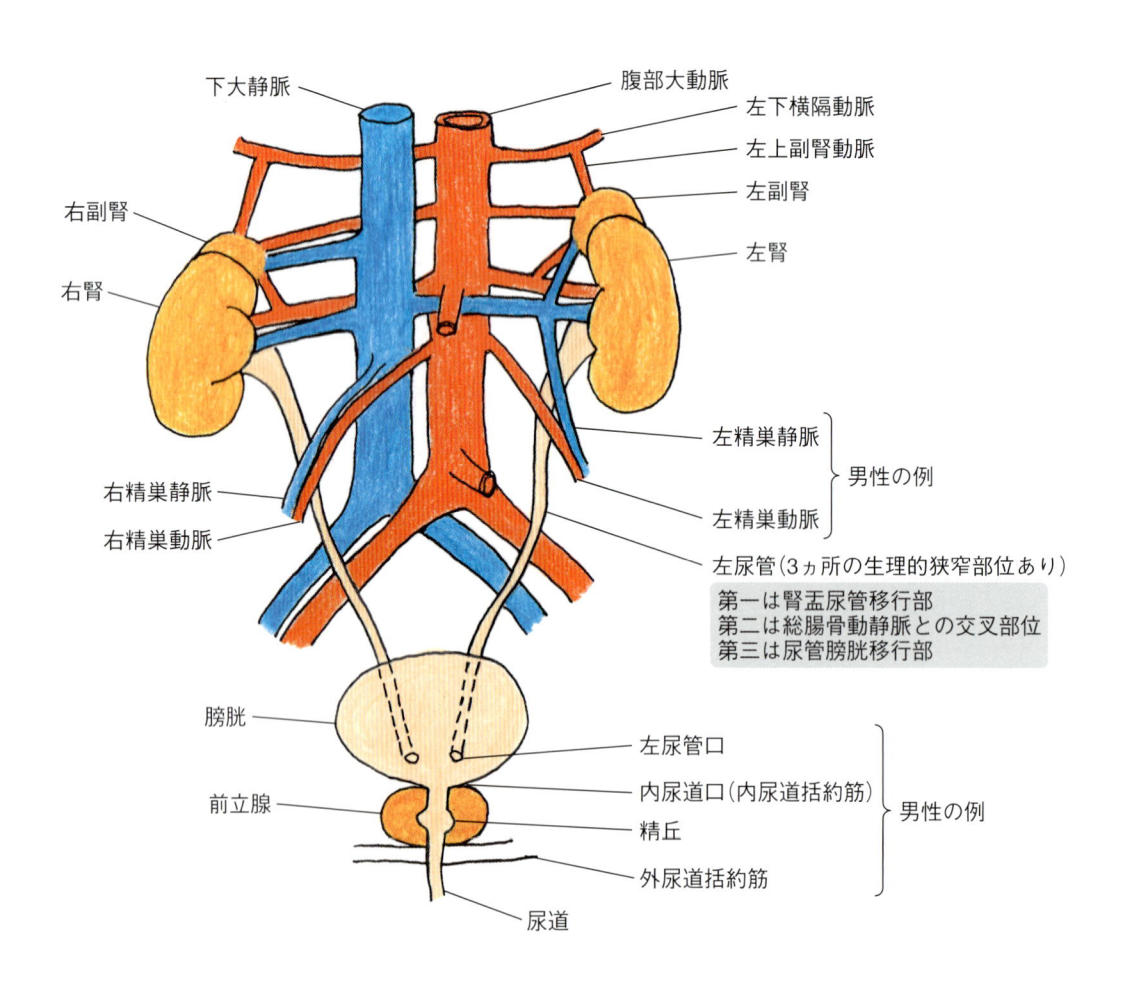

腎臓の位置関係

- 腎は第11胸椎から第3腰椎までの高さに位置する。
- 後腹膜腔に存在する臓器である。
- 左腎は右腎よりやや頭側にある。
- 腎の炎症が強くてもジェロタ筋膜を越えて波及することは少ない。

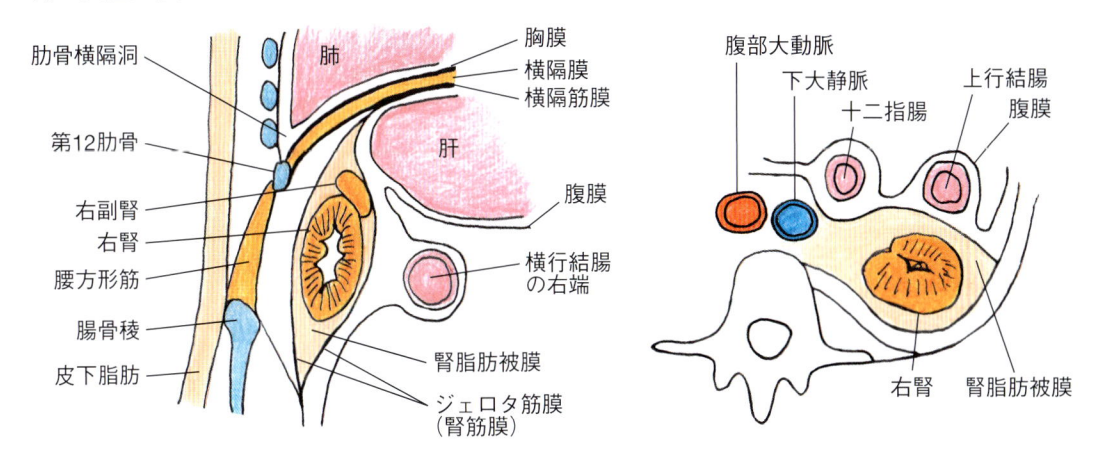

男性器

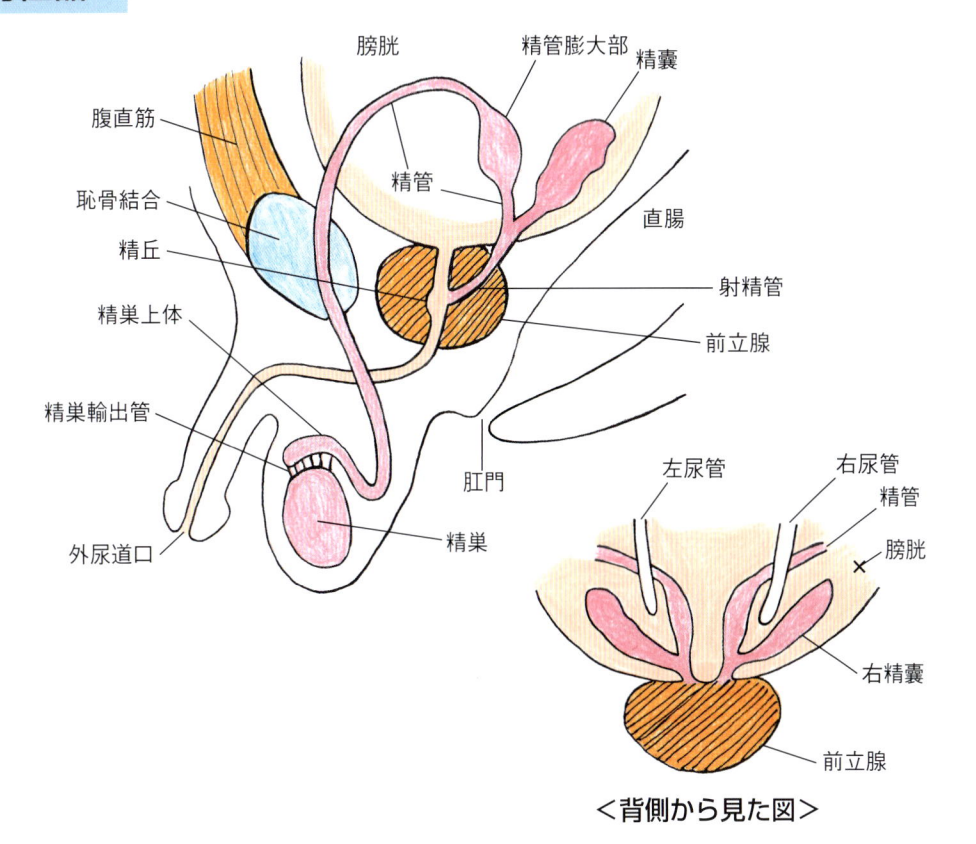

〈背側から見た図〉

❶陰 茎
[陰茎の血管]
- 動脈はすべて内腸骨動脈の分枝である内陰部動脈から出ている。
    - 陰茎背動脈…陰茎皮膚および皮下組織、陰茎、亀頭に分布。
    - 陰茎深動脈…陰茎海綿体、陰茎脚に分布。
    - 尿道球動脈…尿道海綿体、尿道球に分布。
- 静脈は、海綿体からの血液はすべて深陰茎背静脈に集まり、内腸骨静脈に流れていく。陰茎表層からのものは浅陰茎背静脈を経て大腿静脈に流れていく。

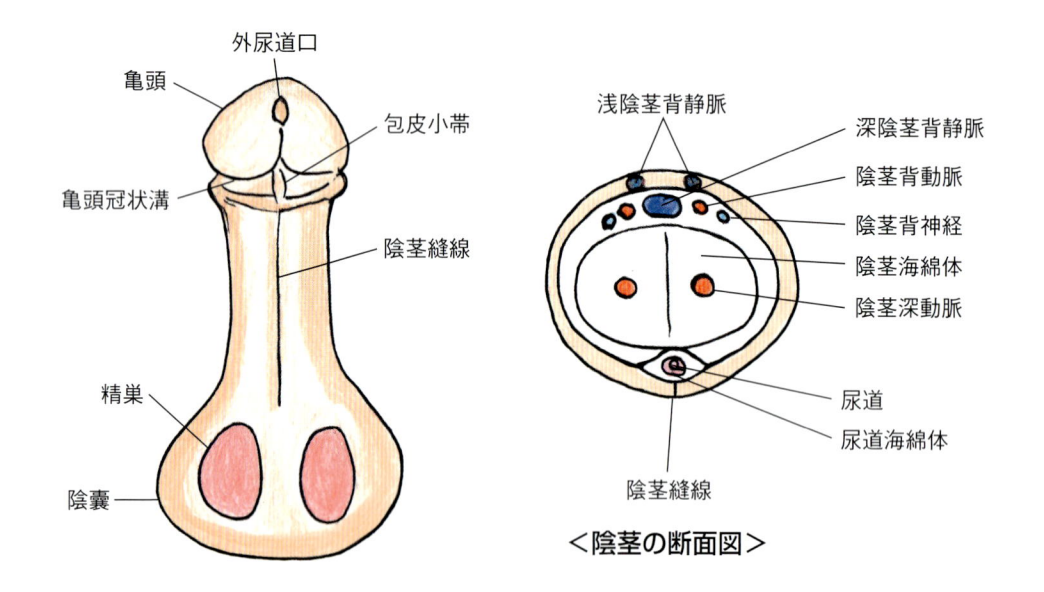

<陰茎の断面図>

❷精巣(睾丸)と精巣上体(副睾丸)
- 精巣の重さは10～15g。
- 精巣動脈は腹部大動脈から直接分岐(腎動脈分岐直下のところ)して精巣へと至る。
- 精巣静脈は、右は下大静脈に直接流入している。左は左腎静脈に流入しているため、精索静脈瘤の原因となりやすい。
- 精子は精巣→精巣網→精巣輸出管→精巣上体→精管へと運ばれていく。
- 精子は精巣上体を通過している間に成熟する。未熟な精子は精巣上体の内腔を進むにつれ、運動能と授精能を獲得する。
- 精巣上体の尾部は精管とともに精子貯蔵に関与している。
- 精巣上体管の屈曲を伸ばすと4～5mに達する。精子は約12日かけて通過する。
- 射精時には精巣上体尾部に律動的収縮が生じ、精子が精管へと押し出される。

❸ 精　索

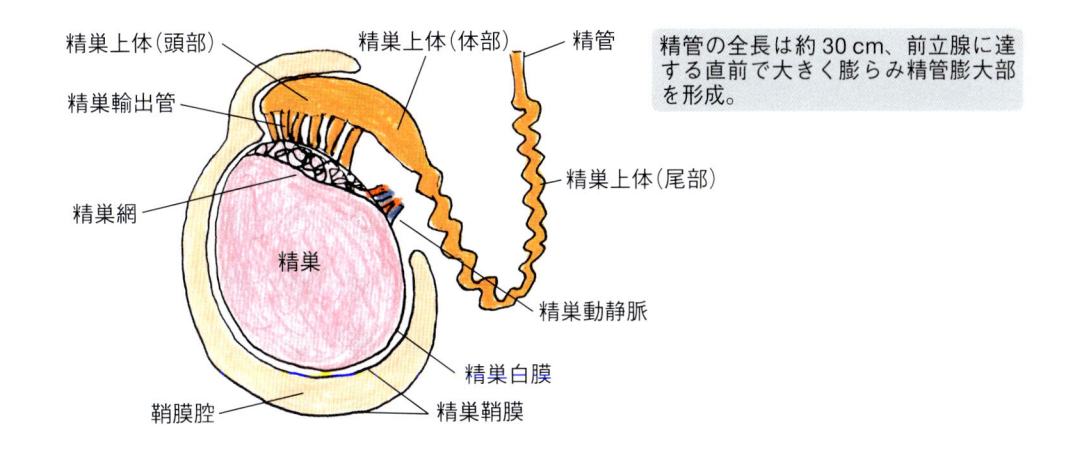

- 精管が精巣上体の下端から深鼠径輪に達するまでの部分をいう。
- 精索の内容物は精管、精巣挙筋動脈、精巣動静脈、精管動脈、腸骨鼠径神経、精巣リンパ管、腹膜の鞘状突起痕跡である。
- 精索内の精巣静脈は互いに吻合したり絡み合ったりして、蔓状静脈叢を形成する。左側では怒張して精索静脈瘤を形成することがある。

❹ 精　嚢

- 精嚢は精管膨大部の下端が外側上方に突出してできたもので、膀胱底の後壁に位置する細長い嚢状器官である。
- 精嚢の長さは3〜4cm、幅は約1cm。
- 容量は3〜4mlで左右1対ある。
- 精子は貯蔵しておらず、精液の大部分を分泌している。

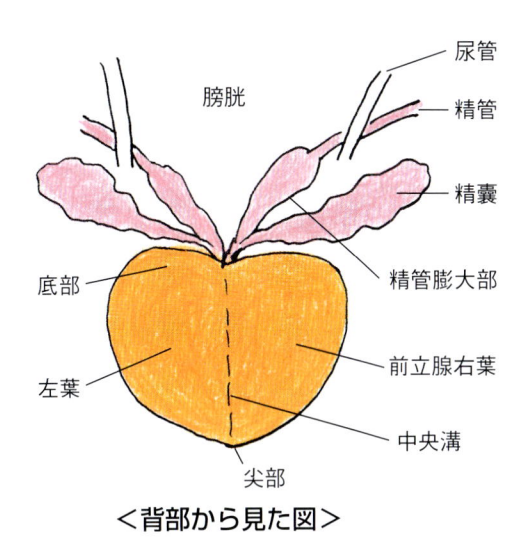

＜背部から見た図＞

❺前立腺

- 前立腺は膀胱下方の骨盤最低位にあり、直腸の前方に位置する。
- 前立腺の中央を尿道が貫いており、前立腺部尿道のほぼ中央に精丘があり、そこに射精管が開口している。
- 正常の前立腺はクルミ大の大きさで約18gである。
- 前立腺液を分泌し、精液の液体成分の一部を構成している。
- 前立腺の腺上皮からは前立腺特異抗原（prostate specific antigen；PSA）が血中に分泌され、前立腺癌のマーカーとなっている。
- 膀胱頸部や前立腺部尿道の平滑筋には交感神経性 α_1 受容体が多数分布している。

女性器

- 腟の上端は腟円蓋。
- 腟は前後に扁平な膜性の管。
- 腟の前壁と後壁の粘膜はよく発達した多数の横ヒダがある。粘膜に腺はない。
- 腟口近くの薄い粘膜ヒダを処女膜といい、腟口を狭めている。
- 腟の筋層は内縦筋層と外輪筋層からなる。

会陰…骨盤の出口の総称（広義）
恥丘…恥骨結合周辺の表層部で、脂肪組織が発達して膨らむ。思春期以降には陰毛を生ずる。

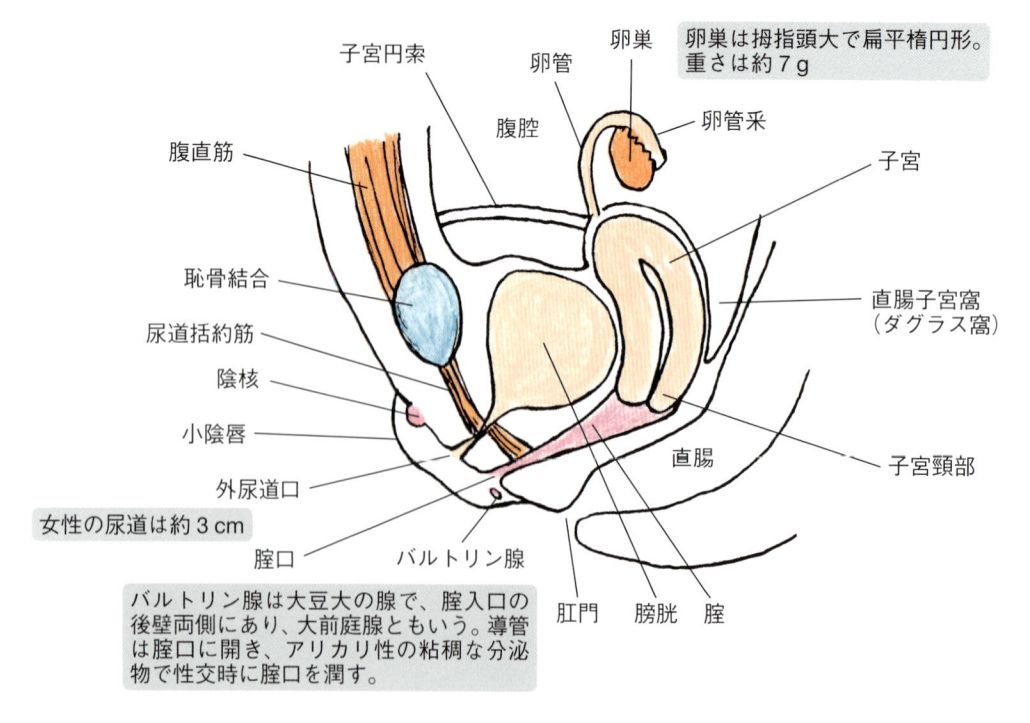

卵巣は拇指頭大で扁平楕円形。重さは約7g

女性の尿道は約3cm

バルトリン腺は大豆大の腺で、腟入口の後壁両側にあり、大前庭腺ともいう。導管は腟口に開き、アルカリ性の粘稠な分泌物で性交時に腟口を潤す。

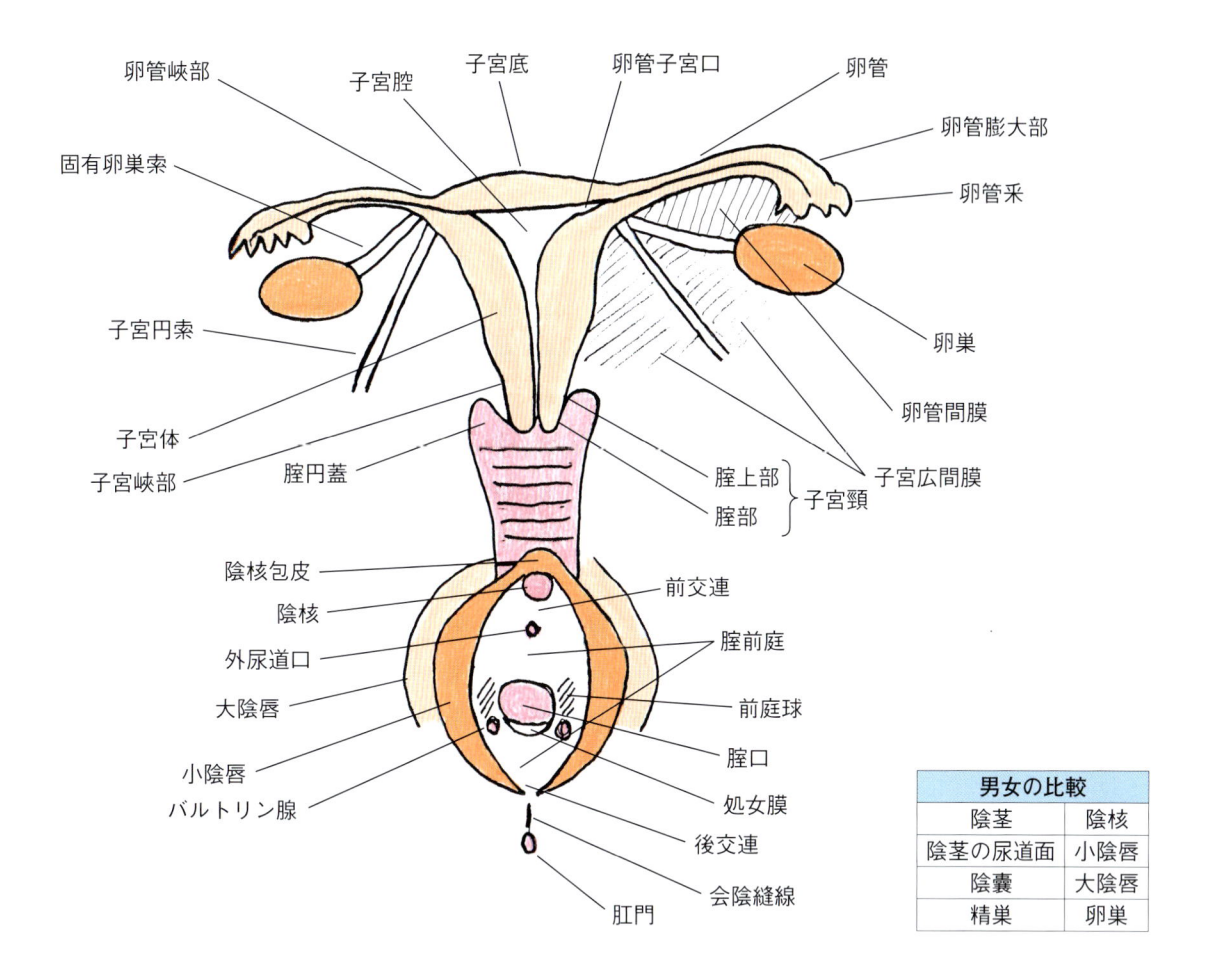

4．小児の泌尿器感染症

卵管峡部	子宮腔	子宮底	卵管子宮口	卵管

卵管膨大部
固有卵巣索
卵管采
子宮円索
卵巣
子宮体
卵管間膜
子宮峡部
腟円蓋
腟上部 ｝子宮頸
腟部
子宮広間膜
陰核包皮
前交連
陰核
腟前庭
外尿道口
前庭球
大陰唇
腟口
小陰唇
処女膜
バルトリン腺
後交連
会陰縫線
肛門

男女の比較	
陰茎	陰核
陰茎の尿道面	小陰唇
陰嚢	大陰唇
精巣	卵巣

泌尿器感染症の諸疾患

- 泌尿器感染症が疑われた場合、小児では小児科や皮膚科、一般家庭医などを受診することがよく見受けられる。
- 泌尿器科医が少ないことや、なんとなく受診しにくい雰囲気がそうさせているように思われる。
- 一般家庭医でよくみられる疾患は膀胱炎や陰部の白癬症やカンジダ症、亀頭包皮炎などである。
- 専門医による治療が必要かどうかの判断が要求されることも多い分野なので、患者、家族の意向も重要な要素になってくる。

1 尿路感染症(urinary tract infection ; UTI)

- 腎、尿管、膀胱、尿道に起こった非特異的炎症をいう。
- 腸内細菌の感染によることが多い。
- 細菌は外尿道口から侵入し、上行して尿道炎や膀胱炎、腎盂腎炎などを起こす。
- 尿路感染症は小児期、性的活動期、高齢期に多くみられる。
- 小児期では尿路の先天性異常が基礎疾患にある複雑性尿路感染症が多い。
- 単純性尿路感染症の起炎菌は大腸菌が多い。
- 複雑性尿路感染症の起炎菌は多岐にわたる。
- 尿路感染症は全身や局所の感染に対する抵抗性が減弱したときに起こりやすい。
- 尿検体は男性では**中間尿**、女性では**カテーテル尿**が基本である。
- 通常の細菌検査では細菌が検出されないが、膿尿を認める場合、**無菌性膿尿**と呼ぶ。
- 尿路結核では無菌性膿尿の場合がある。
- 尿路感染症は抗菌薬治療が基本であるが、一般的な治療や局所療法、外科的処置なども必要なことがある。

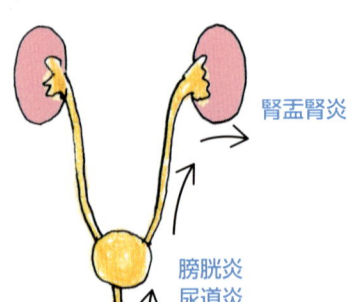

腎盂腎炎
膀胱炎
尿道炎

単純性尿路感染症…基礎疾患を有さない場合
複雑性尿路感染症…基礎疾患を有する場合

A ■ 単純性尿路感染症(simple urinary tract infection)

1）単純性膀胱炎(simple cystitis)

- 性的活動期の女性に多くみられる。
- 性行為との関連による発症が大部分だが、寒冷や疲労などのストレスも誘因となることがある。
- 原因菌は大腸菌が多い。
- 三大主徴…頻尿、排尿痛、尿混濁
- 残尿感、下腹部不快感、下腹部痛、鈍痛、膀胱部の圧迫感などの症状もみられる。
- 排尿痛は排尿終末時に強く感じる。
- 発熱はみられない。
- 診断…臨床症状、尿所見(細菌尿、膿尿)
- 治療…抗菌薬の服薬、水分を多く摂取、保温、安静など。
- その他…①男性の場合は複雑性膀胱炎であることが多い。
  - ②前立腺炎も膀胱炎と同様の症状を呈することがある。
  - ③ウイルス性の出血性膀胱炎、原因不明の間質性膀胱炎、アレルギーによる好酸球性膀胱炎なども同様の症状を呈することがある。

2）単純性腎盂腎炎(simple pyelonephritis)

- 腎盂腎炎とは腎盂、腎杯、腎実質に細菌感染症が及んだものをいう。
- 発熱がみられ、全身感染症状を呈する。
- 性的活動期の女性に多くみられる。
- 原因菌は大腸菌が多い。
- 発熱がみられ、弛張熱の型をとることが多い。
- 罹患側の腎部の痛み、腰痛がみられる。
- 悪心、嘔吐などの消化器症状を伴うことがある。
- 全身倦怠感が強い。
- 男性では複雑性腎盂腎炎の急性増悪や前立腺炎でも同様の症状を呈することがある。
- 小児では将来、腎実質障害につながる可能性もあるので、早期発見、早期治療が重要。

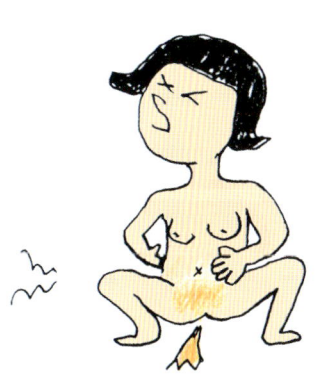

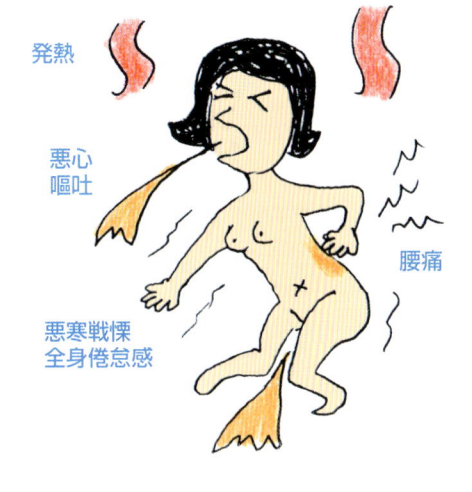

- 診断…①臨床症状、②尿所見(細菌尿、膿尿)、③血液所見(白血球増多、赤沈亢進、CPR上昇など)
- 治療…抗菌薬の静注や経口投与などが中心。早期治療と長期間の経過観察が必要。

C ■ 複雑性尿路感染症(complicated urinary tract infection)

- 複雑性尿路感染症とは尿路の基礎疾患に基づく尿路感染症のことをいう。
- 小児の基礎疾患としては、先天性水腎症、重複腎盂尿管、尿管異所開口などの尿路奇形が多い。
- 繰り返す腎盂腎炎の基礎疾患では膀胱尿管逆流現象(vesicoureteral reflux;VUR)が重要である。
- 診断…尿検査(有意の細菌尿、膿尿など)、基礎疾患、臨床症状などから診断されることが多い。
- 治療…急性増悪時には抗菌薬による治療を要する。症状がない軽度の場合は経過観察してもよい。

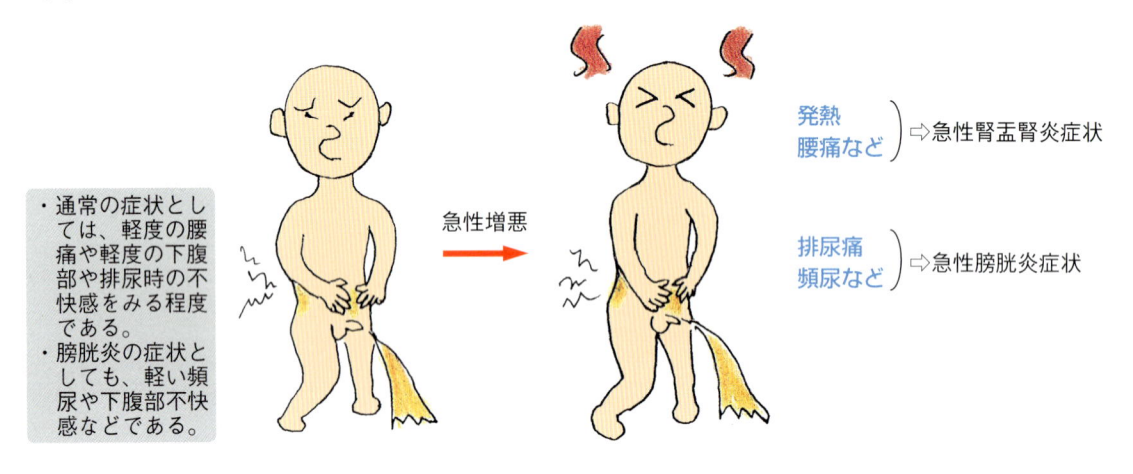

- 通常の症状としては、軽度の腰痛や軽度の下腹部や排尿時の不快感をみる程度である。
- 膀胱炎の症状としても、軽い頻尿や下腹部不快感などである。

急性増悪

発熱
腰痛など ⇨ 急性腎盂腎炎症状

排尿痛
頻尿など ⇨ 急性膀胱炎症状

2 外陰部の感染症

外陰部の感染症としては、白癬症やカンジダ症、亀頭包皮炎、精巣上体炎、非特異性外陰腟炎などがある。

A ■ 陰嚢白癬(scrotal trichophytosis, tinea scroti)

- 陰嚢は通常、白癬菌に侵されることは少ないが、稀に陰股部の白癬に続発して発症することがある。
- 皮疹の中心は治癒傾向を示し、びまん性潮紅と灰白色の落屑がみられるが、丘疹や小水疱、膿疱はみられない。

- **治療**…抗真菌薬の外用が中心。患部の清潔など。
- 薬剤による副作用で陰嚢部に強い瘙痒を自覚することがあり、搔爬などで陰嚢白癬の病変と紛らわしくなることがあるので注意が必要である。

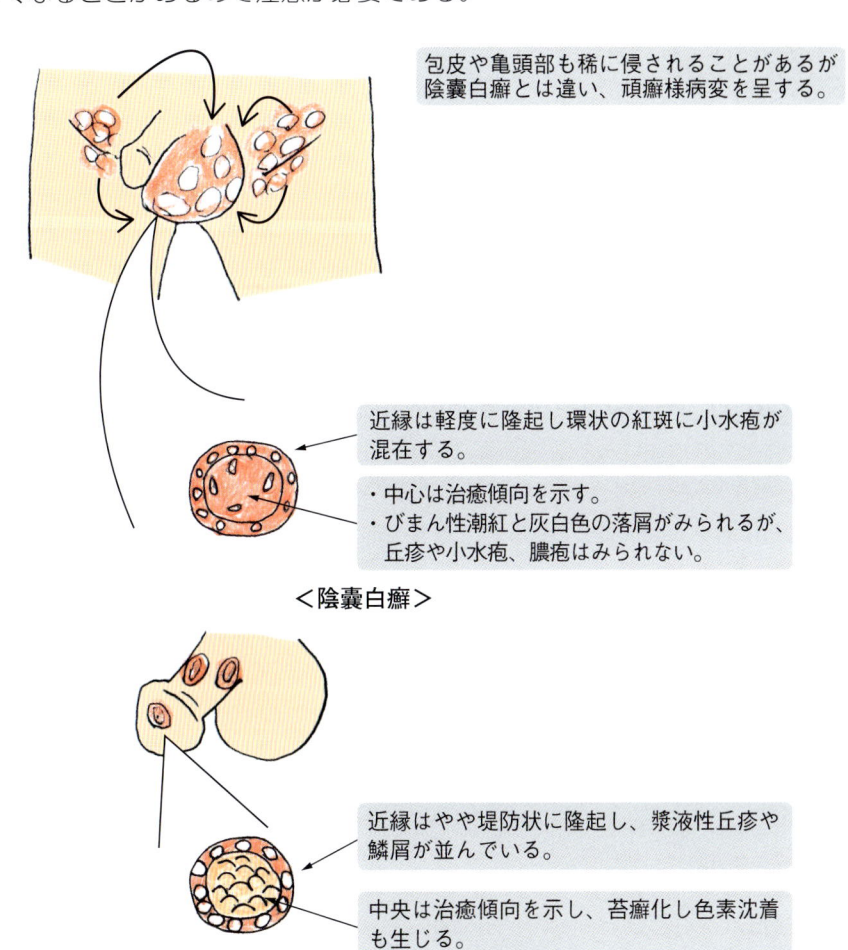

包皮や亀頭部も稀に侵されることがあるが陰嚢白癬とは違い、頑癬様病変を呈する。

近縁は軽度に隆起し環状の紅斑に小水疱が混在する。
- 中心は治癒傾向を示す。
- びまん性潮紅と灰白色の落屑がみられるが、丘疹や小水疱、膿疱はみられない。

＜陰嚢白癬＞

近縁はやや堤防状に隆起し、漿液性丘疹や鱗屑が並んでいる。

中央は治癒傾向を示し、苔癬化し色素沈着も生じる。
- 苔癬化…皮膚が肥厚し、硬く触れ、皮野・皮丘が著明になり、その変化が肉眼でもわかる状態のこと。

＜包皮や亀頭部の白癬＞

B ■ 陰嚢カンジダ症 (scrotal candidiasis)

- 夏季に多く発症する陰嚢の皮膚カンジダ症。
- 青壮年や入院患者、発汗の多い労働者に多く発症する。
- 糖尿病患者に合併しやすい。
- **治療**…①抗真菌薬の外用が中心である。
  　　　　②罹患部皮膚を清潔にし、乾燥状態を保つことが必要。

瘙痒（＋）

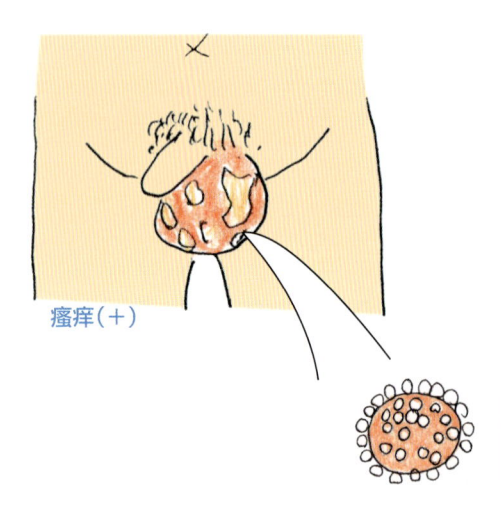

・落屑を有する紅斑で、紅斑上およびその周囲に膜様鱗屑を付着する小膿疱が多発する。
・白癬とは違い、中心治癒傾向はみられない。

C ■ 外陰腟カンジダ症 (vulvovaginal candidiasis)

- 陰部瘙痒症の約30％を占める。
- 帯下の増加とともに腟入口部周囲の鱗屑を付着する紅斑がみられる。
- 外陰に発赤や腫脹、湿潤がみられ、瘙痒感が強い。
- 表面に白色被苔が多量に付着し、後に肥厚して亀裂を生じる。
- *Candida albicans* は消化管あるいは子宮粘膜の常在菌である。

瘙痒（＋）

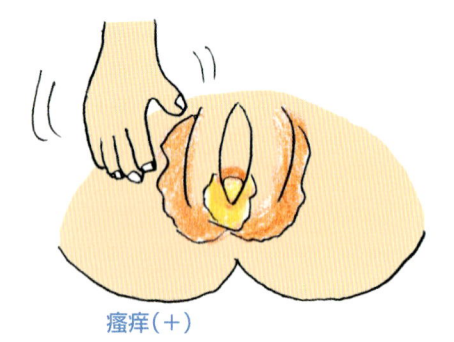

- 最近では毒性が強い *C. glabrata* や *C. tropicalis* などが増加している。
- 慢性カンジダ腟炎のセックスパートナーも同菌に感染していることがある。
- 感染した男性の多くで口腔や直腸だけでなく、カンジダ菌は精液からも検出されることがある。
- 治療…①抗真菌薬の外用が中心である。難治性の症例に対しては抗真菌薬の内服も必要となることがある。
  　　　②罹患部皮膚を清潔にし、乾燥状態を保つことが必要。
- カンジダ症がみられたら、全身性に感染防御機能が低下しているかどうか、検索を行った方がよい。

D ■ 亀頭包皮炎 (balanoposthitis)

- 亀頭包皮間の汚染による細菌感染。
- 幼小児期～学童期によくみられる。
- 治療…抗菌薬の軟膏または抗菌薬の内服投与が一般的。罹患部皮膚を清潔にする。

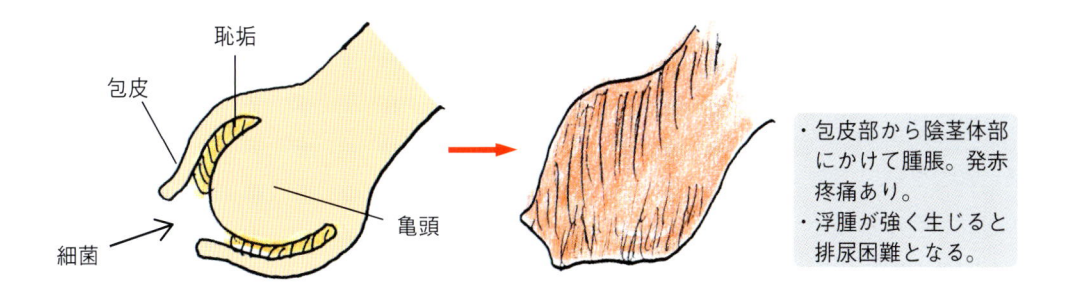

E ■ 精巣上体炎（副睾丸炎）(epididymitis)

- 性的活動がみられる思春期男性に発症する急性の陰嚢腫脹と疼痛。
- **原因菌**…淋菌、クラミジアが多い。
- **急性細菌性精巣上体炎**では陰嚢の発赤腫大が著明である。
- **慢性精巣上体炎**では精巣の圧痛を伴う部分的腫大がみられる。
- 膿尿、細菌尿を認めることが多い。
- **治療**…安静と抗菌薬の投与。局所の冷罨法。カウンセリングも行われることあり。

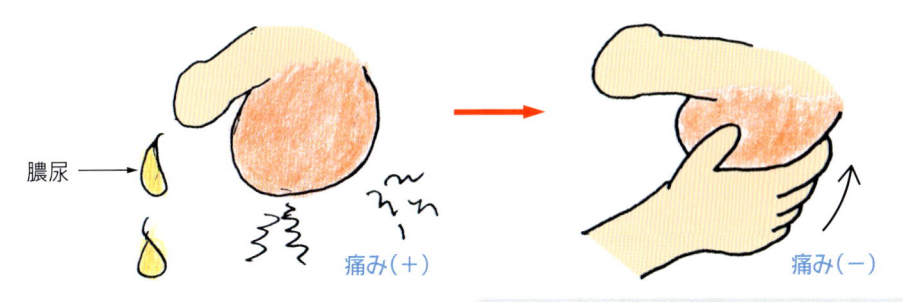

Prehn's sign（−）…精巣上体炎では精巣を手で持ち上げると疼痛が軽減する。

■ 参考：精巣捻転症(testicular torsion) ■

- **精巣捻転症**では精巣を手で持ち上げると疼痛が増強する ⇨ Prehn's sign（＋）

F ■ 非特異性外陰腟炎(nonspecific vulvovaginitis)

- 4歳くらいの女児に多い。
- 排尿時に焼け付くような痛みあり（ただれた皮膚と尿が接触するために起こる）。
- 分泌物は茶色かまたは緑色で悪臭あり。
- 小児の外陰腟炎患者の約 70％を占める。

- 原因…不適切なトイレ習慣(排便後腟方向に拭く)、身体にぴったりとした衣類(ラバーパンツも含む)の使用、長時間のジャグジー入浴で石鹸が起こす腟への刺激、香料入りローションの腟部への使用などが挙げられている。
- 治療…原因を除けば症状はなくなることが多い(木綿の下着にする、バブルバスを止める、排便後はお尻を前から後ろへ拭くように指導するなど)。
- 年少女児の腟異物はトイレットペーパーか便であることが多い。臭気や時には血液を混じる分泌物を伴う。
- 腟異物の除去は全身麻酔下で行われることもある。
- 性的虐待の可能性も念頭におく必要がある。
- 前思春期の女児で軽度のおりものを伴う場合、虐待に淋菌感染も考慮する必要がある。

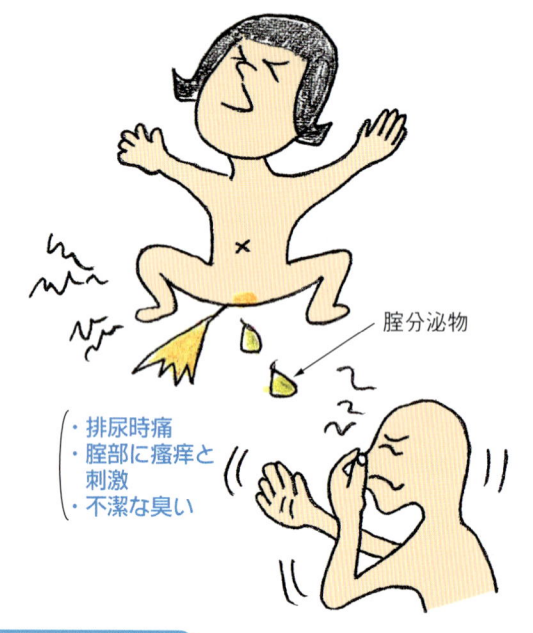

・排尿時痛
・腟部に瘙痒と刺激
・不潔な臭い

腟分泌物

参考：陰唇癒合(labial fusion)

- 癒合の正中線が下方から陰核にみられる。
- 小陰唇の上部に付着した薄い膜様のものがみられることが多い。
- 6歳以下の女児に多い。
- 無症状なことが多い。
- 陰唇癒合は腟に尿が溜まるため、女児においては外陰腟炎や尿路感染の増加の原因となる。
- 治療…エストロゲン製剤の塗布を毎日行うことで治癒することが多い。機械的な分離は勧められていない。

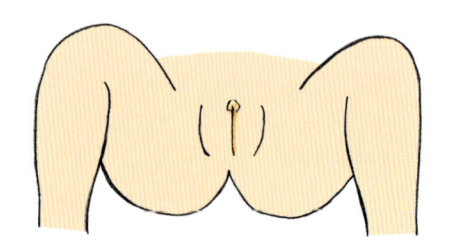

5. 寄生虫・微生物感染症

- この分野は小児に限らず、ほとんどは成人、老人に至るまで広く共通した疾患である。
- 日常あまり目にしない疾患だけに忘れられがちだが、頭の片隅に記憶としてとどめておくと、いざというときには診断の大きな助けとなる。
- 本書の図だけでも、暇なときに目を通しておくとよい。例えば無鉤条虫はウシと関係があり、有鉤条虫はブタと関係がある。図からブタの有鉤条虫の方が重篤な状態になる可能性があるとわかる。これだけでも臨床診断を下すための一助となる。
- ここでは寄生虫感染症と微生物感染症としたが、実際にはどちらの分類にも属さないような疾患があると思われる。関連性のあるものとして便宜上このようにした。

1 寄生虫感染症

A ■ 線虫類

1）蟯虫（*Enterobius vermicularis*）

- 成人はほとんど無自覚。
- 幼児に激しい瘙痒あり、夜泣き、不眠。学童では注意力散漫、学業低下がみられる。
- 女児では腟への侵入と産卵あり。
- 掻き傷、湿疹、皮膚炎などによる肛門周囲炎、腟炎、直腸炎、亀頭炎などがみられる。
- 表層に限局して群生し、肛門周囲瘙痒を起こすが、組織内には侵入することがないので、好酸球の増加は起こらない。
- **診断**…肛門部にスコッチ・テープ（セロテープ）などを貼りつける。それを検査に提出（検鏡など）、検便は無効。
- **治療**…①ピランテル・パモ酸塩（コンバントリン®）の経口投与など。
  ②衛生面での徹底管理、感染源の除去を図るなど。
  ③蟯虫は再感染を起こすことが多いので、駆虫は1～2週の休止をおいて繰り返すとよい（家族集積傾向が強い）。

夜間に肛門部が痒い

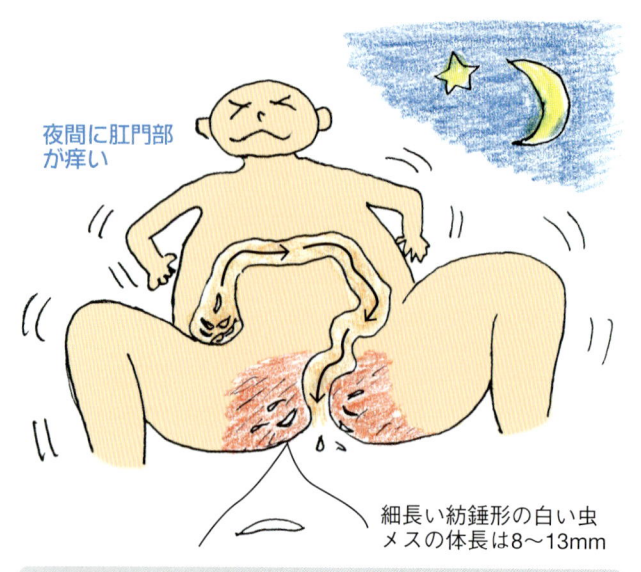

細長い紡錘形の白い虫
メスの体長は8～13mm

・成虫は主として盲腸内に寄生。
・メスは産卵のため大腸を下降、夜間睡眠時に肛門から這い出して肛門部、会陰部、腟口などの皮膚粘膜面に卵を産みつける。
・1匹のメスが6千～1万の卵を産みつける。
・卵は産出後数時間で感染性をもち、手指や衣類などから口に入り、腸内で孵って盲腸部に定住して成虫となる。

2）回虫 (Ascaris lumbricoides)

- 症状…①幼虫の体内移行に伴う症状として、局所のアレルギー反応、出血性肺炎（回虫性肺炎）。
  ②栄養不良、貧血、腸閉塞、腸捻転、腹痛、嘔気、下痢、便秘など。
  ③胃回虫症（胃痛、嘔気、嘔吐）、胆嚢炎、肝炎、虫垂炎など。
- 治療…①コンバントリン®、サントニン®などの経口投与。
  ②対症療法、外科的治療など。
- 予防…糞便の処置、野菜の熱湯処理、手指の洗浄など。

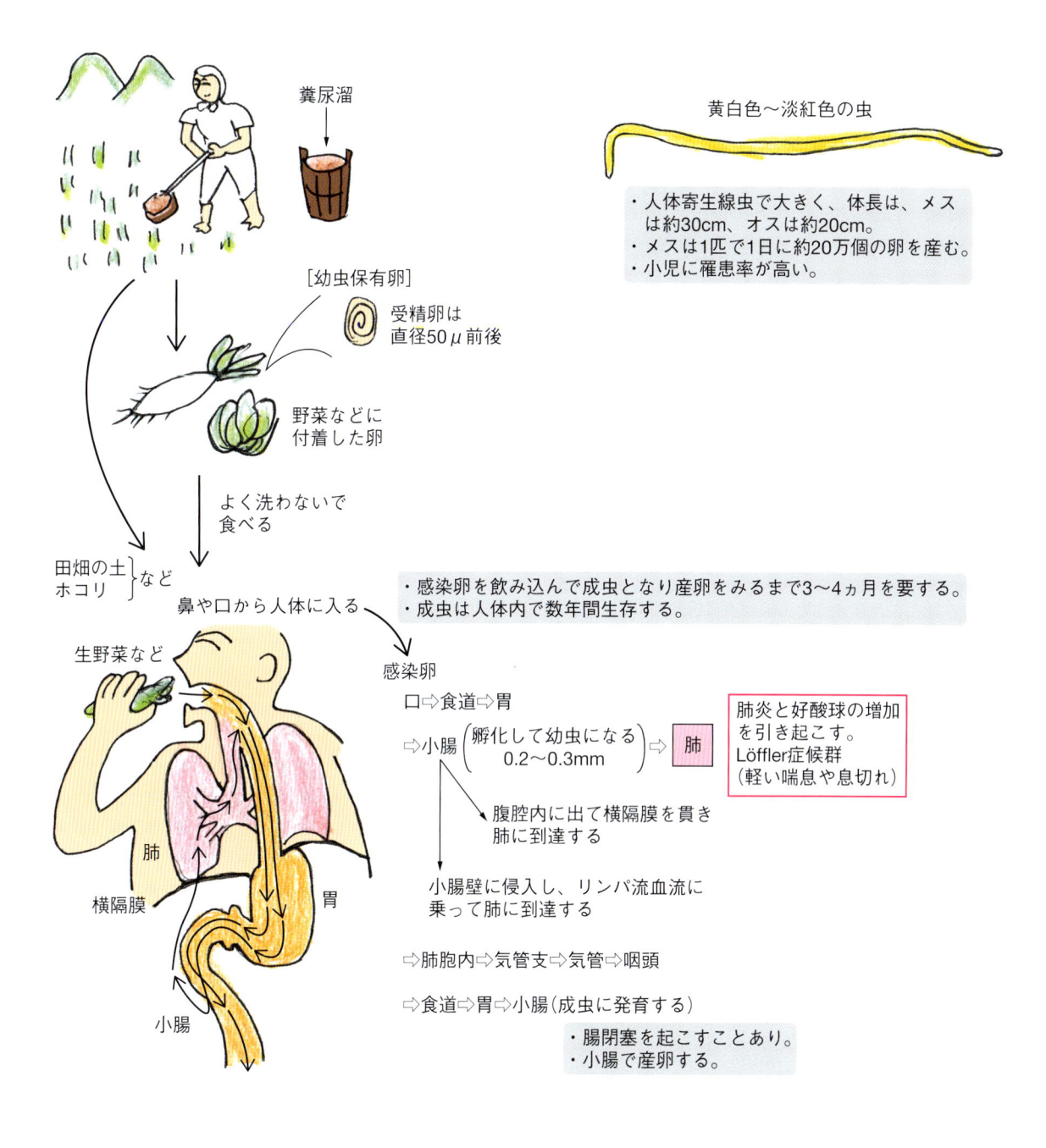

5. 寄生虫・微生物感染症

黄白色～淡紅色の虫

- 人体寄生線虫で大きく、体長は、メスは約30cm、オスは約20cm。
- メスは1匹で1日に約20万個の卵を産む。
- 小児に罹患率が高い。

[幼虫保有卵]

受精卵は直径50μ前後

野菜などに付着した卵

よく洗わないで食べる

田畑の土
ホコリ など

鼻や口から人体に入る

生野菜など

- 感染卵を飲み込んで成虫となり産卵をみるまで3～4ヵ月を要する。
- 成虫は人体内で数年間生存する。

感染卵

口⇨食道⇨胃

⇨小腸（孵化して幼虫になる 0.2～0.3mm）⇨肺

肺炎と好酸球の増加を引き起こす。
Löffler症候群
（軽い喘息や息切れ）

↓
腹腔内に出て横隔膜を貫き肺に到達する

小腸壁に侵入し、リンパ流血流に乗って肺に到達する

⇨肺胞内⇨気管支⇨気管⇨咽頭

⇨食道⇨胃⇨小腸（成虫に発育する）

- 腸閉塞を起こすことあり。
- 小腸で産卵する。

肺
横隔膜
胃
小腸

123

a ■ イヌ回虫（*Toxocara canis*）

- 診断…特異的な ELISA（enzyme-linked immunosorbent assay）での検索による。
- イヌ回虫は全身至るところに徘徊するが小腸には戻らないため、ヒトの便には卵や成虫はみられない。
- 治療…回虫の治療に準ずる。
- 予防…イヌに対する衛生管理。感染源の除去を図る。手指の手洗い、消毒など。

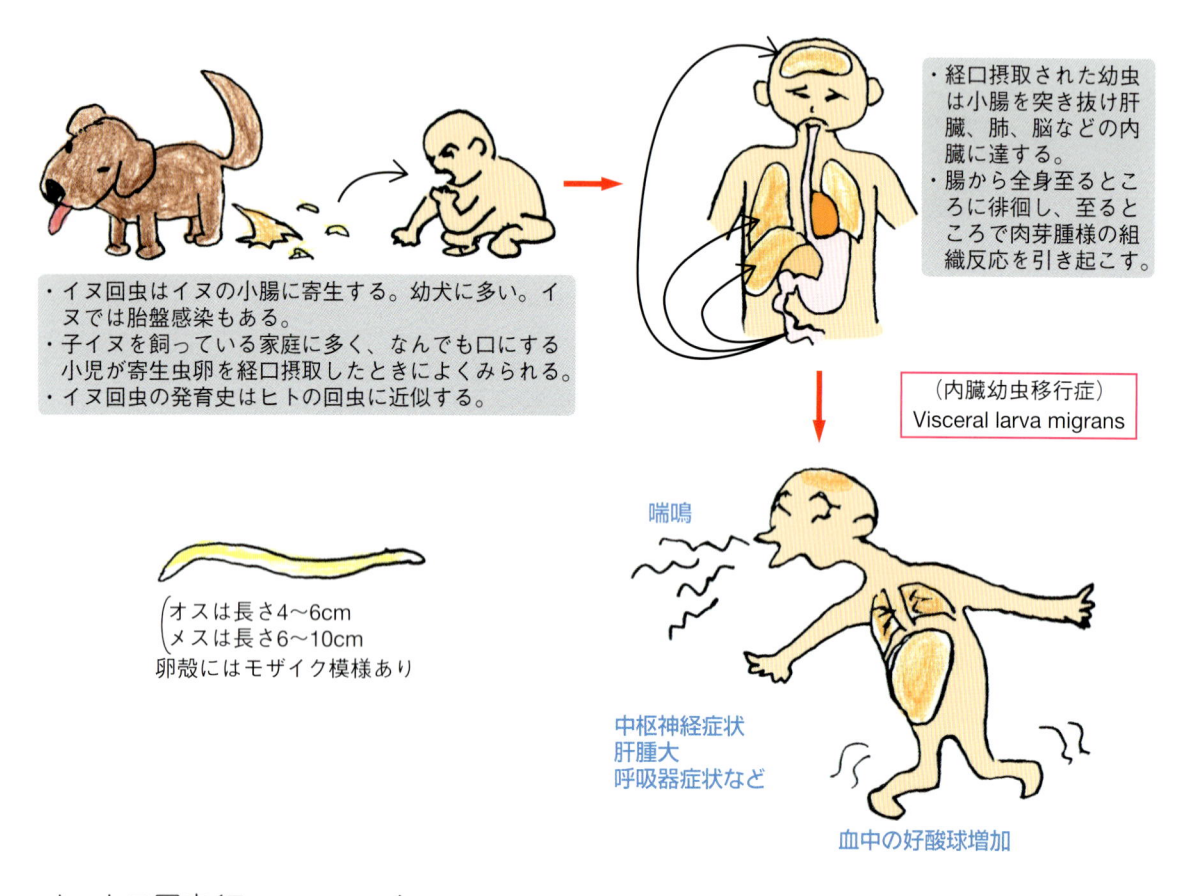

- イヌ回虫はイヌの小腸に寄生する。幼犬に多い。イヌでは胎盤感染もある。
- 子イヌを飼っている家庭に多く、なんでも口にする小児が寄生虫卵を経口摂取したときによくみられる。
- イヌ回虫の発育史はヒトの回虫に近似する。

- 経口摂取された幼虫は小腸を突き抜け肝臓、肺、脳などの内臓に達する。
- 腸から全身至るところに徘徊し、至るところで肉芽腫様の組織反応を引き起こす。

（内臓幼虫移行症）
Visceral larva migrans

オスは長さ4〜6cm
メスは長さ6〜10cm
卵殻にはモザイク模様あり

喘鳴
中枢神経症状
肝腫大
呼吸器症状など
血中の好酸球増加

b ■ ネコ回虫（*Toxocara cati*）

- ネコに広くみられる。
- 人体寄生例もあり得るので注意が必要。
- 治療…回虫の治療に準ずる。
- 予防…ネコに対する衛生管理。感染源の除去を図る。手指の手洗い、消毒など。

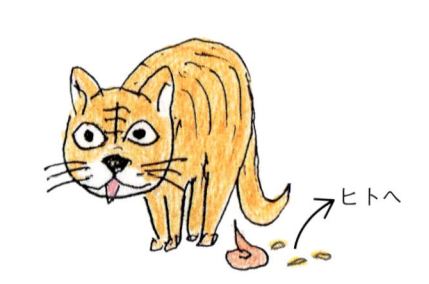

ヒトへ

c ■ アライグマの回虫

- ヒトの脳に幼虫が迷い込んで重度の神経症状を起こすことがある。症状としては、頭痛、気が動転するなど。
- 治療…回虫の治療に準ずる。
- 予防…アライグマの駆除、衛生面での徹底管理など。

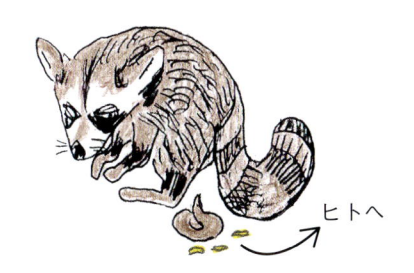

3) アニサキス (Anisakis)

- 虫体は約1ヵ月後に死滅する。
- 治療…胃カメラなどで取り除くか、肉芽腫をつくり腹膜炎を起こした場合は手術など。
- 予防…肉眼で見える大きさなので、食べる前によく観察し、取り除くこと。

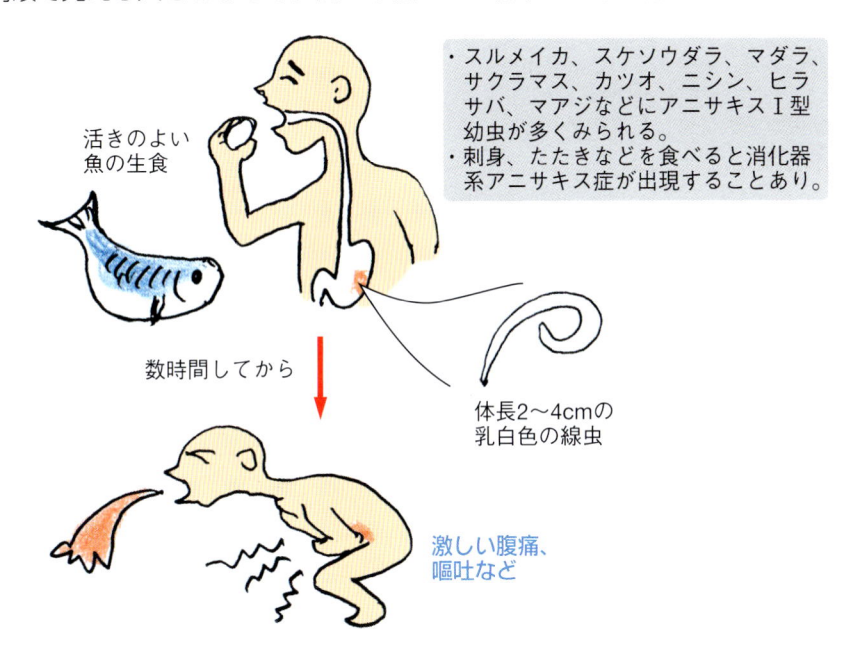

4) 鉤虫 (hookworm)

a ■ ズビニ鉤虫（十二指腸鉤虫）(Ancylostoma duodenale)

- 経口感染、または経皮感染する。
- 診断…貧血などの一般症状、糞便内の虫卵検出。
- 治療…貧血などの一般症状に対する対症療法。コンバントリン®、保険適応外だがメベンダゾールも用いられることあり。四塩化エチレン、1ブロム・ナフトール2、ベフェニウム剤など。
- 予防…糞便の処置、下肢の露出を避ける、感染野菜を生食しない、感染のない冬季に集団駆虫を行う。

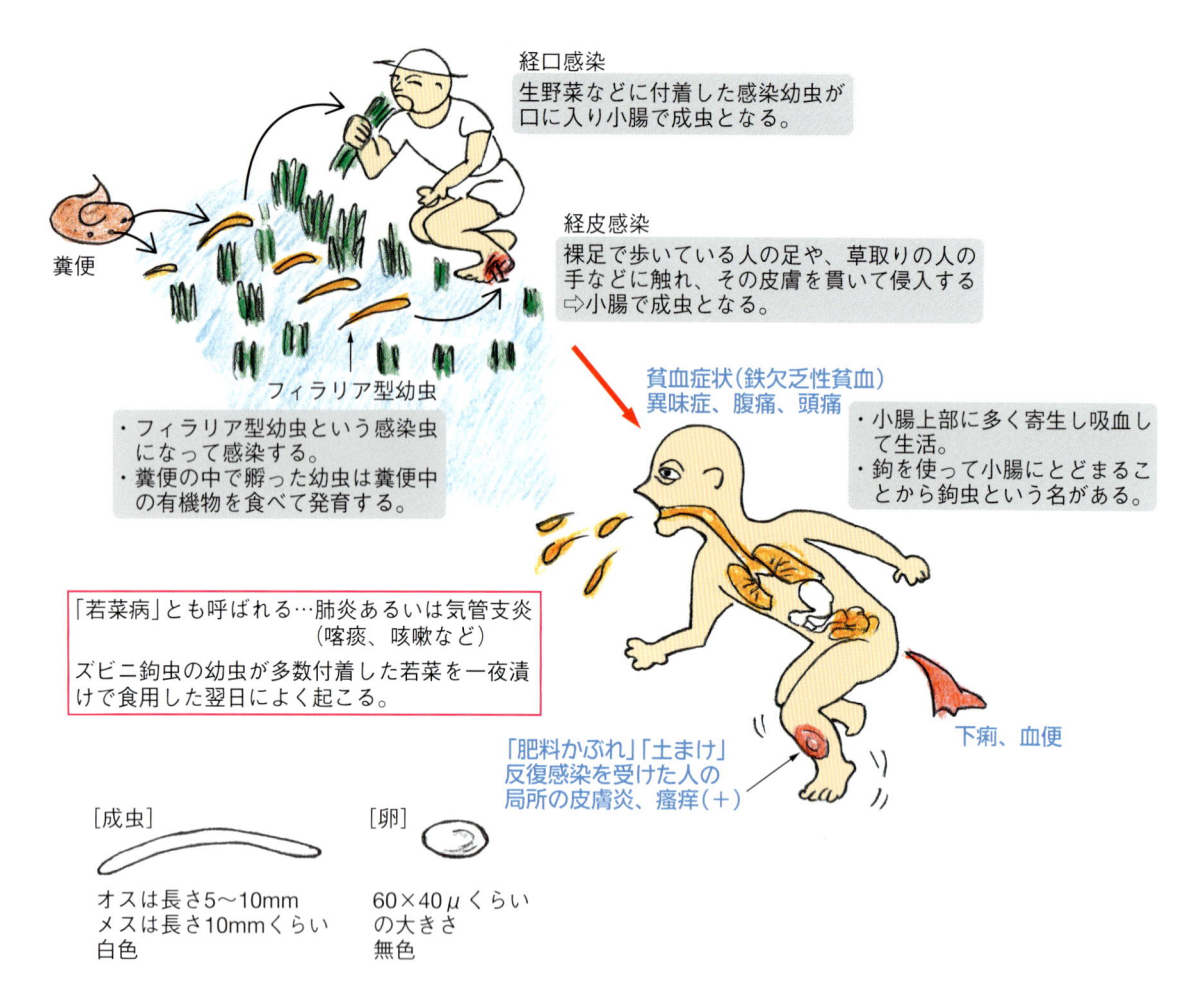

経口感染
生野菜などに付着した感染幼虫が口に入り小腸で成虫となる。

経皮感染
裸足で歩いている人の足や、草取りの人の手などに触れ、その皮膚を貫いて侵入する
⇨小腸で成虫となる。

糞便

フィラリア型幼虫
・フィラリア型幼虫という感染虫になって感染する。
・糞便の中で孵った幼虫は糞便中の有機物を食べて発育する。

貧血症状（鉄欠乏性貧血）
異味症、腹痛、頭痛

・小腸上部に多く寄生し吸血して生活。
・鉤を使って小腸にとどまることから鉤虫という名がある。

「若菜病」とも呼ばれる…肺炎あるいは気管支炎（喀痰、咳嗽など）
ズビニ鉤虫の幼虫が多数付着した若菜を一夜漬けで食用した翌日によく起こる。

「肥料かぶれ」「土まけ」
反復感染を受けた人の局所の皮膚炎、瘙痒（＋）

下痢、血便

［成虫］
オスは長さ5～10mm
メスは長さ10mmくらい
白色

［卵］
60×40μくらいの大きさ
無色

b ■アメリカ鉤虫（*Necator americanus*）

- ズビニ鉤虫と並んで普通にみられる。
- ズビニ鉤虫よりやや小さい。
- 主として経皮感染である。
- 症状はズビニ鉤虫症と似ているがやや軽度のことが多い。
- ズビニ鉤虫とアメリカ鉤虫の混合感染もよくみられる。
- 治療など…ズビニ鉤虫の治療に準ずる。

5）東洋毛様線虫（*Trichostrongylus orientalis*）

- 診断…検便による虫卵の検出。
- 治療…コンバントリン®の投与など。
- 予防…感染地での生野菜の生食は避けるようにする。

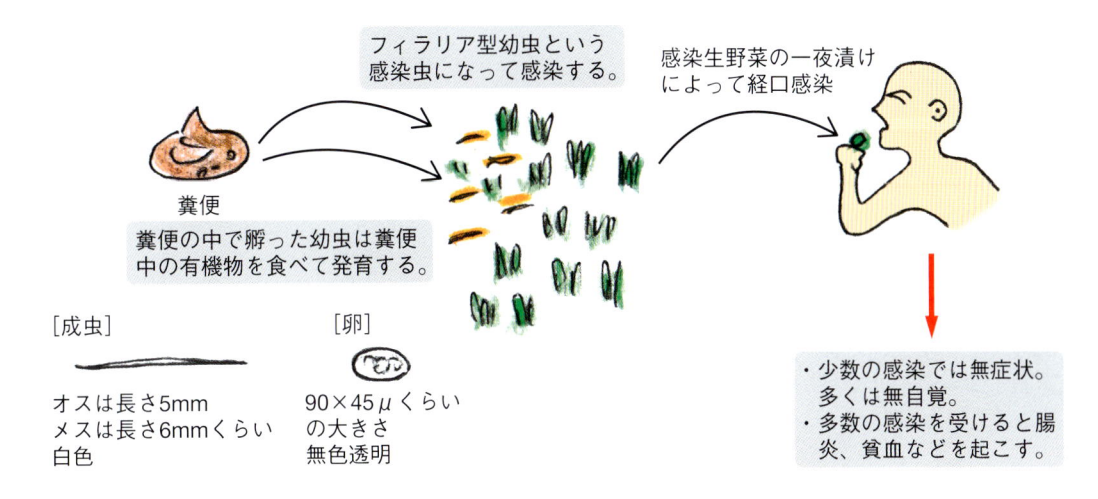

フィラリア型幼虫という感染虫になって感染する。

感染生野菜の一夜漬けによって経口感染

糞便

糞便の中で孵った幼虫は糞便中の有機物を食べて発育する。

［成虫］
オスは長さ5mm
メスは長さ6mmくらい
白色

［卵］
90×45μくらいの大きさ
無色透明

- 少数の感染では無症状。多くは無自覚。
- 多数の感染を受けると腸炎、貧血などを起こす。

6）広東住血線虫（*Angiostrongylus cantonensis*）

- 治療…対症療法など。
- 予防…カタツムリやナメクジ、手長エビなどを生食しないこと。

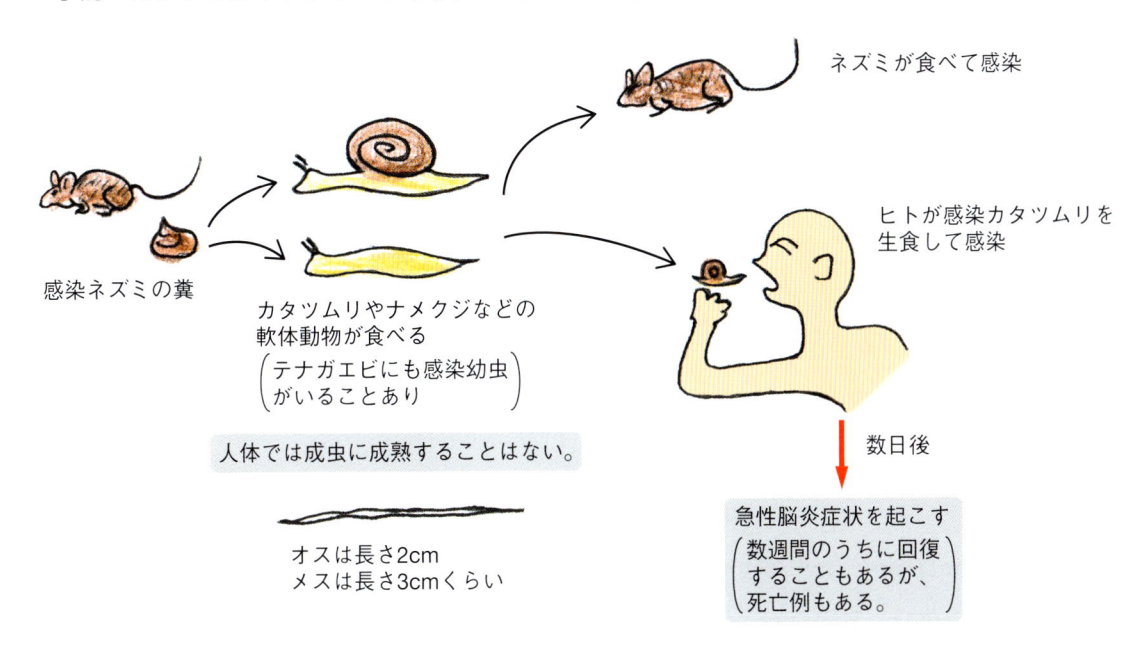

ネズミが食べて感染

ヒトが感染カタツムリを生食して感染

感染ネズミの糞

カタツムリやナメクジなどの軟体動物が食べる
（テナガエビにも感染幼虫がいることあり）

人体では成虫に成熟することはない。

オスは長さ2cm
メスは長さ3cmくらい

数日後

急性脳炎症状を起こす
（数週間のうちに回復することもあるが、死亡例もある。）

7）糞線虫 (*Strongyloides stercoralis*)

- 九州南部から種子島、奄美群島などによくみられる、多細胞の蠕虫。
- 腸粘膜内に寄生する成虫と、外界で発育して成虫になり産卵を行う成虫とがある。
- 治療…①イベルメクチン(ストロメクトール®)など。
  　　　②対症療法
- 予防…①糞便の合理的な処置。
  　　　②経皮感染の予防など。

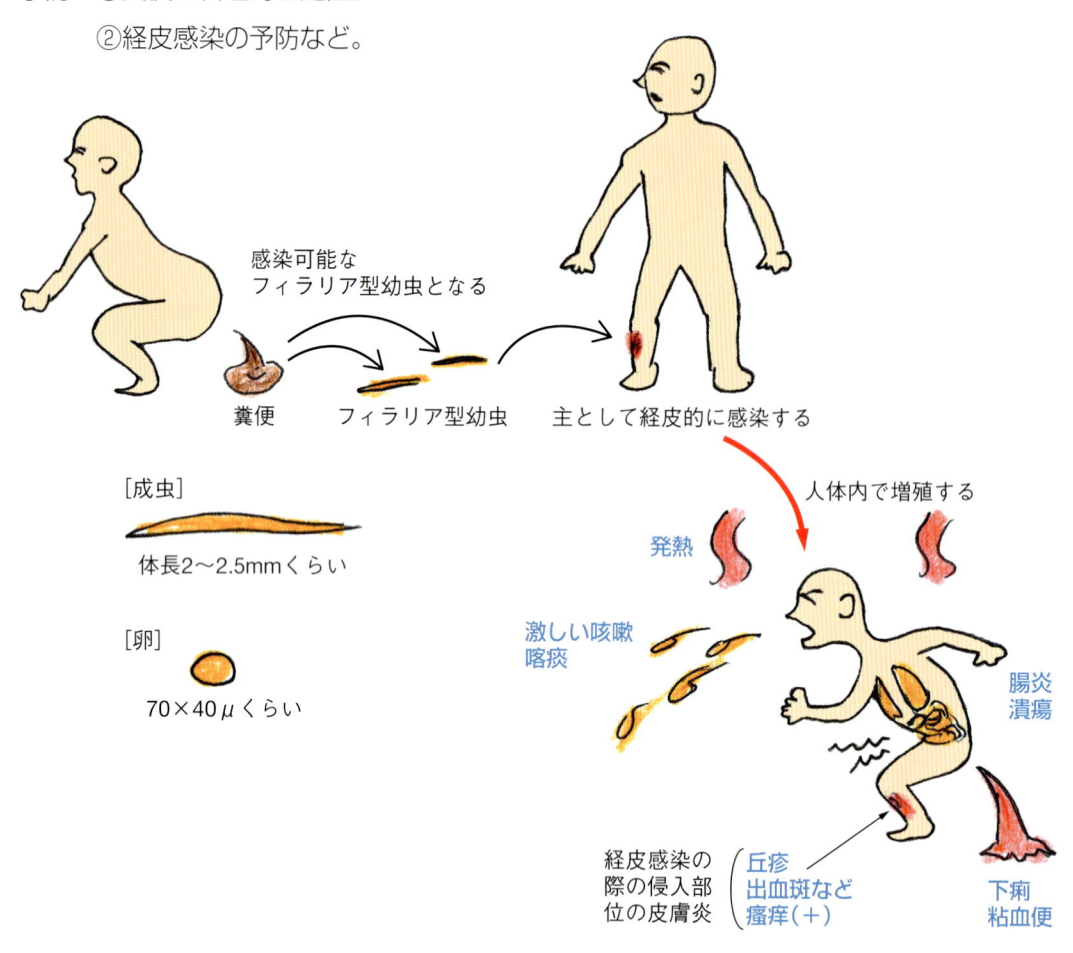

[成虫] 体長2〜2.5mmくらい

[卵] 70×40μくらい

感染可能なフィラリア型幼虫となる／糞便／フィラリア型幼虫／主として経皮的に感染する／人体内で増殖する／発熱／激しい咳嗽 喀痰／腸炎 潰瘍／下痢 粘血便／経皮感染の際の侵入部位の皮膚炎／丘疹 出血斑など 瘙痒(＋)

8）有棘顎口虫 (*Gnathostoma spinigerum*)

- イヌ、ネコ、トラなどの肉食獣が終宿主。
- 診断…雷魚の生食の既往歴、臨床症状、局所からの虫体の摘出など。
- 治療…外科的な摘出、対症療法など。
- 予防…雷魚を生食しないこと。

5．寄生虫・微生物感染症

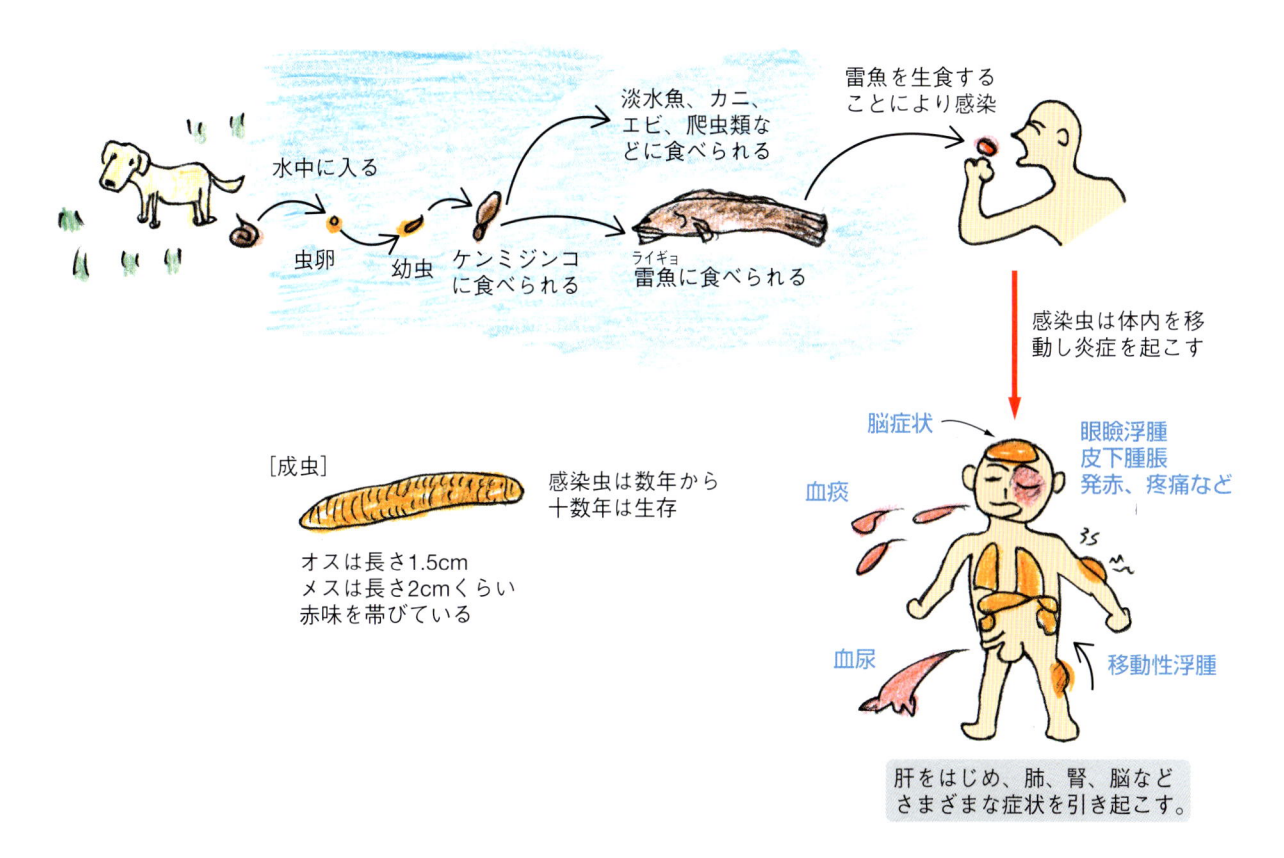

[図：有棘顎口虫の生活環]
- 水中に入る
- 虫卵
- ケンミジンコに食べられる
- 幼虫
- 淡水魚、カニ、エビ、爬虫類などに食べられる
- 雷魚に食べられる
- 雷魚を生食することにより感染
- 感染虫は体内を移動し炎症を起こす

[成虫]
- 感染虫は数年から十数年は生存
- オスは長さ1.5cm
- メスは長さ2cmくらい
- 赤味を帯びている

症状：脳症状、血痰、眼瞼浮腫、皮下腫脹、発赤、疼痛など、血尿、移動性浮腫
肝をはじめ、肺、腎、脳などさまざまな症状を引き起こす。

9）旋毛虫（*Trichinella*）

- 豚肉を生食することにより感染する。
- 宿主はヒト、ブタ、ネズミ、イヌ、ネコなどあらゆる哺乳類。
- 欧米ではよくみられる寄生虫。中国にもよくみられるが日本ではほとんどないとのこと。
- 少数の感染ではほとんど無症状。
- 幼虫の産出が4～5週間で終わるので、この時期以降は症状が軽快する。
- 最終的には筋肉内の嚢胞内の幼虫は石灰化する。
- **診断**…豚肉を生食した既往歴、幼虫体の抽出液を抗原とした皮内反応、補体結合反応、血中の好酸球増加など。
- **治療**…①対症療法が主。メベンダゾールの経口投与もある。
  ②予防が大切で、豚肉に被袋幼虫が検出されたものは生食しない。原則として豚肉の生食は止めた方がよい。

豚肉の生食

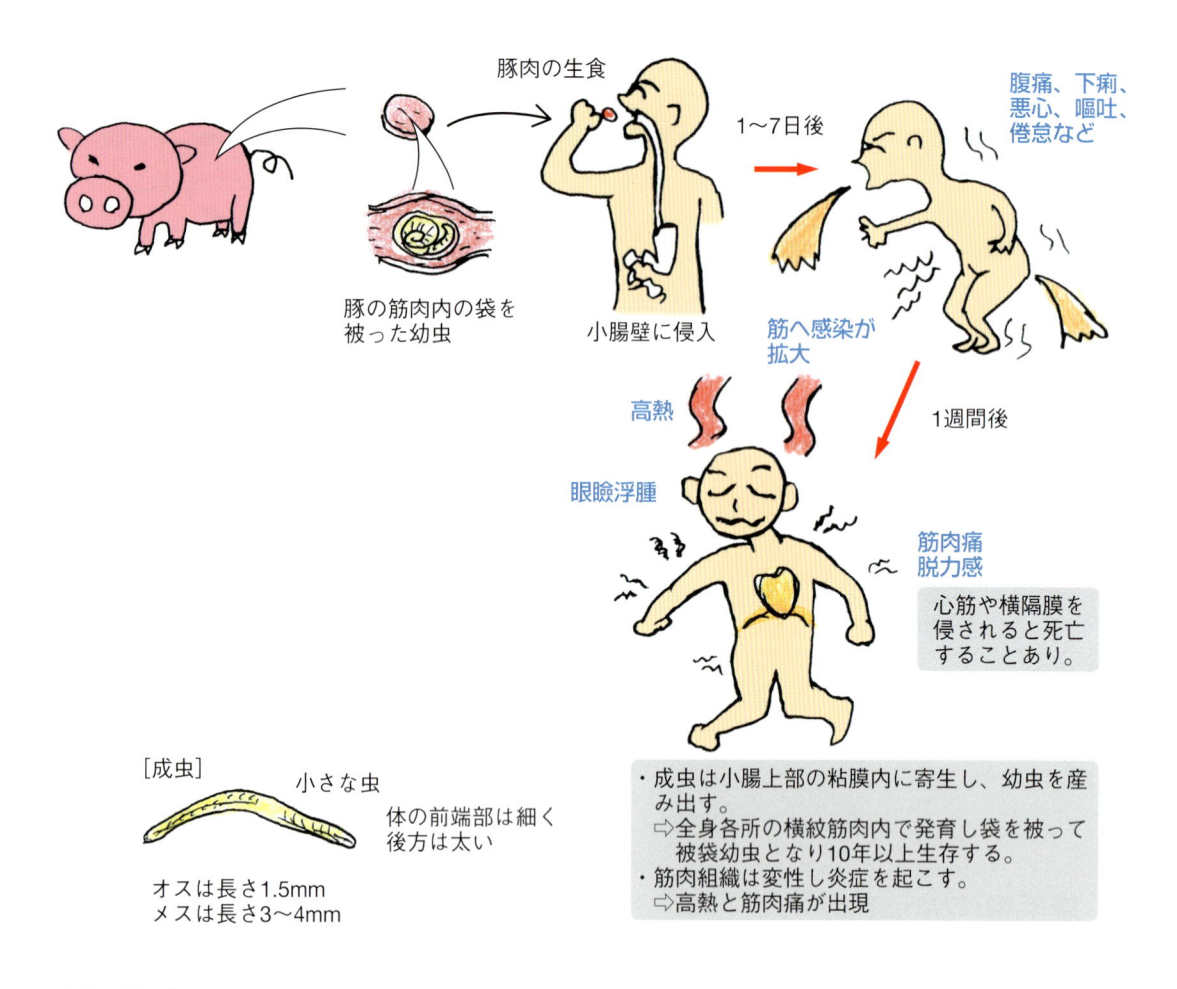

1～7日後

腹痛、下痢、悪心、嘔吐、倦怠など

豚の筋肉内の袋を被った幼虫

小腸壁に侵入

筋へ感染が拡大

1週間後

高熱

眼瞼浮腫

筋肉痛
脱力感

心筋や横隔膜を侵されると死亡することあり。

[成虫]
小さな虫
体の前端部は細く後方は太い

オスは長さ1.5mm
メスは長さ3～4mm

・成虫は小腸上部の粘膜内に寄生し、幼虫を産み出す。
 ⇨全身各所の横紋筋肉内で発育し袋を被って被袋幼虫となり10年以上生存する。
・筋肉組織は変性し炎症を起こす。
 ⇨高熱と筋肉痛が出現

10）鞭虫（*Trichuris trichiura*）

・回虫と同じような経路で摂食される。
・消化管で幼虫が孵ると腸管内で発育し、成虫は主として盲腸部に寄生する。
・通常無症状、無自覚だが、多数の寄生では大腸炎症状、下痢、粘血便など。
・治療…①メベンダゾールの経口投与。
　　　　②対症療法など。
・予防…①糞便の処置、野菜の熱湯処置。
　　　　②手指の洗浄など。

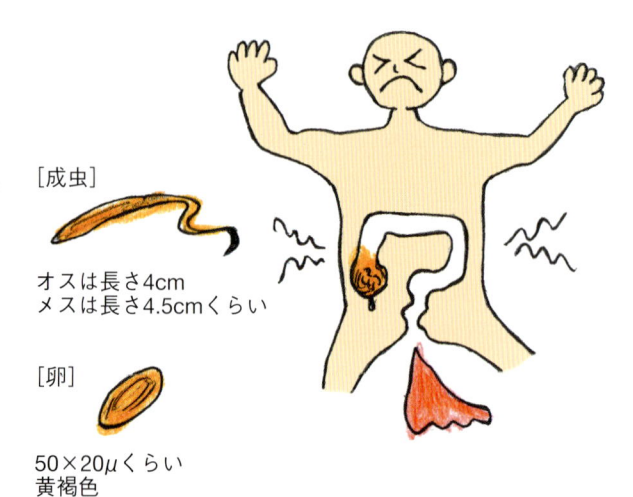

[成虫]
オスは長さ4cm
メスは長さ4.5cmくらい

[卵]
50×20μくらい
黄褐色

11) バンクロフト糸状虫（*Wuchereria bancrofti*）

- 急性期の症状（ミクロフィラリアの検出陽性が多い）…発熱、リンパ管炎、リンパ節炎（リンパ節の発赤、腫脹、疼痛など）、蕁麻疹などの湿疹。
- 慢性期の症状（ミクロフィラリアの検出陰性のことが多い）…乳び尿、乳び血尿、四肢、陰嚢などの象皮腫、陰嚢水腫。
- 診断…①流行地に長年いること、臨床症状。
  　　　②血液中のミクロフィラリアの証明（夜間検血が有効）。
- 治療…①ジエチルカルバマジン、クエン酸塩（スパトニン®）など。
  　　　②慢性期では対症療法、外科、泌尿器科的処置など。
- 予防…流行地で蚊に刺されない、住民の集団検血、感染源の除去。

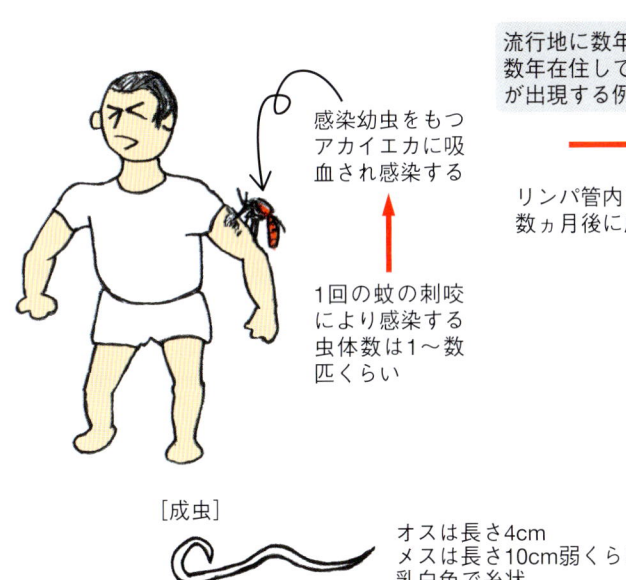

感染幼虫をもつアカイエカに吸血され感染する

1回の蚊の刺咬により感染する虫体数は1〜数匹くらい

流行地に数年あるいは十数年在住して初めて症状が出現する例が多い。

リンパ管内で発育し、数ヵ月後に成虫となる

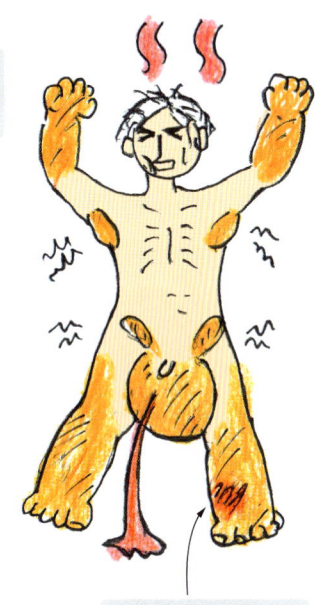

［成虫］
オスは長さ4cm
メスは長さ10cm弱くらい
乳白色で糸状

- 成虫はリンパ管、リンパ節内に寄生する。
- リンパ管内にいるメスから産出されたミクロフィラリアはリンパ流を経て血流中に出現する。深夜によく出現する。

炎症、蜂窩織炎、丹毒を起こしやすい。

B ■ 条虫類

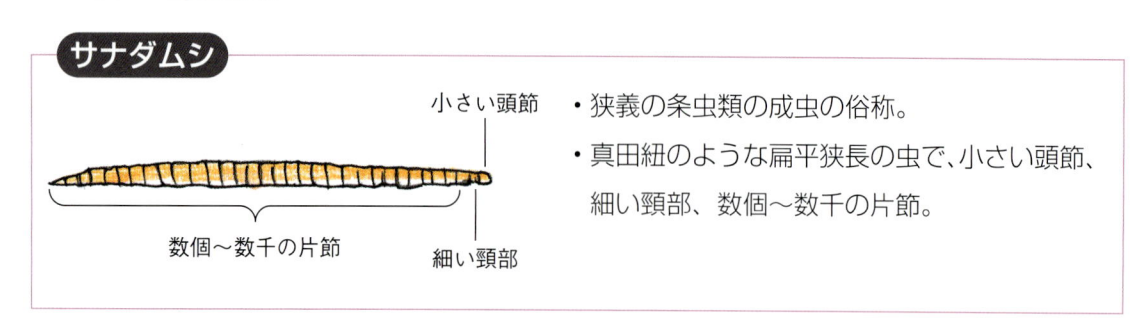

サナダムシ

- 狭義の条虫類の成虫の俗称。
- 真田紐のような扁平狭長の虫で、小さい頭節、細い頸部、数個〜数千の片節。

（図：小さい頭節、細い頸部、数個〜数千の片節）

1）広節裂頭条虫（*Diphyllobothrium latum*）

- 河川や湖水に直接流された糞便中の卵をケンミジンコが摂取し、そのケンミジンコをマスが食べる。そのマスを生で食べたヒトの小腸で成虫が発育する。
- 治療…キナクリン、ビチオノールなど。保険適応外だが、ビルトリシド®も用いられる。
- 予防…マス、サケ類を生食しないこと、糞便を河川に流さないこと。

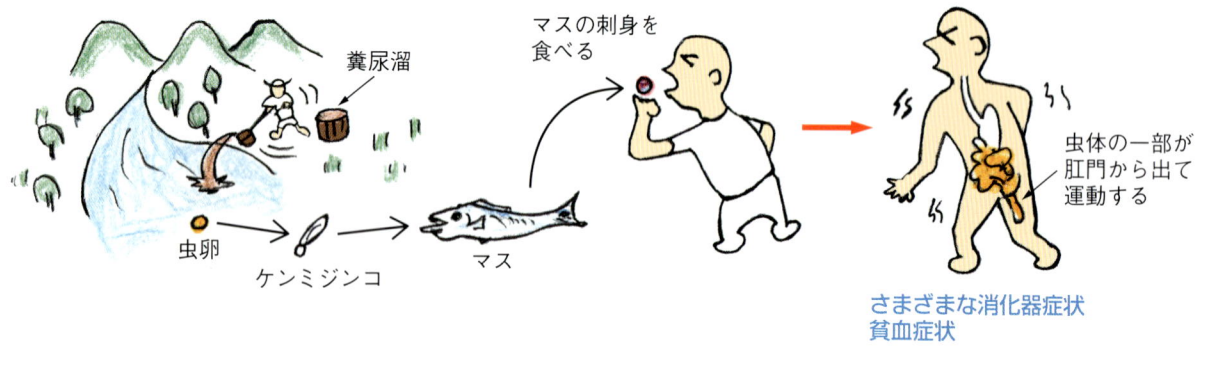

（図：感染経路 ― 虫卵 → ケンミジンコ → マス → マスの刺身を食べる → さまざまな消化器症状、貧血症状、虫体の一部が肛門から出て運動する）

[卵] 褐色卵形 直径約60μ

[成虫] 長さは10m近くになることあり。幅は2cmくらい、毎日100万個の卵を産む。糞便中には片節の形ではなく、卵として多数存在する。

2）マンソン裂頭条虫（*Diphyllobothrium erinacei*）

- 虫卵や幼虫を摂取しているケンミジンコの入った生水を飲む。
  ⇨ { ヒトが直接生水を飲む。
      生水を飲んだヘビやニワトリの肉をヒトが生食する。
- 治療…保険適応外だが、ビルトリシド®も用いられる。外科的摘出など。
- 予防…煮沸した水を飲むこと、ヘビやニワトリ、カエルなどを生食しないこと。

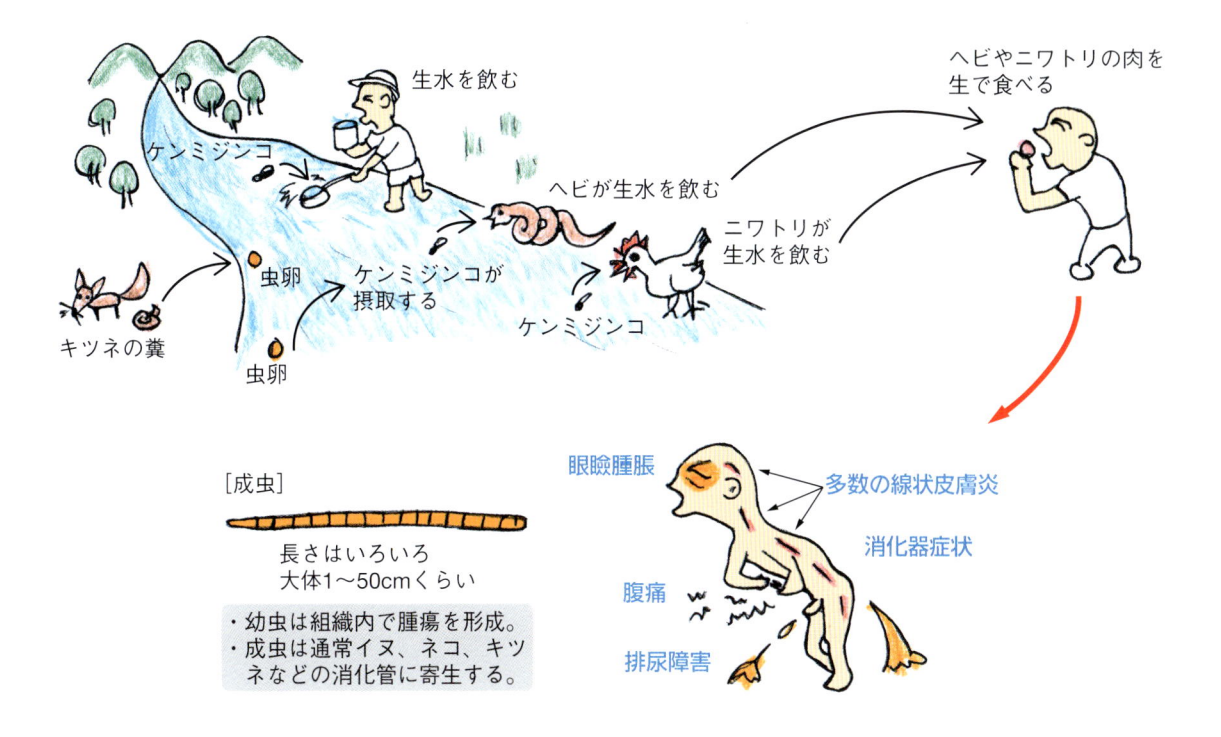

3）無鉤条虫（*Taenia saginata*）

- 牛肉の生食により感染する。
- 牧草に人糞を施肥することにより⇨ウシの口の中に人糞にいる卵が入り⇨卵が小腸で孵り小腸壁を貫いて体内を移行し、筋肉内で嚢尾虫（cysticercus）を形成⇨ヒトがこれを生で食べると感染する。
- 無症状のこともあるが、腹痛、便通不整、嘔吐、貧血などもある。
- **治療**…対症療法。保険適応外だがビルトリシド®も用いられる。
- **予防**…肉の生食を止めること。人糞を施肥したり食べさせない。肉の検査を励行する。人糞に直接手指で触れないこと。

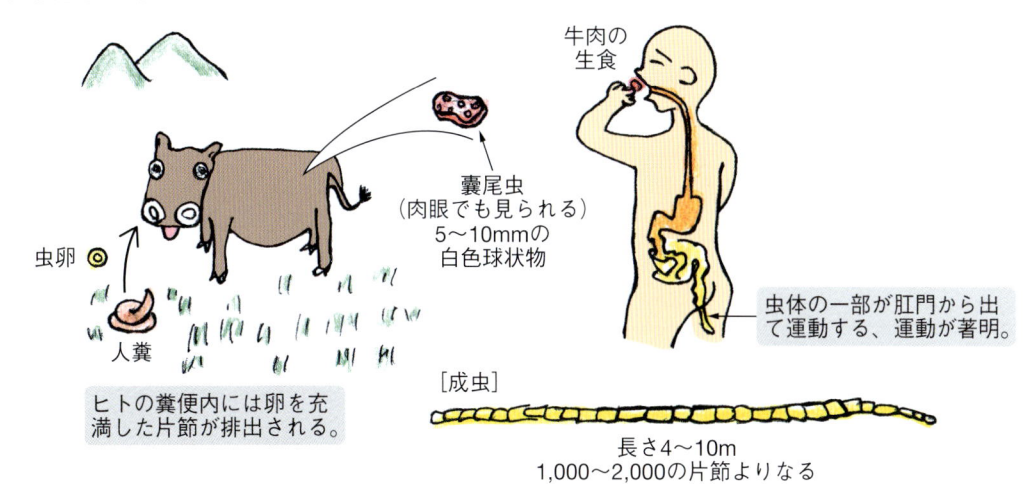

4）有鈎条虫（*Taenia solium*）

- 豚肉の生食により感染する。
- 人糞をブタに食べさせる。
  ⇨ブタの口の中に人糞にいる卵が入り⇨卵が消化管で孵り、消化管を貫いて筋肉その他の臓器内に嚢虫（cysticercus）をつくる。
  ⇨ヒトがこれを生で食べると感染（消化管内に成虫が発育する）。ヒトを中間宿主として嚢虫が皮下、筋肉内、脳、心臓、肺、肝などのあらゆる臓器内で発育。
  ⇨さまざまな症状が出現し、危険な状態になる。
- 無鈎条虫は頭節に鈎をもたない。有鈎条虫は頭節に鈎と吸盤をもつ。
- 治療…①対症療法。保険適応外だが、アルベンダゾール（エスカゾール®）も用いられる。
  　　　②ビルトリシド®の使用は禁忌である。
- 予防…肉の生食を止めること。人糞を施肥したり食べさせない。肉の検査を励行する。人糞に直接手指で触れないこと。

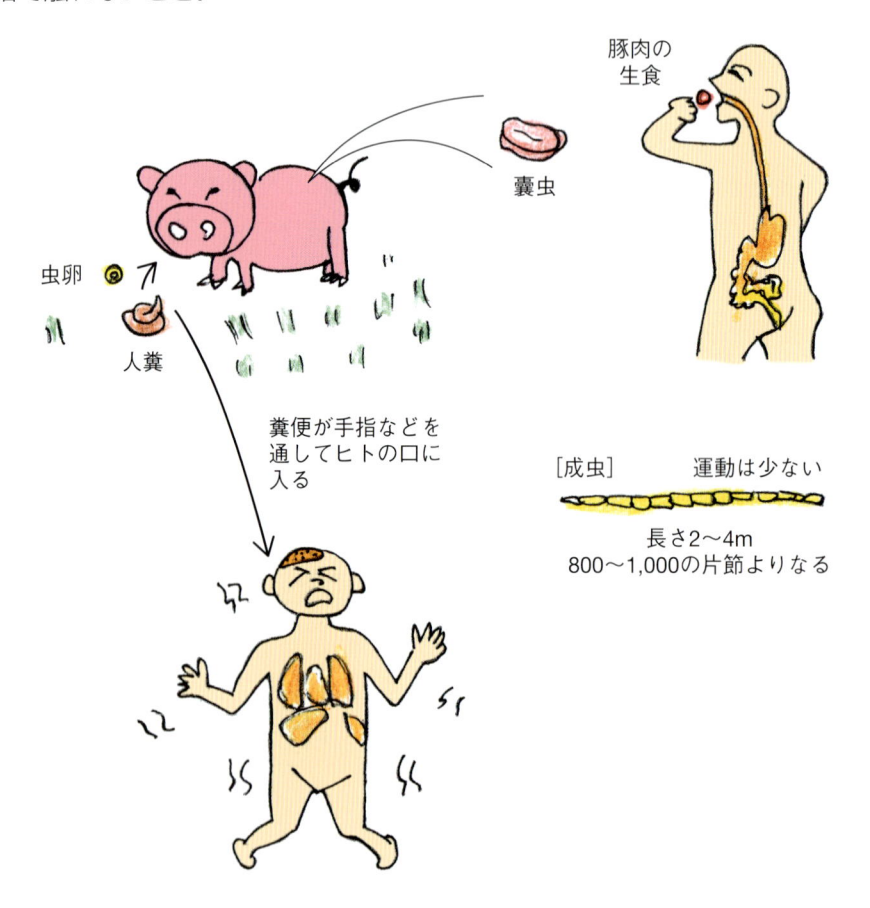

虫卵
人糞
囊虫
豚肉の生食
糞便が手指などを通してヒトの口に入る

[成虫]　運動は少ない
長さ2〜4m
800〜1,000の片節よりなる

5）エキノコックス（包虫）(echinococcus)

a ■ 多房性包虫(echinococcus multilocularis)
- 北海道（礼文島など）、青森、新潟などに散在。
- 野ネズミ⇨キツネ⇨キツネの糞⇨なんらかの機会で糞中の虫卵がヒトに摂取されて感染。

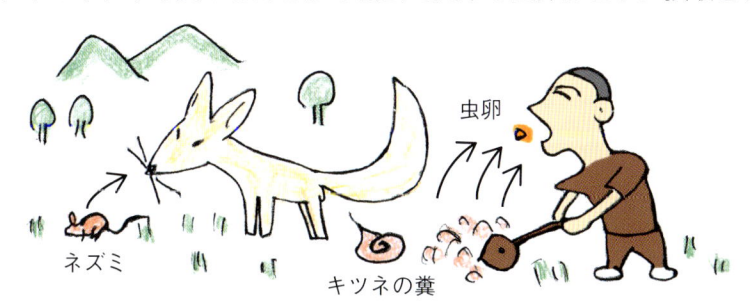

b ■ 単房性包虫(echinococcus granulosus)
- 宮城県〜九州にかけて散在。
- イヌなどの糞便で汚染された牧草をウシやヒツジが食べる。
  ⇨ウシやヒツジの体内に包虫ができる⇨放牧地で放置されたウシやヒツジの生の肉や臓器をイヌが食べる⇨イヌの糞⇨なんらかの機会で糞中の虫卵がヒトに摂取されて感染。

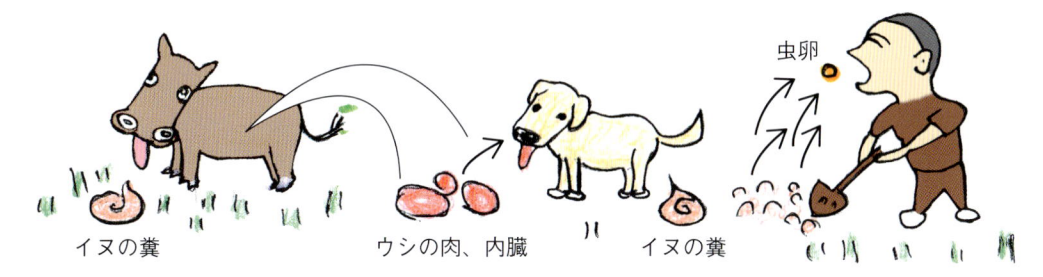

- 症状が出るまで成人で10年以上要する。
- 子どもの経過は早い。
- 虫卵は腸内で孵り、幼虫は腸壁を貫いて諸臓器で発育。
- 脳、肺、肝などに転移することあり（かなり大きな白色被膜に包まれた囊状体になることあり）。

- 治療…①アルベンダゾール（エスカゾール®）の投与。
       ②外科的に摘出するなど。
- 予防…感染源であるキツネやイヌとの接触を避けること。

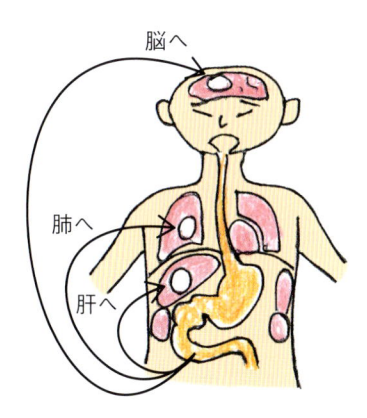

［成虫］
長さ3〜6mm
3〜4個の節よりなる

6）矮小条虫（*Hymenolepis nana*）

- 小児に多くの感染者がみられる。
- 中間宿主を要しないで発育しうる。
- 腸粘膜に頭節を引っかけて発育していく。
- **治療**…キナクリン、ビチオノールなど。保険適応外だがビルトリシド®も用いられる。
- **予防**…家族全員の駆虫を行って感染源を除く。衣類や手指の清潔など。

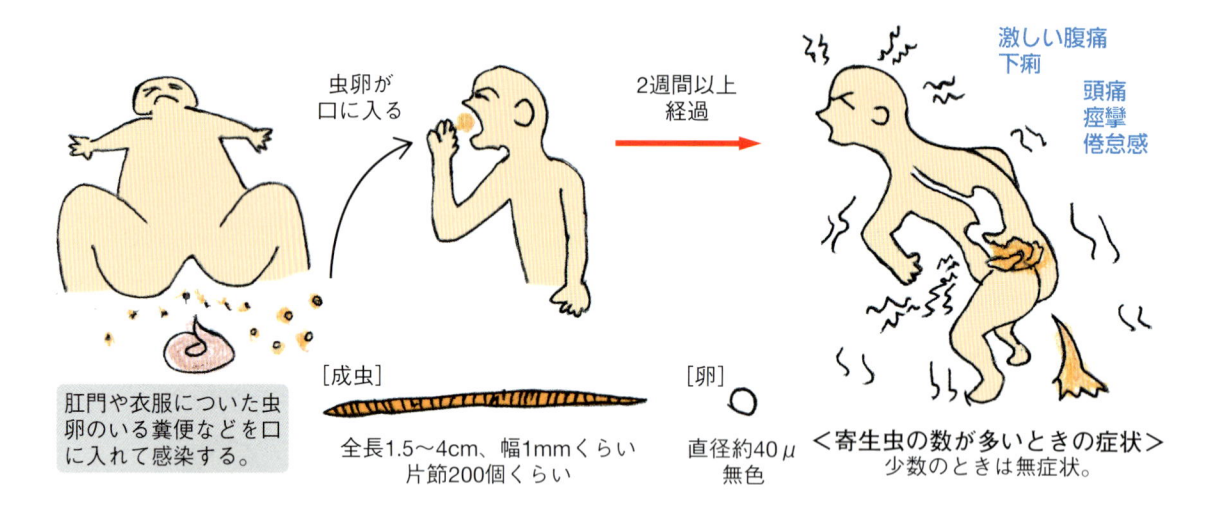

虫卵が口に入る

2週間以上経過

激しい腹痛
下痢
頭痛
痙攣
倦怠感

肛門や衣服についた虫卵のいる糞便などを口に入れて感染する。

[成虫] 全長1.5〜4cm、幅1mmくらい 片節200個くらい

[卵] 直径約40μ 無色

＜寄生虫の数が多いときの症状＞
少数のときは無症状。

7）縮小条虫（*Hymenolepis diminuta*）

- **治療**…キナクリン、ビチオノールなど。保険適応外だがビルトリシド®も用いられる。
- **予防**…ネズミ駆除が第一。床に落ちた食べ物を食べないなど、衛生に気をつける。

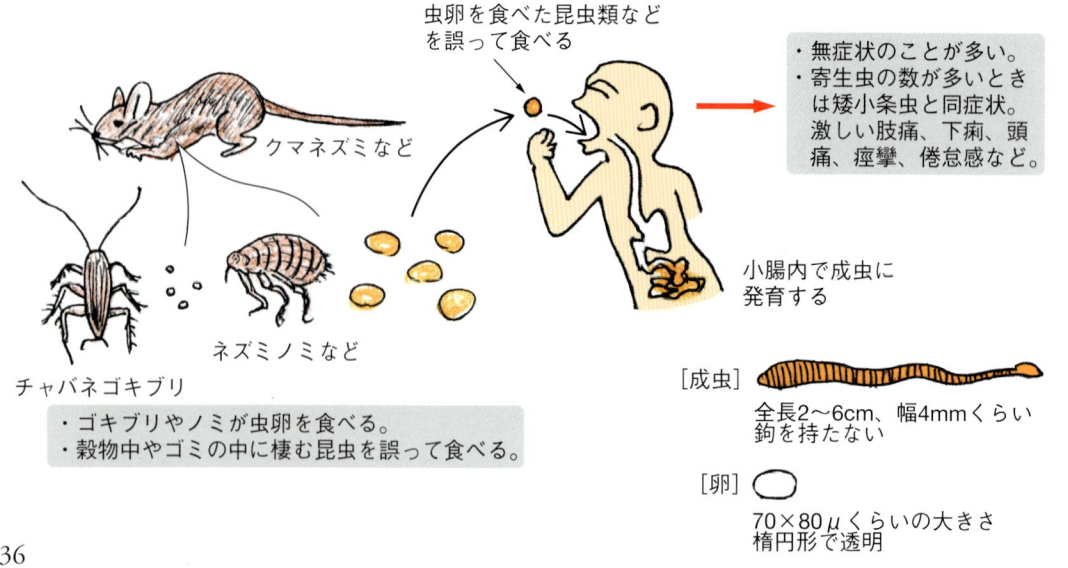

クマネズミなど

虫卵を食べた昆虫類などを誤って食べる

- 無症状のことが多い。
- 寄生虫の数が多いときは矮小条虫と同症状。激しい肢痛、下痢、頭痛、痙攣、倦怠感など。

チャバネゴキブリ
ネズミノミなど

- ゴキブリやノミが虫卵を食べる。
- 穀物中やゴミの中に棲む昆虫を誤って食べる。

小腸内で成虫に発育する

[成虫] 全長2〜6cm、幅4mmくらい 鉤を持たない

[卵] 70×80μくらいの大きさ 楕円形で透明

C ■ 吸虫類

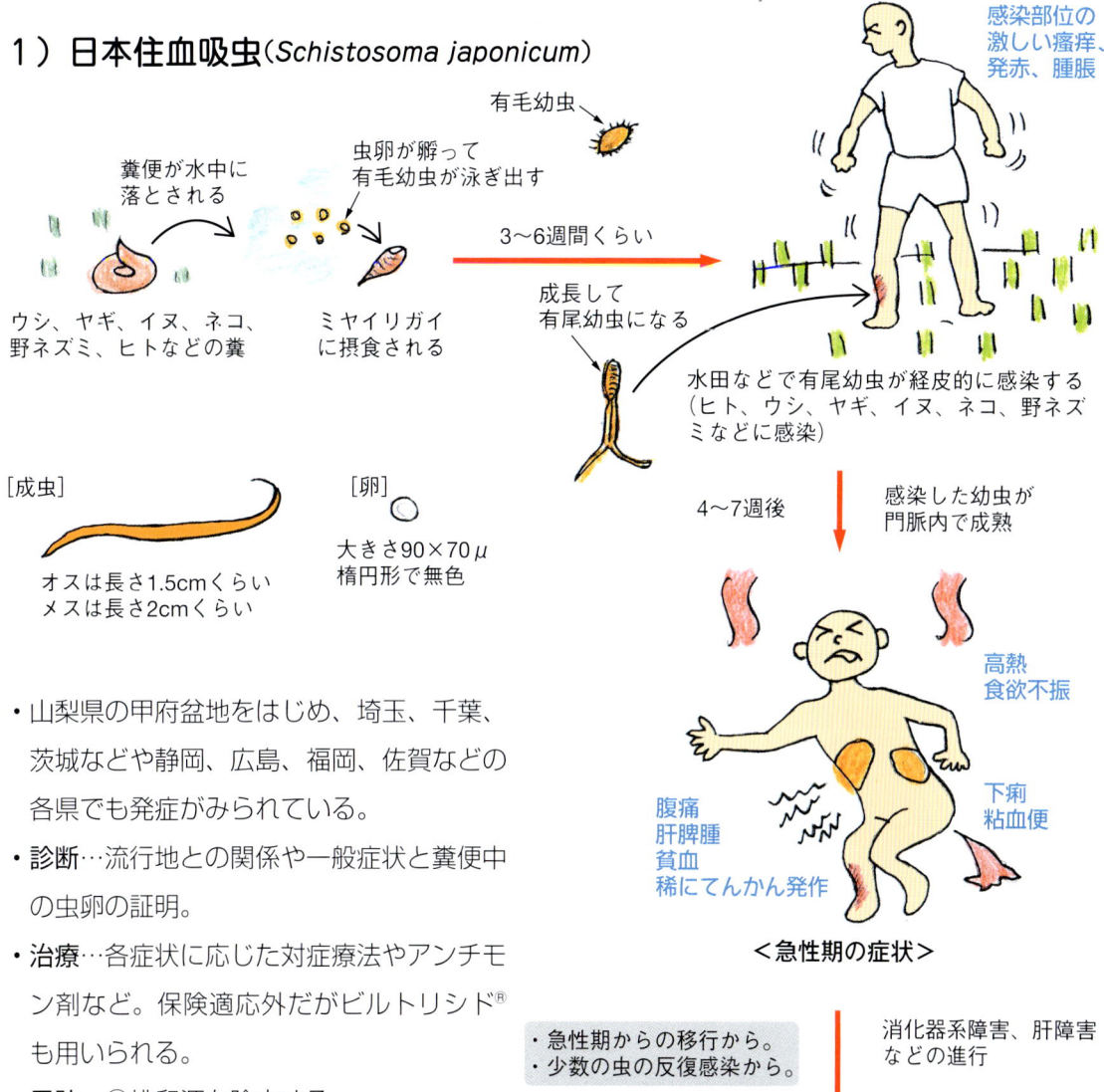

1）日本住血吸虫（*Schistosoma japonicum*）

糞便が水中に落とされる

ウシ、ヤギ、イヌ、ネコ、野ネズミ、ヒトなどの糞

虫卵が孵って有毛幼虫が泳ぎ出す

有毛幼虫

ミヤイリガイに摂食される

3〜6週間くらい

成長して有尾幼虫になる

水田などで有尾幼虫が経皮的に感染する（ヒト、ウシ、ヤギ、イヌ、ネコ、野ネズミなどに感染）

感染部位の激しい瘙痒、発赤、腫脹

[成虫]
オスは長さ1.5cmくらい
メスは長さ2cmくらい

[卵]
大きさ90×70μ
楕円形で無色

4〜7週後　感染した幼虫が門脈内で成熟

高熱
食欲不振

腹痛
肝脾腫
貧血
稀にてんかん発作

下痢
粘血便

＜急性期の症状＞

- 山梨県の甲府盆地をはじめ、埼玉、千葉、茨城などや静岡、広島、福岡、佐賀などの各県でも発症がみられている。
- 診断…流行地との関係や一般症状と糞便中の虫卵の証明。
- 治療…各症状に応じた対症療法やアンチモン剤など。保険適応外だがビルトリシド®も用いられる。
- 予防…①排卵源を除去する。
  ②糞を垂れ流さないこと。
  ③ミヤイリガイを駆除すること。
  ④ミヤイリガイのいる水田や水溜まりに入らないこと。

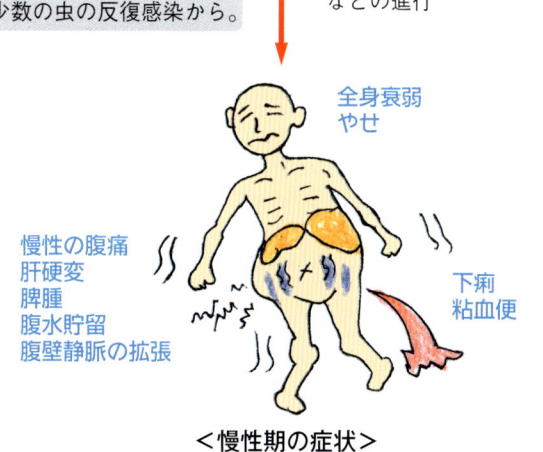

・急性期からの移行から。
・少数の虫の反復感染から。

消化器系障害、肝障害などの進行

全身衰弱
やせ

慢性の腹痛
肝硬変
脾腫
腹水貯留
腹壁静脈の拡張

下痢
粘血便

＜慢性期の症状＞

2）肝吸虫（*Clonorchis sinensis*）

- マメタニシや淡水魚を多産する地域に多い。
- 治療…ビルトリシド®、アンチモン剤など。
- 予防…淡水魚を生食しないこと。塩漬け、乾燥、生焼けの魚も危険で、十分に火を通すこと。マメタニシの駆除など。

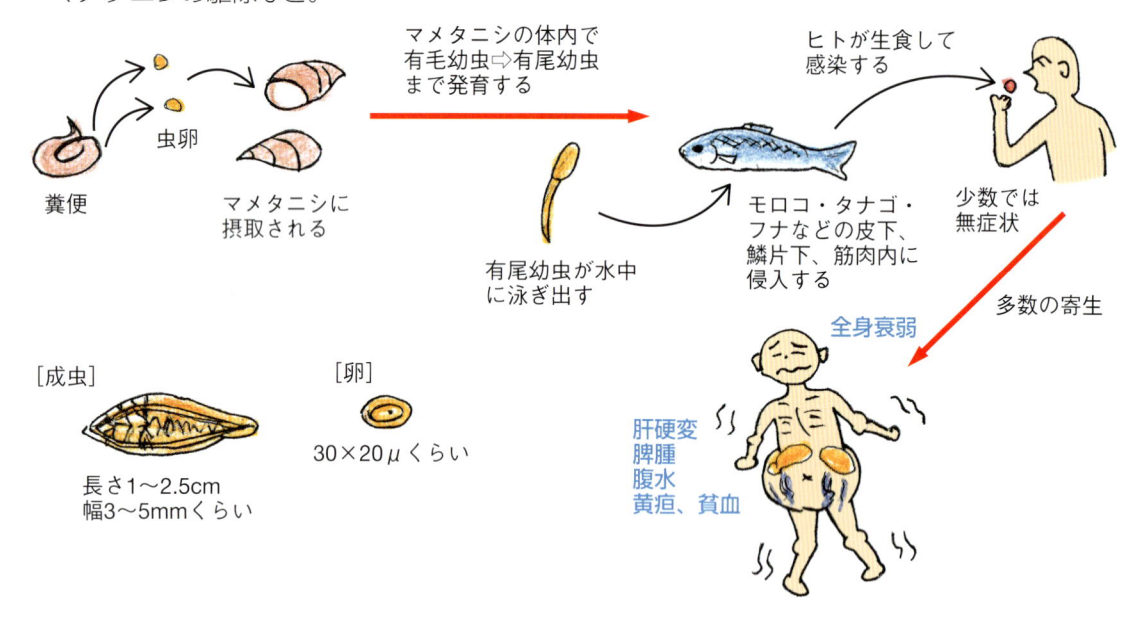

糞便 → 虫卵 → マメタニシに摂取される
マメタニシの体内で有毛幼虫⇨有尾幼虫まで発育する
有尾幼虫が水中に泳ぎ出す
モロコ・タナゴ・フナなどの皮下、鱗片下、筋肉内に侵入する
ヒトが生食して感染する
少数では無症状
多数の寄生
全身衰弱、肝硬変、脾腫、腹水、黄疸、貧血

[成虫] 長さ1〜2.5cm 幅3〜5mmくらい
[卵] 30×20μくらい

3）横川吸虫（*Metagonimus yokogawai*）

- 治療…ビルトリシド®、四塩化エチレンなど。
- 予防…アユを生食しないこと。

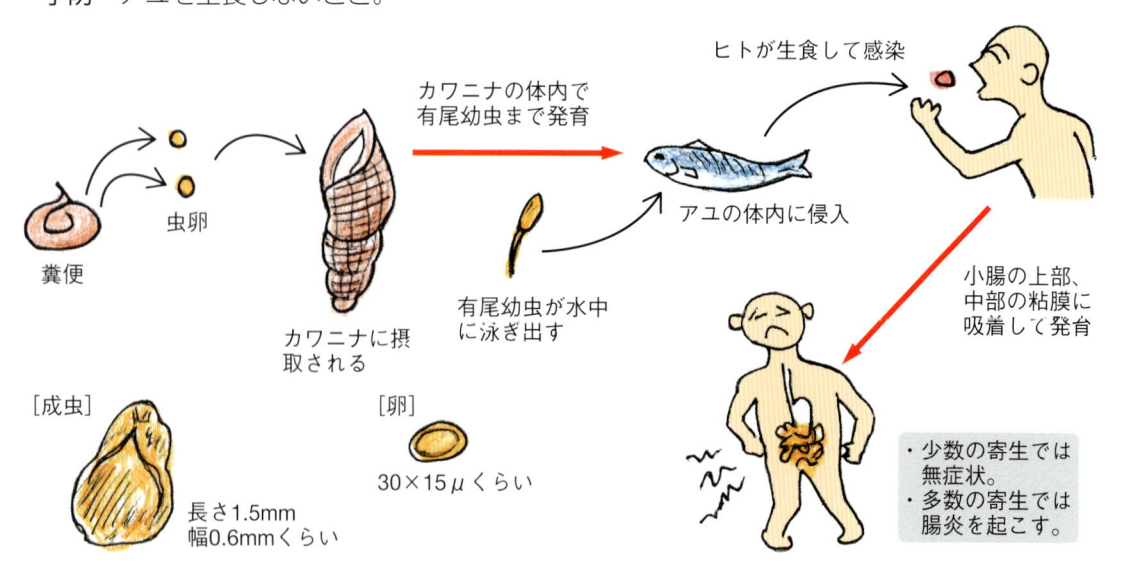

糞便 → 虫卵 → カワニナに摂取される
カワニナの体内で有尾幼虫まで発育
有尾幼虫が水中に泳ぎ出す
アユの体内に侵入
ヒトが生食して感染
小腸の上部、中部の粘膜に吸着して発育

[成虫] 長さ1.5mm 幅0.6mmくらい
[卵] 30×15μくらい

- 少数の寄生では無症状。
- 多数の寄生では腸炎を起こす。

4）高橋吸虫（*Metagonimus takahashii*）

- 治療…①保険適応外だがビルトリシド®も用いられることあり。②対症療法。
- 予防…コイやナマズを生食しないこと。

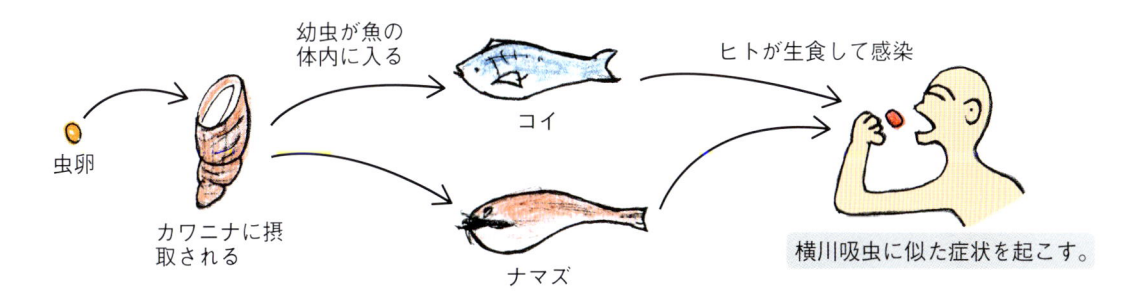

5）有害異形吸虫（*Heterophyes heterophyes nocens*）

- ボラ、メナダなどの魚の生食によって感染する（腸炎を起こす。子どもでは重症の全身症状を起こすことあり）。
- 治療…①トリクラベンダゾール（エガテン®）など。②対症療法。
- 予防…ボラやメナダを生食しないこと。

6）槍形吸虫（*Dicrocoelium dendriticum*）

- 治療…①保険適応外だがビルトリシド®も用いられることあり。②対症療法。
- 予防…カタツムリやナメクジ、ウシの肝臓を生食しないこと。

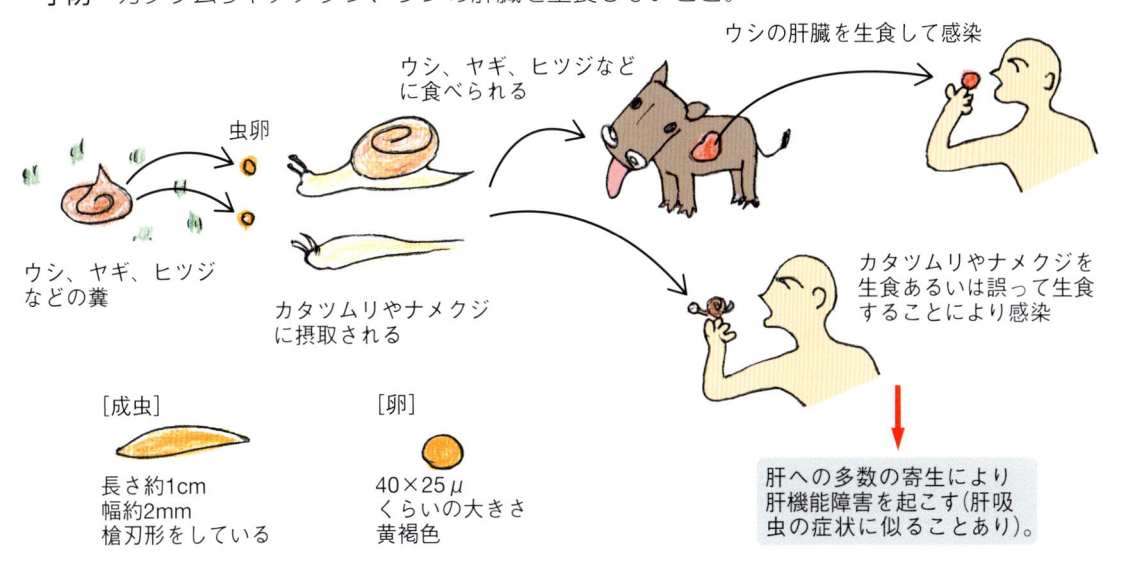

7）肝蛭(Fasciola hepatica)

- ウシ、ウマ、ヤギ、ヒツジなどの草食獣に感染が多い。
- 治療…トリクラベンダゾール(エガテン®)の投与。対症療法など。
- 予防…不潔な水を飲まないこと。ヒメモノアラガイの駆除など。

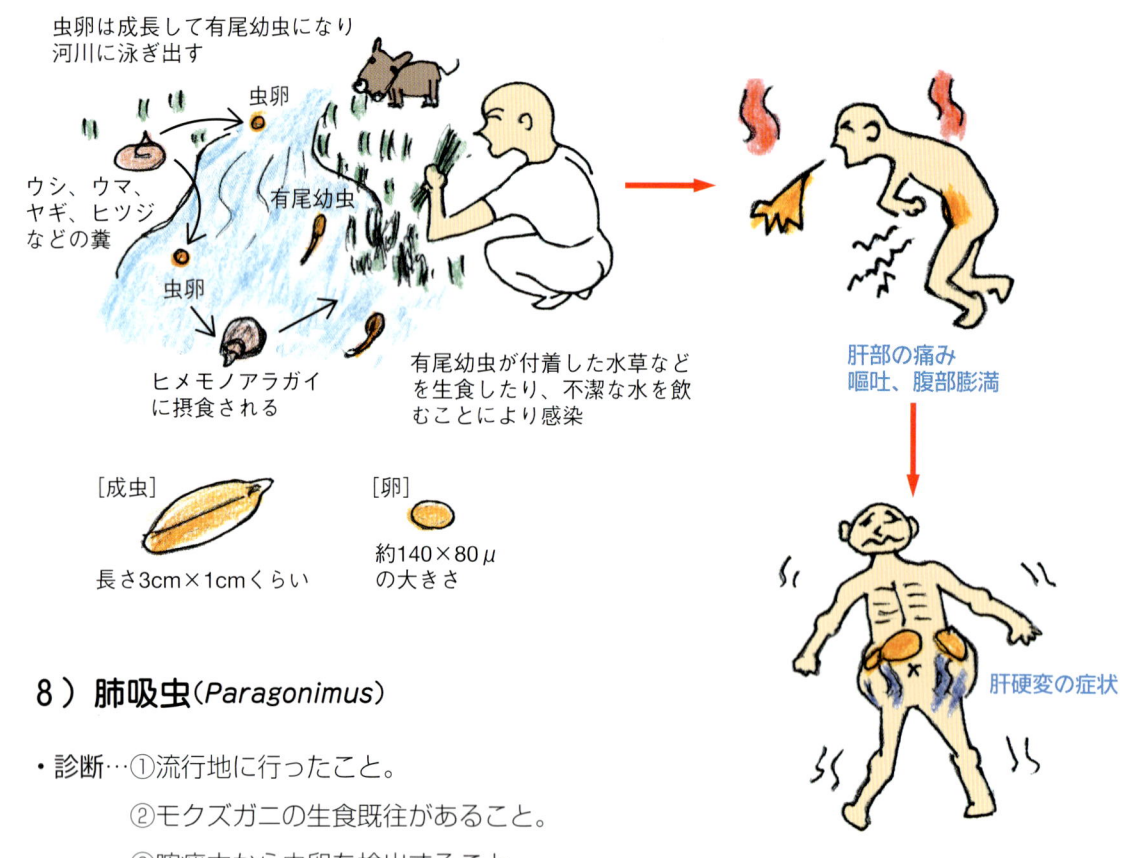

虫卵は成長して有尾幼虫になり河川に泳ぎ出す

ウシ、ウマ、ヤギ、ヒツジなどの糞

虫卵

有尾幼虫

ヒメモノアラガイに摂食される

有尾幼虫が付着した水草などを生食したり、不潔な水を飲むことにより感染

[成虫] 長さ3cm×1cmくらい

[卵] 約140×80μの大きさ

肝部の痛み
嘔吐、腹部膨満

肝硬変の症状

8）肺吸虫(Paragonimus)

- 診断…①流行地に行ったこと。
  - ②モクズガニの生食既往があること。
  - ③喀痰中から虫卵を検出すること。
  - ④喀痰が飲み込まれて糞便中に虫卵が検出されることもあり。
- 皮内反応、肺のX線検査(限局性の浸潤を伴った空洞所見)。
- 治療…プラジカンテル(ビルトリジド®)の投与。対症療法など。
- 予防…モクズガニの生食などの禁止。

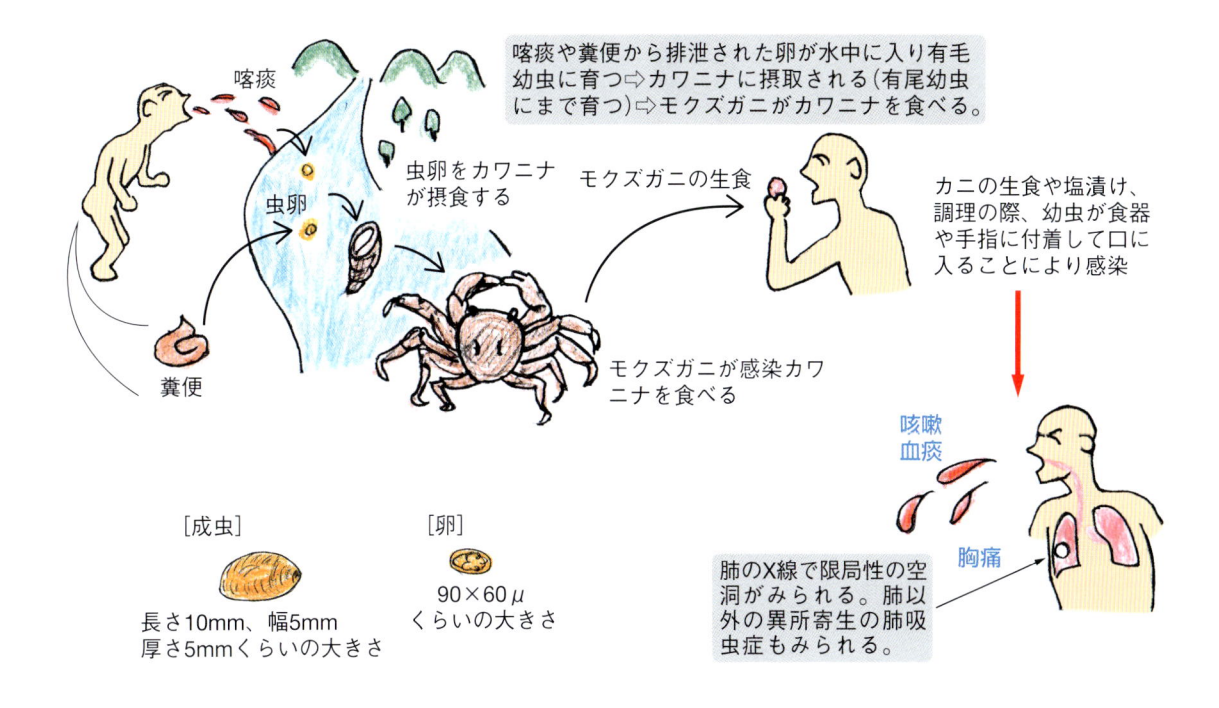

2 微生物感染症

＜原虫類＞

A ■ トキソプラズマ（*Toxoplasma gondii*）

- ネコ、イヌ、ブタなどに広く感染し、これらとの接触により伝染する（食肉業や屠場従業員にトキソプラズマ陽性例が多い）。
- 母体の妊娠中に初感染があるときトキソプラズマ症を起こすが、日本人の多くはトキソプラズマ抗体をもっているので発症頻度は少ない。
- 女性も妊娠以前に感染の既往があり、抗体をもっている。
- 通常は下痢は起こさない、便中に検出されることもない。
- **診断**…病原体の直接証明、皮内反応など。
- **治療**…スピラマイシン酢酸エステル（アセチルスピラマイシン®）やピリメタミン（ダラプリム®）、スルファジアジン（スルファジアジン®）などの投与。
- **予防**…ネコ、イヌなどの感染動物との接触を避ける。

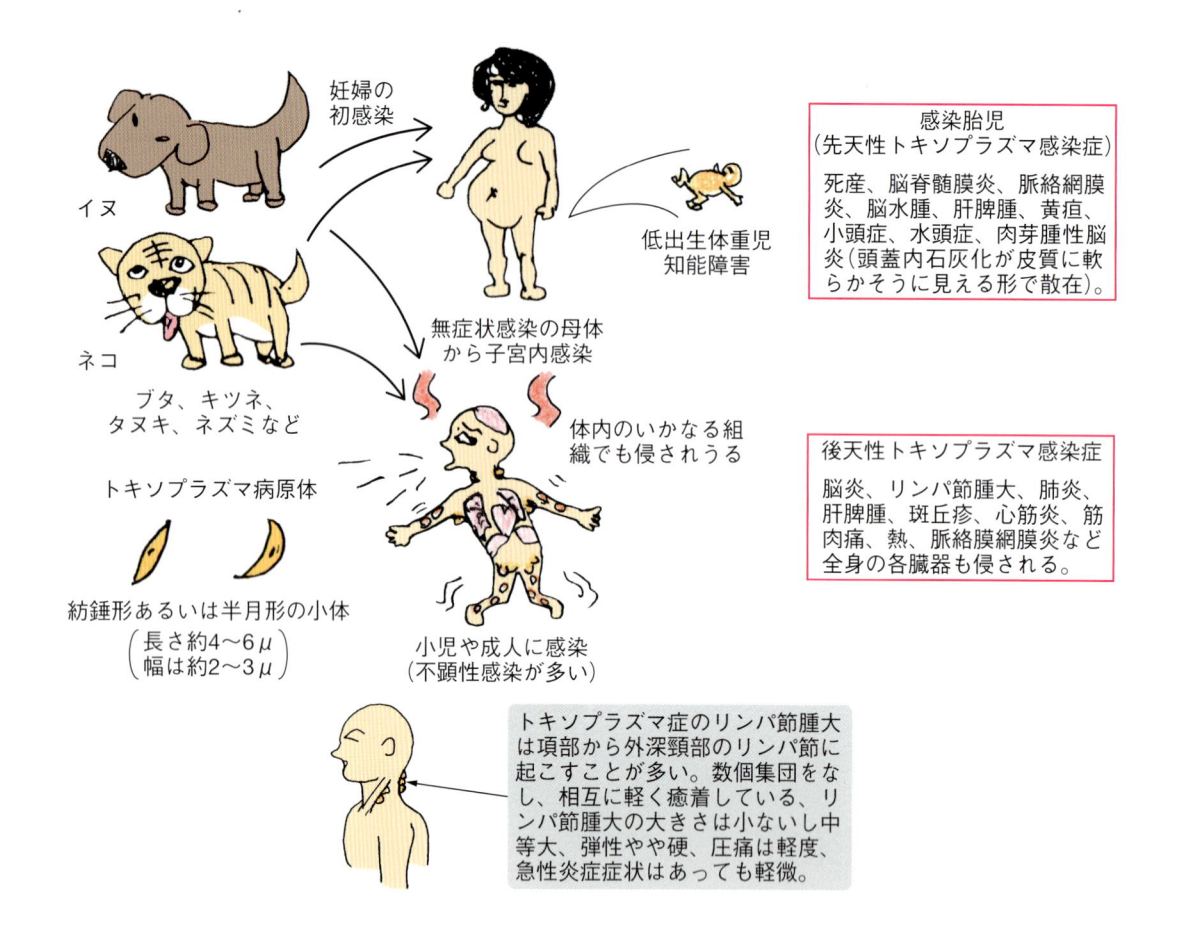

図中テキスト：
- イヌ
- ネコ
- ブタ、キツネ、タヌキ、ネズミなど
- トキソプラズマ病原体
- 紡錘形あるいは半月形の小体（長さ約4～6μ、幅は約2～3μ）
- 妊婦の初感染
- 低出生体重児 知能障害
- 無症状感染の母体から子宮内感染
- 体内のいかなる組織でも侵されうる
- 小児や成人に感染（不顕性感染が多い）

感染胎児（先天性トキソプラズマ感染症）
死産、脳脊髄膜炎、脈絡網膜炎、脳水腫、肝脾腫、黄疸、小頭症、水頭症、肉芽腫性脳炎（頭蓋内石灰化が皮質に軟らかそうに見える形で散在）。

後天性トキソプラズマ感染症
脳炎、リンパ節腫大、肺炎、肝脾腫、斑丘疹、心筋炎、筋肉痛、熱、脈絡膜網膜炎など全身の各臓器も侵される。

トキソプラズマ症のリンパ節腫大は項部から外深頸部のリンパ節に起こすことが多い。数個集団をなし、相互に軽く癒着している、リンパ節腫大の大きさは小ないし中等大、弾性やや硬、圧痛は軽度、急性炎症症状はあっても軽微。

B ■ クリプトスポリジウム (*Cryptosporidium par*)

- 検査…検便でオーシストの検出（下痢の極期には1mlあたり数百万～1千万個ものオーシストが検出）。
- 治療…①パロモマイシン（フマチン®）、ニタゾキサニド（アリニア®）の投与など。
  　　　②健常者では投薬は不要、脱水に注意。
  　　　③免疫機能低下者では対症療法と腸管外感染に対してアジスロマイシンやクラリスロマイシンを投与する。
- 経過…免疫機能低下者では再発を繰り返し予後は悪い。
- 予防など…①有効な治療薬がない。
  　　　　　②感染力が非常に強い。1～数個の経口摂取で感染する。
  　　　　　③病原体は消毒液では死滅しない。加熱あるいは乾燥が有効。
  　　　　　④下痢終息後も2週間はプールや公衆浴場を控える。

5. 寄生虫・微生物感染症

⑤手洗いの励行、生水を飲まない。

⑥患者の隔離は効果が望めない。

⑦持続性の非化膿性の下痢はクリプトスポリジウム以外にもアメーバ、鞭虫、ランブル鞭毛虫でも認められる。

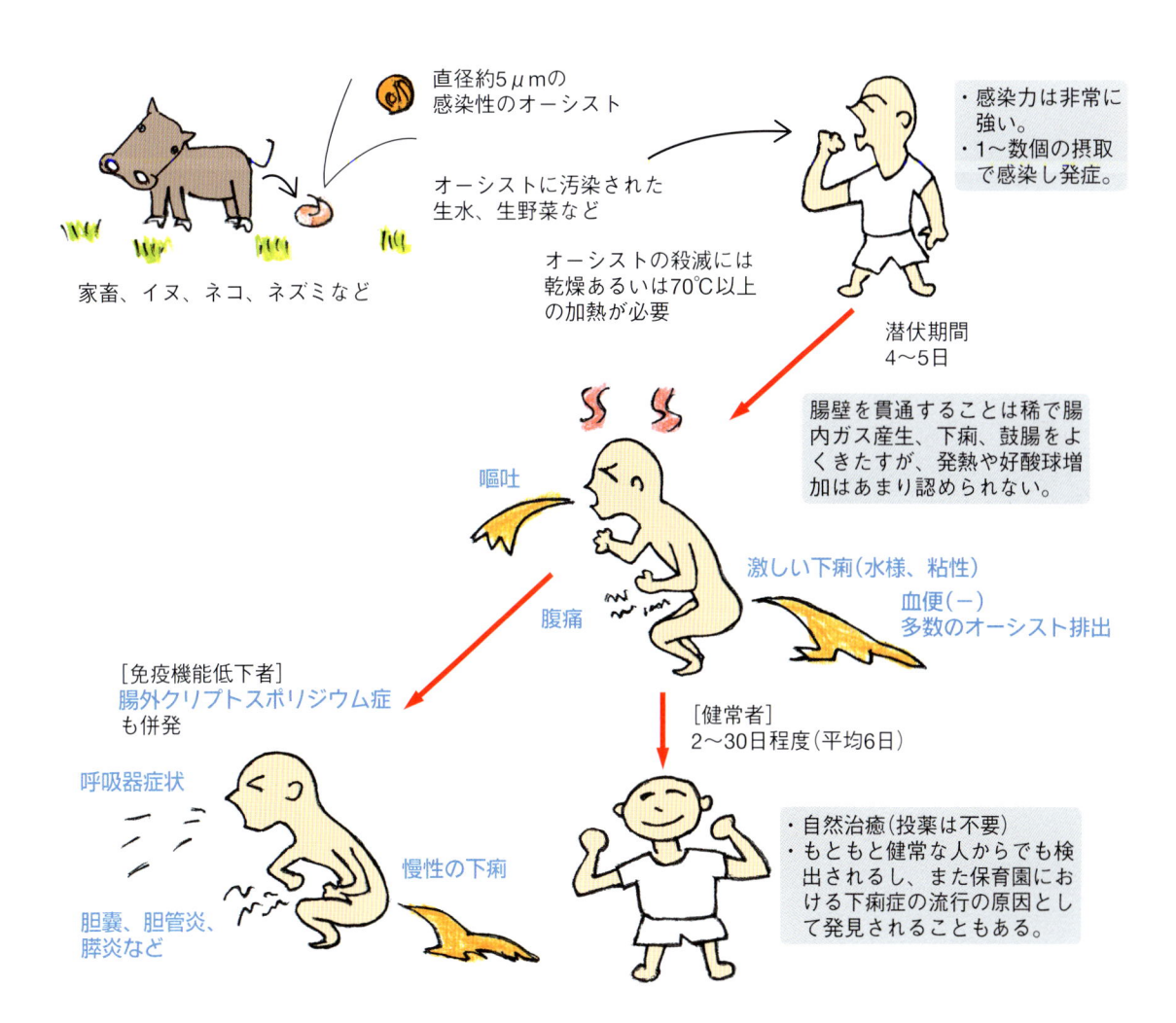

直径約5μmの感染性のオーシスト

オーシストに汚染された生水、生野菜など

オーシストの殺滅には乾燥あるいは70℃以上の加熱が必要

家畜、イヌ、ネコ、ネズミなど

・感染力は非常に強い。
・1〜数個の摂取で感染し発症。

潜伏期間 4〜5日

嘔吐

腹痛

激しい下痢（水様、粘性）
血便（−）
多数のオーシスト排出

腸壁を貫通することは稀で腸内ガス産生、下痢、鼓腸をよくきたすが、発熱や好酸球増加はあまり認められない。

［免疫機能低下者］
腸外クリプトスポリジウム症も併発

呼吸器症状

胆嚢、胆管炎、膵炎など

慢性の下痢

［健常者］
2〜30日程度（平均6日）

・自然治癒（投薬は不要）
・もともと健常な人からでも検出されるし、また保育園における下痢症の流行の原因として発見されることもある。

C ■ マラリア原虫（*Plasmodium*）

- 診断…マラリア原虫の検出など。
- 治療…塩酸キニーネ®、メフロキン（メファキン®）、マラロン®、リン酸クロロキン（アブロクロール®）、キニマックス®、リアメット®、プラスモトリム®、プリマキン®などの投与。

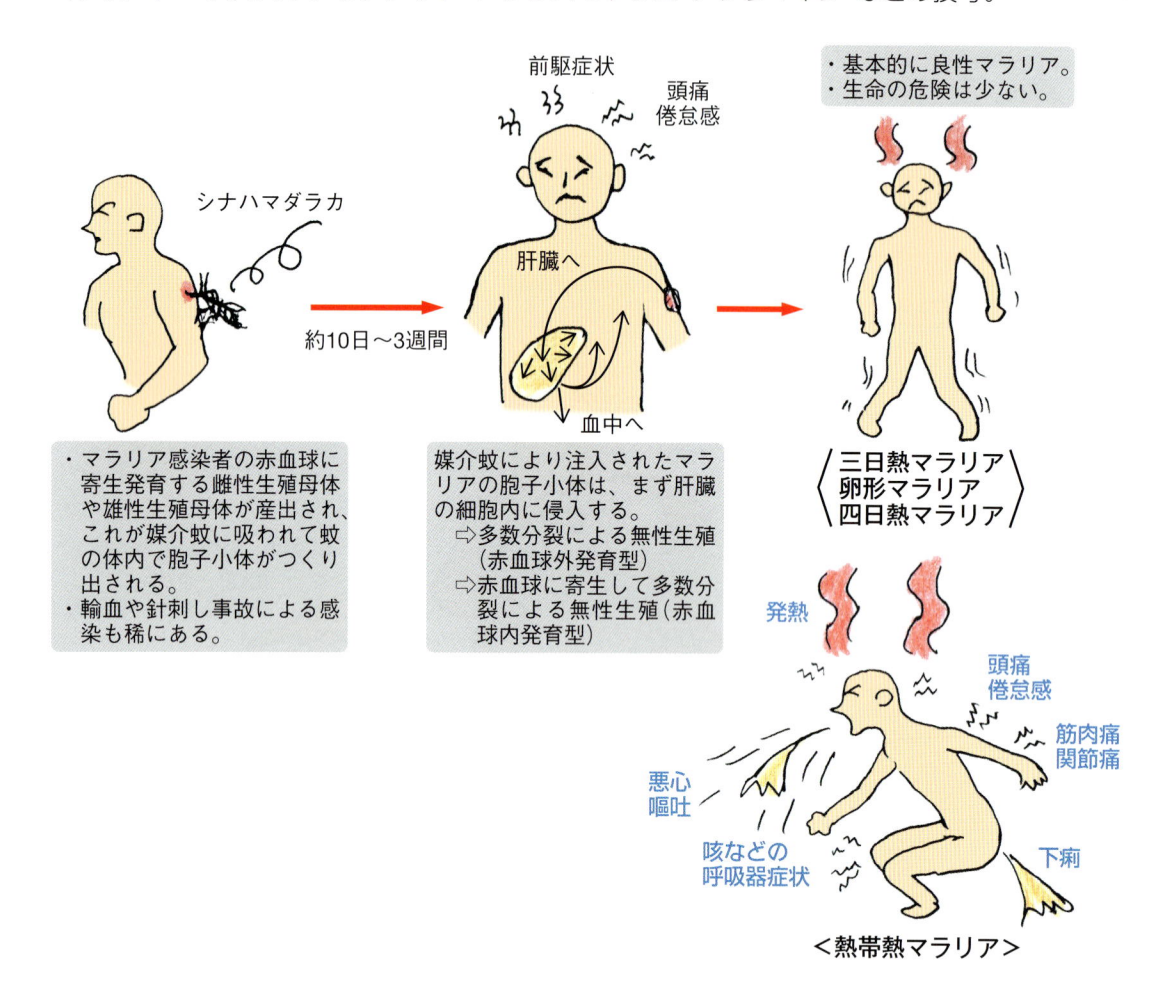

図中テキスト

シナハマダラカ

- マラリア感染者の赤血球に寄生発育する雌性生殖母体や雄性生殖母体が産出され、これが媒介蚊に吸われて蚊の体内で胞子小体がつくり出される。
- 輸血や針刺し事故による感染も稀にある。

約10日～3週間

前駆症状
頭痛
倦怠感

肝臓へ
血中へ

媒介蚊により注入されたマラリアの胞子小体は、まず肝臓の細胞内に侵入する。
⇨ 多数分裂による無性生殖（赤血球外発育型）
⇨ 赤血球に寄生して多数分裂による無性生殖（赤血球内発育型）

- 基本的に良性マラリア。
- 生命の危険は少ない。

〈三日熱マラリア
卵形マラリア
四日熱マラリア〉

発熱、頭痛、倦怠感、筋肉痛、関節痛、悪心、嘔吐、咳などの呼吸器症状、下痢

〈熱帯熱マラリア〉

1）三日熱マラリア原虫（*Plasmodium vivax*）

- 日本国内での自然感染マラリアの大半を占める。
- シナハマダラカが媒介する。
- 赤血球に寄生して分裂、発育する。
  ⇨ 赤血球が破壊され放出される。　｝48時間の周期
  ⇨ 新しい赤血球に寄生する。

1日目　2日目　3日目

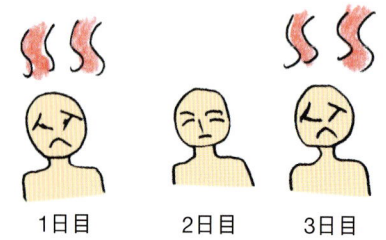

2）四日熱マラリア原虫(Plasmodium malariae)

- 主に熱帯地に分布。
- 発育周期は72時間。
- 慢性化するとネフローゼ症候群の合併あり。

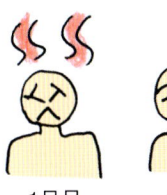

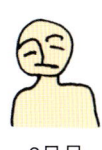

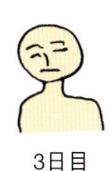

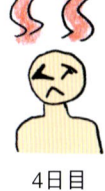

1日目　2日目　3日目　4日目

3）卵形マラリア原虫(Plasmodium ovale)

- 四日熱マラリア原虫に似た形態を示すが、発育周期は48時間。
- 比較的稀な種類。

4）熱帯熱マラリア原虫(Plasmodium falci)

- 病原性が最も強い。脳症や肺水腫、急性腎不全なども起こりうる。

D ■ ランブル鞭毛虫(Giardia lamblia)

- 熱帯地に多いが、ほとんど世界中でみられる。
- ジアルジア症(giardiasis)を発症する。
- 栄養型と囊子がある。
- 栄養型の鞭毛は運動の弱った虫でよく検出できる。

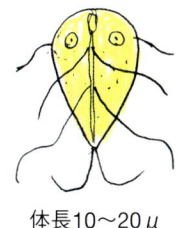

[栄養型]
- 原虫の1種
- 鞭毛を有する。
- 鞭毛は全部で4対ある。

体長10～20μ

[囊子]
- 囊子は無色の楕円体。
- 若い囊子では鞭毛や軸索もみられる。

長径8～12μ
短径7～10μ

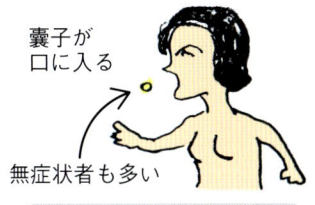

経口感染
(食事や飲水時)

囊子が口に入る

無症状者も多い

必ずしも常に病原性を有するとはみなされていない。

2～3週間
虫体が腸壁を貫通することは稀

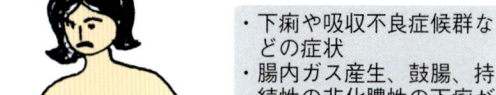

発熱(−)

- 下痢や吸収不良症候群などの症状
- 腸内ガス産生、鼓腸、持続性の非化膿性の下痢がみられる。
- 胆囊に増殖して胆囊炎を起こすことあり、胆管炎も起こりうる。

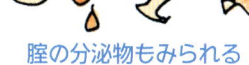

腟の分泌物もみられる

- ランブル鞭毛虫は腸壁を貫通することは稀で、腸内でガス産生、下痢、鼓腸をよくきたすが、熱（−）、好酸球増加（−）。
- 治療…メトロニダゾール（フラジール®）、アルベンダゾール（エスカゾール®）、パロモマイシン（フマチン®）、チニダゾール（ハイシジン®）、ニタゾキサニド（アリニア®）などの投与。
- 経過および予後は良好。感染者はよく手を洗うこと。

E ■ トリコモナス原虫（Trichomonas vaginalis）

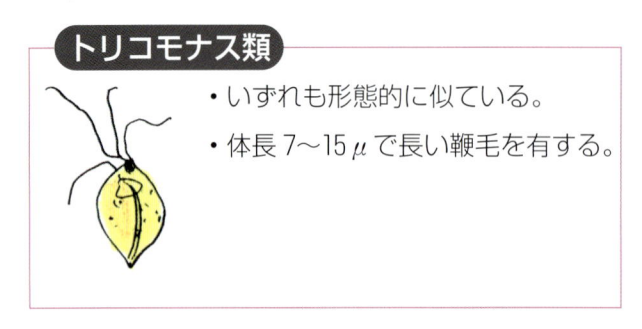

トリコモナス類
- いずれも形態的に似ている。
- 体長 7〜15μで長い鞭毛を有する。

1）腟トリコモナス（Trichomonas vaginalis）

- 婦人の腟内に広くみられる原虫。
- 男子の尿道にも繁殖し、尿道炎を起こす。
- 直接または間接の接触感染による。
- 治療…メトロニダゾール（フラジール®）、チニダゾール（ハイシジン®）などの投与。
- 予防…性交での感染の予防、衛生面での管理、手指の洗浄、消毒など。

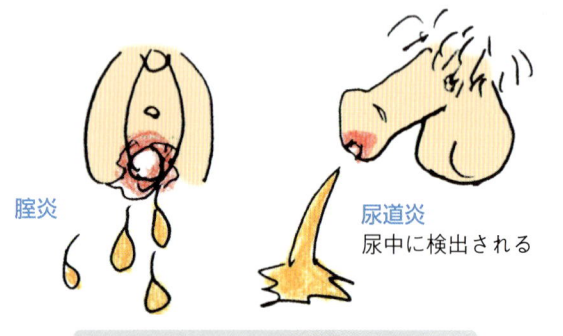

腟炎　　尿道炎
尿中に検出される

腟からの分泌物の増加、腟粘膜の発赤、腟液はアルカリ性を示すことが多い。

2）腸トリコモナス（Trichomonas hominis）

- ヒトの腸内で繁殖する。
- 下痢便中に検出される。
- 固形便中では死滅する。
- 病原性の有無は不定。

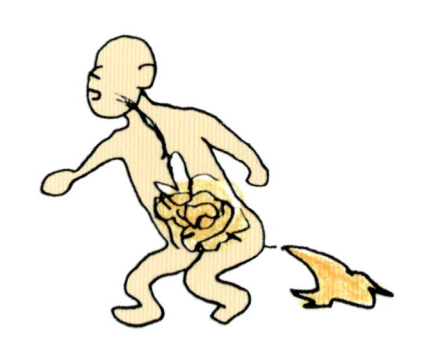

3）口腔トリコモナス（*Trichomonas tenax*）

- 全世界に広く分布し、口腔に寄生している。
- 病原性の有無は不定。

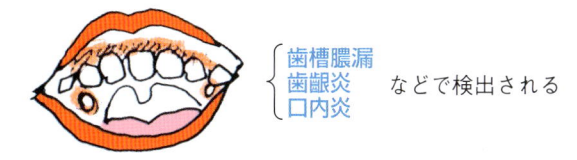

｛歯槽膿漏／歯齦炎／口内炎｝などで検出される

F ■ アメーバ属（*Entamoeba*）

1）赤痢アメーバ（*Entamoeba histolytica*）

- 糞便中などの嚢子がハエやゴキブリなどに摂食され、それがそのまま糞中に排出され、なんらかの形でヒトに経口摂取される。一般に男性に多い。
- 男性同性愛者にも多くみられ、性感染症（STD）の1つと考えられている。

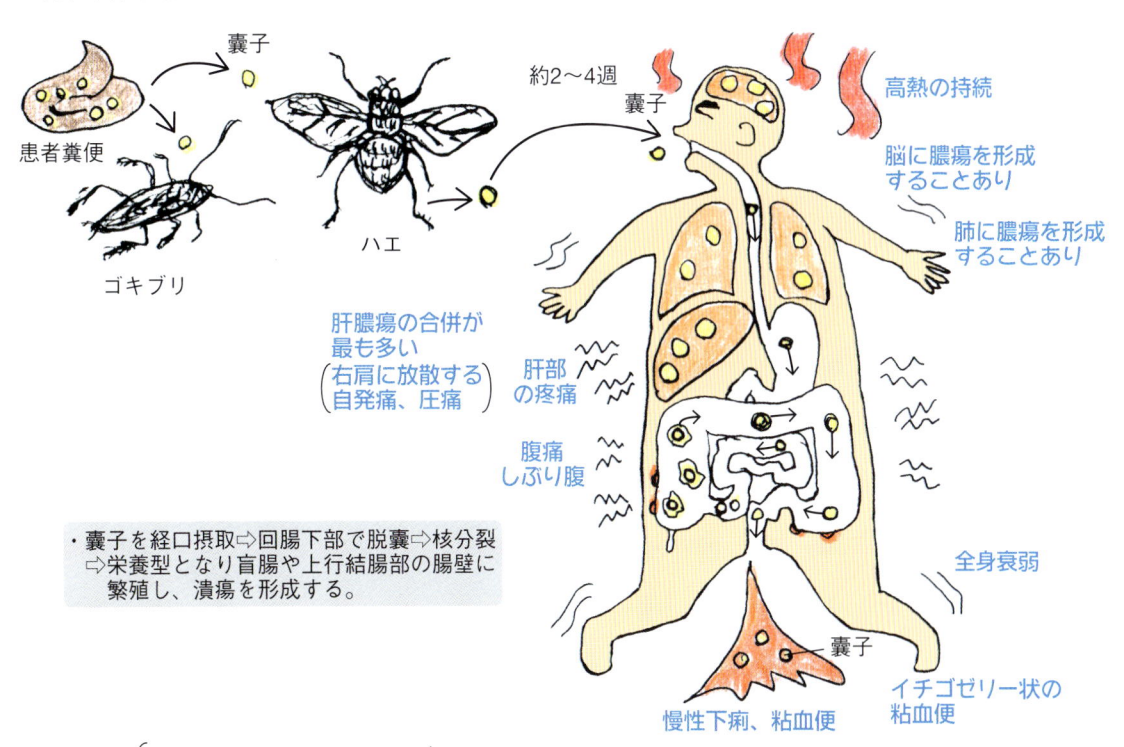

患者糞便 → 嚢子 → ゴキブリ・ハエ → 約2〜4週 → 嚢子

- 高熱の持続
- 脳に膿瘍を形成することあり
- 肺に膿瘍を形成することあり
- 肝膿瘍の合併が最も多い（右肩に放散する自発痛、圧痛）
- 肝部の疼痛
- 腹痛、しぶり腹
- 全身衰弱
- イチゴゼリー状の粘血便
- 慢性下痢、粘血便
- 嚢子

・嚢子を経口摂取⇒回腸下部で脱嚢⇒核分裂⇒栄養型となり盲腸や上行結腸部の腸壁に繁殖し、潰瘍を形成する。

⇒腸アメーバ症……… 潰瘍からの出血、粘液排出などの赤痢症状
　（アメーバ赤痢／アメーバ性大腸炎）　腹痛、下痢、粘血便の排出など
　慢性に経過し全身衰弱を引き起こす

⇒アメーバ性肝膿瘍……… 腸壁に繁殖した赤痢アメーバが門脈を通して肝臓内に入り、大小の球形の膿瘍を形成する肝部の疼痛、高熱⇒腹膜炎を起こすことあり
　（発熱（38〜40℃）／右季肋部痛、同部圧痛／嘔気、嘔吐、体重減少）

⇒アメーバ性肺膿瘍、アメーバ性脳膿瘍なども起こりうる
⇒無症状感染もある

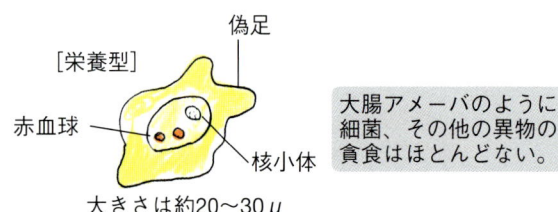

[栄養型]
偽足
赤血球
核小体
大きさは約20〜30μ
活動状態にある時期
（赤血球を貪食していることが多い）

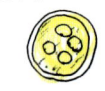

大腸アメーバのように細菌、その他の異物の貪食はほとんどない。

[囊子]
大きさは約6〜20μ
ほぼ球形

赤痢アメーバ保有者の糞便中に検出される。

- 熱帯から運ばれてきたばかりの亀とかイグアナも赤痢アメーバを持っている。しばらく日本にいるとなくなってくる。触った後はよく手を洗う必要がある。
- 診断…糞便中の赤痢アメーバを検出すること。内視鏡でアメーバによる潰瘍を証明。
- 治療…根治は難しいが、クロロキンなどの薬剤や抗菌薬、外科的治療など。メトロニダゾール（フラジール®）、パロモマイシン（フマチン®）、チニダゾール（ハイシジン®）などの薬剤も用いられることがある。
- 予防…囊子が経口摂取されないように食器、食物の衛生管理、水源の汚染を防ぐなど。

2）大腸アメーバ(Entamoeba coli)

- 世界でみられる普通の人体寄生原虫。
- 糞便内で増殖するのみで人体には非病原性と考えられている。

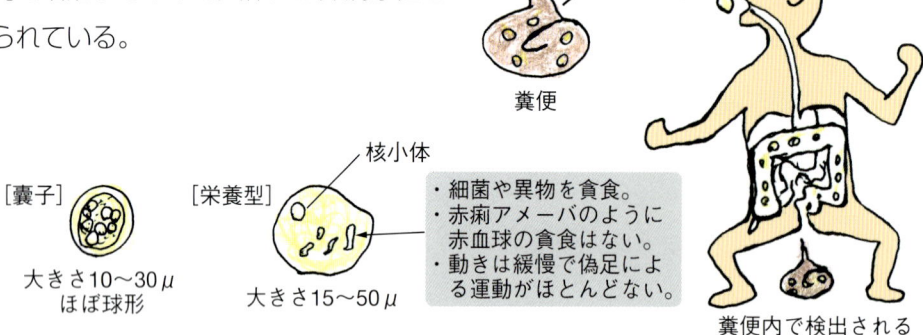

[囊子]
大きさ10〜30μ
ほぼ球形

[栄養型]
核小体
大きさ15〜50μ

- 細菌や異物を貪食。
- 赤痢アメーバのように赤血球の貪食はない。
- 動きは緩慢で偽足による運動がほとんどない。

糞便
糞便内で検出される

3）歯肉アメーバ(Entamoeba gingivalis)

- ヒトの歯肉の周囲に普通に検出される。
- 歯槽膿漏症に多く検出される。
- 病原性はないと考えられている。
- その他、ヨードアメーバ、矮小アメーバ、二核アメーバなどがあるが、いずれも非病原性と考えられている。

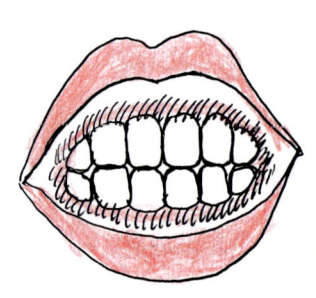

3 その他の感染症

A ■ 細菌性赤痢(shigellosis)

- 赤痢の臨床像はさまざまである。数日間の水様便から高熱、腹痛や全身性痙攣を伴う重症のものまである。
- 小児では約50%に嘔吐がみられ約60%以上が発熱する。10〜35%に痙攣がみられ、約40%に血便がみられる。
- 痙攣が下痢に先立って起こることが多い。
- 発熱は通常3日ほど続き、下痢は1週間以内に治まる傾向がある。

赤痢菌の分類

- A群(志賀赤痢菌；*Shigella dysenteriae*)…志賀毒素を産生する
- B群(フレクスナー赤痢菌；*S. flexneri*)
- C群(ボイド赤痢菌；*S. boydii*)
- D群(ソンネ赤痢菌；*S. sonnei*)…日本国内では70〜80%くらい

- 検査所見…①白血球増加、赤沈亢進、CRP高値などの炎症所見、大腸内視鏡など。
　　　　　②確定診断は糞便培養からの菌検出。
- 治療…①ニューキノロン薬、第3世代のセファロスポリンなど。
　　　　②対症療法(水分、電解質の補給など)
- 経過・予後…1週間程度で回復し、予後は一般的に良好。
- 予防など…手洗いの励行、徹底など。

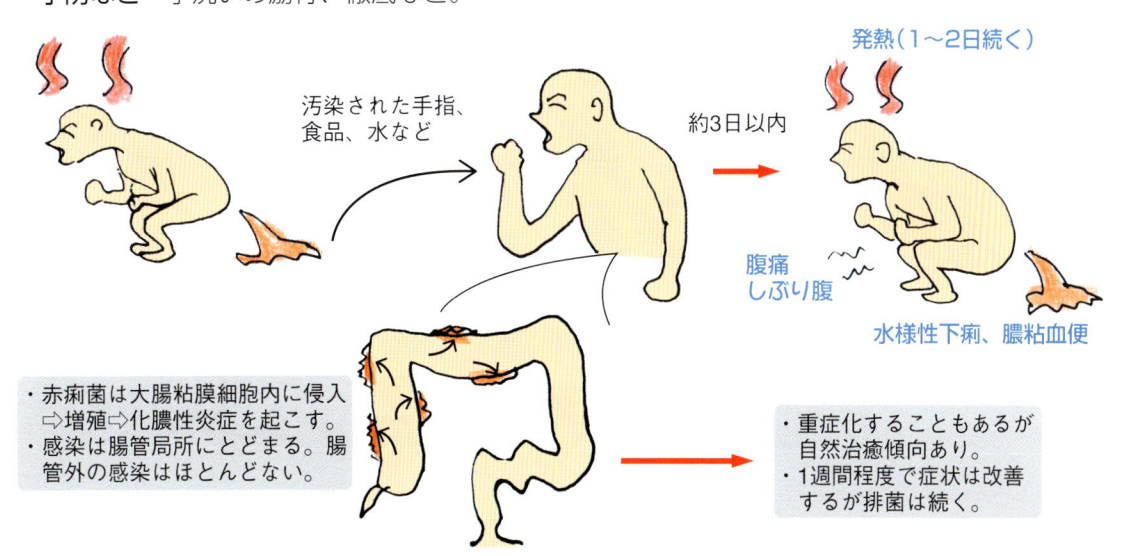

発熱(1〜2日続く)
汚染された手指、食品、水など
約3日以内
腹痛
しぶり腹
水様性下痢、膿粘血便

- 赤痢菌は大腸粘膜細胞内に侵入⇒増殖⇒化膿性炎症を起こす。
- 感染は腸管局所にとどまる。腸管外の感染はほとんどない。

- 重症化することもあるが自然治癒傾向あり。
- 1週間程度で症状は改善するが排菌は続く。

B ■ 皮膚結核症(cutaneous tuberculosis, tuberculosis cutis)

1）尋常性狼瘡(lupus vulgaris)

- 結核菌に免疫のある人に生じた限局性の肉芽病巣。
- 治療…抗結核薬の投与。
- 予後…一般的に良好だが、醜形を残すことあり。一部癌化もありとのこと。

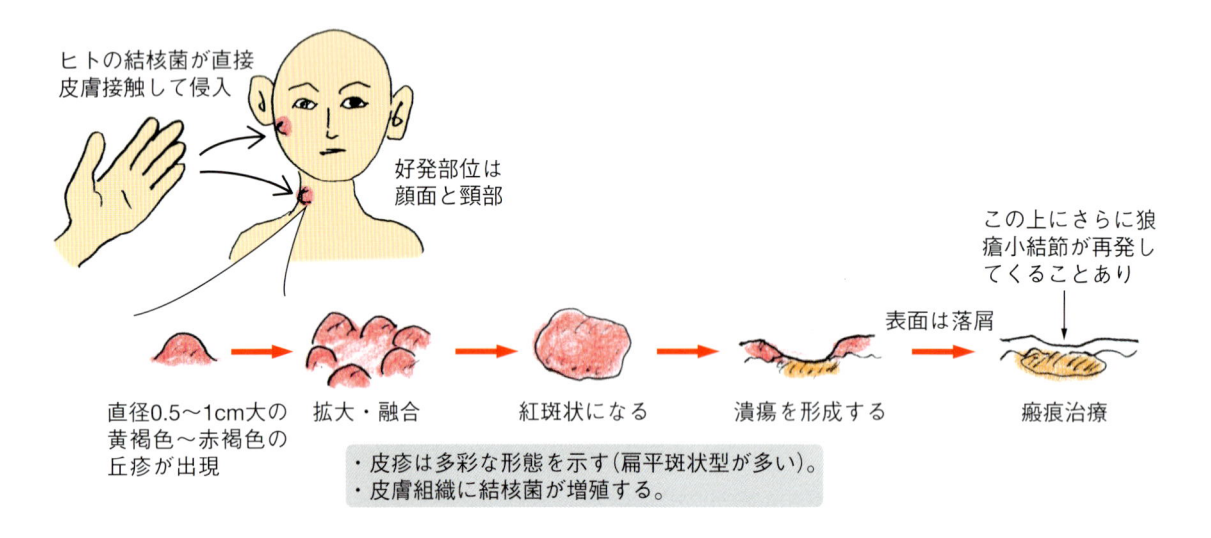

ヒトの結核菌が直接皮膚接触して侵入

好発部位は顔面と頸部

直径0.5～1cm大の黄褐色～赤褐色の丘疹が出現 → 拡大・融合 → 紅斑状になる → 潰瘍を形成する → 表面は落屑 瘢痕治療

この上にさらに狼瘡小結節が再発してくることあり

- 皮疹は多彩な形態を示す(扁平斑状型が多い)。
- 皮膚組織に結核菌が増殖する。

■ 参考：顔面播種状粟粒性狼瘡(lupus miliaris disseminatus faciei；LMDF)

- 思春期に多くみられる。
- 顔面の上下眼瞼、頰、鼻側、側頸部、体幹などに左右対側性に直径0.5～1cm大くらいの暗赤色の丘疹、小膿疱が発症する。
- 慢性に経過し、難治性のことが多い。

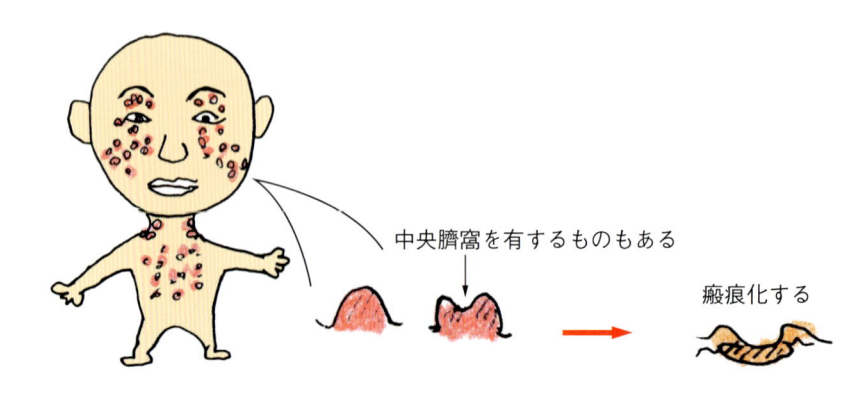

中央臍窩を有するものもある

瘢痕化する

2）皮膚疣状結核(tuberculosis verrucosa cutis)

- 治療…抗結核薬の投与。
- 予後…一般的に良好で慢性化するが、癌化はほとんどみられない。

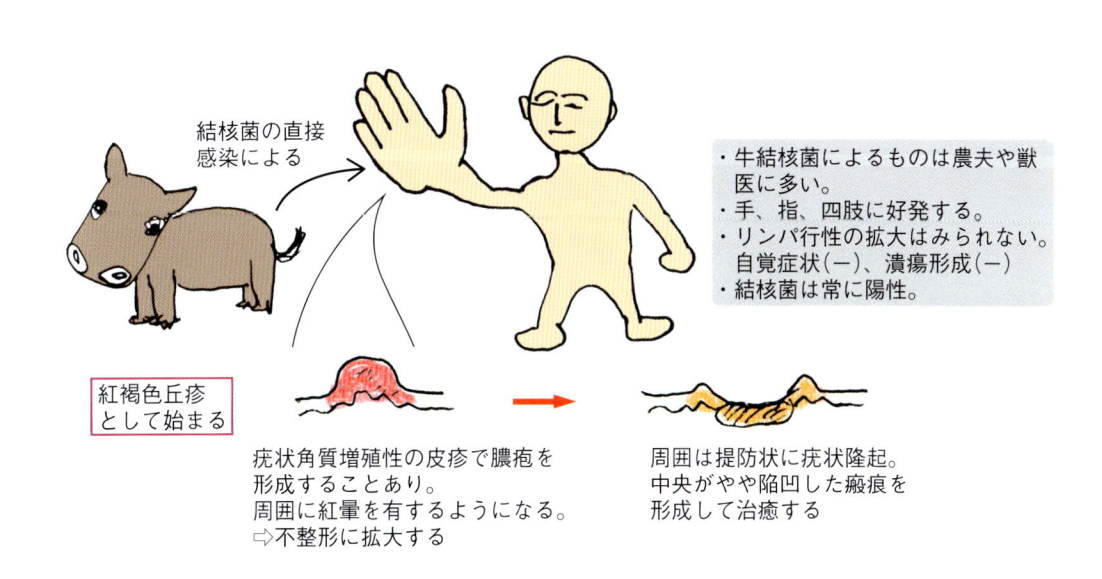

結核菌の直接感染による

- 牛結核菌によるものは農夫や獣医に多い。
- 手、指、四肢に好発する。
- リンパ行性の拡大はみられない。自覚症状(－)、潰瘍形成(－)
- 結核菌は常に陽性。

紅褐色丘疹として始まる

疣状角質増殖性の皮疹で膿疱を形成することあり。
周囲に紅暈を有するようになる。
⇨不整形に拡大する

周囲は堤防状に疣状隆起。
中央がやや陥凹した瘢痕を形成して治癒する

参考文献

1) 東京都立清瀬小児病院（編）：実践で役立つ小児外来診療指針．永井書店，大阪，2004．
2) 倉辻忠俊（編）：いざというとき役に立つ小児診療のコツ．羊土社，東京，2004．
3) 武田武夫，畑江芳郎，西　基（監）：STEP 小児科．海馬書房，東京，2004．
4) 医師国試編集委員会（編企）：パワーアップ医師国試問題集 95-96 年版臨床実地問題；小児科学．医学教育出版社，東京，1994．
5) 清水勘治：小解剖学書．金芳堂，京都，1977．
6) 藤本吉秀，桑原武夫，佐藤文雄：小外科学書．金芳堂，京都，1978．
7) 上野賢一：小皮膚科書．改訂第 2 版，金芳堂，京都，1978．
8) 広戸幾一郎：小耳鼻咽喉科書．改訂第 3 版，金芳堂，京都，1979．
9) 谷　道之：小眼科書．改訂第 2 版，金芳堂，京都，1978．
10) 肥田野　信：カラーアトラス小児皮膚疾患 100 例．改訂第 2 版，日本医事新報社，東京，1975．
11) ロバート・J・イェトマン，マーク・D・ホーマン：研修医のための小児科診療 500 問．メジカルビュー社，東京，2007．
12) 五十嵐　隆，水口　雅（編）：専門医をめざす小児科試験問題集．中山書店，東京，2009．
13) 阿部正和，荒木淑郎，大澤　忠，ほか（編）：臨床診断学；検査編．医学書院，東京，1978．
14) 阿部正和，荒木淑郎，大澤　忠，ほか（編）：臨床診断学；診察編．医学書院，東京，1977．
15) 折笠精一（監），香川　征，赤座英之（編）：標準泌尿器科学．改訂第 7 版，医学書院，東京，2005．
16) 浦部晶夫，島田和幸，川合眞一（編）：今日の治療薬；解説と便覧．南江堂，東京，2012．
17) 日野原重明，安部井　徹，岡安大仁，ほか：ナースに必要な診断の知識と技術．医学書院，東京，1980．
18) 図解診療基本手技．medicina 臨時増刊特集号 23(13)：1986．
19) 感染症の診断・治療研究会（編）：感染症の診断・治療ガイドライン．日本医師会雑誌臨時増刊 122(1)：1999．
20) 清水喜八郎（監）：感染症の現況と対策．日本医師会雑誌臨時増刊 110(11)：1993．
21) 堀　誠，塙　賢二（編）：小児感染症診療必携；厚生省感染症サーベイランスによる．文光堂，東京，1983．
22) 佐々　学：人体病害動物学；その基礎・予防・臨床・治療．改訂第 4 版，医学書院，東京，1978．
23) 鈴木了司：寄生虫の世界．NHK 出版，東京，1999．

24）西岡　清，宮地良樹（編）：実地医科のための皮膚病診療 Q & A．南光堂，東京，1981．
25）戸田　浄：イラスト皮膚科．文光堂，東京，1990．
26）竹内　勝：カラーアトラス皮膚疾患 100 例．改訂第 7 版，日本医事新報社，東京，1981．
27）平出文久，初鹿信一（訳）：耳鼻咽喉科診断アトラス．医歯薬出版，東京，1991．
28）古澤新平，金山正明，橋本博史（編）：臨床検査診断マニュアル．改訂第 2 版，永井書店，大阪，2005．
29）日本小児科学会（編）：日本小児科学会雑誌．
30）日本小児科医会（編）：日本小児科医会雑誌．
31）日本内科学会（編）：日本内科学会雑誌．
32）日本臨床内科医会（編）：日本臨床内科医会会誌．
33）東京内科医会（編）：東京内科医会会誌．

おわりに

　本書は私が研修医時代からのメモや論文、雑誌、成書の一部などの切り抜きを参考にして書いたものが中心であり、図のほとんどは私自身のオリジナルですが、引用した論文や雑誌、成書などは数え切れないほどあります。手元に残っているもののみを文献として記載しましたが、その他の文献をすべて本書に記載できなかったことを申し訳なく思っております。

　読者の皆様のお役に立てるものと信じて本書を書き上げましたが、不備なところもあるかと思われます。再版の機会が得られるようであれば、そこで修正したいと思っておりますので、よろしくお願い申し上げます。

　最後に、本書が出版されるにあたって、(株)ぱーそん書房の代表取締役である山本美惠子社長をはじめ、髙山静会長、また近野さくらさんやスタッフの皆さんには並々ならぬご尽力を頂き、誠にありがとうございました。ここに感謝の意を表します。

平成 26 年 2 月吉日

趙　重文

和文索引

あ

アカントアメーバ角膜炎　16
アタマジラミ　95
アテローム　74
アデノイドの肥大　49
アデノウイルス　11,50
アニサキス　125
アポクリン汗　63
　──疹　77
アメーバ　147
　──，歯肉　43,149
　──，赤痢　147
　──，大腸　148
アメリカ鉤虫　126
アライグマの回虫　125
アレルギー性結膜炎　8
足白癬　82
汗貯留症候群　75

い

イエダニ　98
イヌ回虫　124
インフルエンザ菌　58
　──による結膜炎　9
異型リンパ球　54
一側性扁桃肥大　49
咽後膿瘍　57
咽頭　27
　──結膜熱　11
　──ジフテリア　52,56
　──扁桃炎　50
　──扁桃肥大　49
咽頭炎　46
　──，顆粒性　47
　──，急性カタル性　46
　──，側索性　47
　──，慢性萎縮性　46
　──，慢性カタル性　46
陰窩性扁桃炎　52
陰茎　110
陰股部白癬　81

陰唇癒合　120
陰嚢カンジダ症　117
陰嚢白癬　116

う

ウイルス性結膜炎　8,11

え

エキノコックス　135
エクリン汗　62
壊死性痤瘡　72

お

おむつ皮膚炎　65

か

カタル性角膜潰瘍　15
カプノサイトファーガ・カニモルサス感染症　93
カンジダ症　85
　──，陰嚢　117
　──，外陰腟　118
　──，口腔　43
　──，深在性　85
　──，乳児播種状　86
　──，表在性　85
カンジダ性間擦疹　86
カンジダ性指趾間びらん症　86
カンジダ性爪周囲炎　86
化膿性アポクリン汗腺炎　78
化膿性汗孔炎　78
化膿性結膜炎　14
化膿性連鎖球菌感染症　53
仮性クループ　59
痂皮性膿痂疹　69
顆粒性咽頭炎　47
鵞口瘡　43
回虫　122
　──，アライグマの　125
　──，イヌ　124

　──，ネコ　124
疥癬　98
　──，爪　100
　──，乳児の　99
　──，ノルウェー　100
外陰腟カンジダ症　118
外耳道　21
外耳道炎　32,33
　──，急性出血性　32
　──，広汎性　33
　──，真菌性　33
角化型白癬　82
角結膜炎　12,13
　──，ヘルペス性急性　13
　──，流行性　12
角膜　5
　──真菌症　16
角膜炎　15
　──，アカントアメーバ　16
　──，コンタクトレンズ　16
　──，点状表在　15
広東住血線虫　127
汗孔(周囲)炎　77
　──，乳児化膿性　78
汗疹　75
　──，アポクリン　77
　──，紅色　76
　──，深在性　76
　──，水晶様　75
汗疱状白癬　82
肝吸虫　138
肝蛭　140
感染性結膜炎　7
眼窩腫瘍　40
眼窩蜂窩織炎　20,40
眼瞼　1
　──縁炎　19
　──の感染症　18
眼部帯状疱疹　20
眼部単純疱疹　19
頑癬　81
顔面播種状粟粒性狼瘡　150

き

キーゼルバッハ部位 23
亀頭包皮炎 118
偽膜性結膜炎 10, 12
吸虫 137
　——, 肝 138
　——, 高橋 139
　——, 日本住血 137
　——, 肺 140
　——, 槍形 139
　——, 有害異形 139
　——, 横川 138
急性カタル性咽頭炎 46
急性カタル性結膜炎 9
急性化膿性耳下腺炎 44
急性化膿性中耳炎 34
急性限局性外耳道炎 32
急性喉頭炎 59
急性喉頭蓋炎 58
急性出血性結膜炎 13
急性上顎洞炎 39
急性錐体尖端炎 30
急性単純性中耳炎 34
急性中耳炎 34
急性乳様突起炎 30
急性副鼻腔炎 39
急性扁桃炎 51
急性濾胞性結膜炎 10
狂犬病 91
蟯虫 121

く

クラミジア結膜炎 14
クリプトスポリジウム 142

け

ケジラミ 96
ケルスス禿瘡 80
結核(症) 150, 151
　——, 皮膚 150
　——, 皮膚疣状 151
結膜炎 7, 8, 9, 10, 14
　——, アレルギー性 8

　——, インフルエンザ菌による 9
　——, ウイルス性 8, 11
　——, 化膿性 14
　——, 感染性 7
　——, 偽膜性 10, 12
　——, 急性カタル性 9
　——, 急性出血性 13
　——, 急性濾胞性 10
　——, クラミジア 14
　——, 細菌性 8, 9
　——, フリクテン性 14
　——, 慢性カタル性 10
　——, 慢性 10
　——, 慢性濾胞性 10
　——, 連鎖球菌による 9
結膜の出血 7

こ

コクサッキーウイルス 48
コロモジラミ 96
コンタクトレンズ角膜炎 16
睾丸 110
　——, 副 110
口蓋扁桃 25
口角炎 41
口角びらん症 42
口腔カンジダ症 43
口腔底蜂窩織炎 45
口腔トリコモナス 147
口唇ヘルペス 41
広節裂頭条虫 132
広汎性外耳道炎 33
紅色汗疹 76
紅斑 85, 101
　——, 乳児カンジダ性 85
　——, 乳児寄生菌性 85
　——, 慢性遊走性 101
咬刺傷 89, 93
喉頭 27
　——ジフテリア 56
喉頭炎 59
　——, 急性 59
　——, 声門下 59
　——, 慢性 59
鉤虫 125

　——, アメリカ 126
　——, ズビニ 125

さ

サナダムシ 132
痤瘡 72
　——, 壊死性 72
　——, 尋常性 71
　——, 痘瘡状 72
　——, 毛囊虫性 72
再発性角膜ヘルペス 16
細菌性結膜炎 8, 9
細菌性赤痢 149
霰粒腫 19

し

シラミ 95
　——, アタマ 95
　——, ケ 96
　——, コロモ 96
　——, トコ 97
ジアルジア症 145
ジフテリア 56
　——, 咽頭 52, 56
　——, 喉頭 56
　——, 鼻 56
　——, 扁桃 56
趾間白癬 82
歯咬症 89, 90
　——(ネコ, イヌ) 90
　——(ヒト) 89
歯根膿疱 43
歯槽膿漏症 43
歯肉アメーバ 43, 149
耳介後部の腫脹 30
耳介軟骨炎 29
耳垢 21
耳癤 32
耳漏 32
舌 26
重症熱性血小板減少症候群 103
縮小条虫 136
女性器 112
小痂皮性膿痂疹 69

ii

索引

小水疱鱗屑型白癬　82
上強膜炎　17
条虫　132
　　——，広節裂頭　132
　　——，縮小　136
　　——，マンソン裂頭　132
　　——，無鉤　133
　　——，有鉤　134
　　——，矮小　136
真菌性外耳道炎　33
真珠腫　37
深在性カンジダ症　85
深在性汗疹　76
滲出性中耳炎　35
尋常性痤瘡　71
尋常性毛瘡　74
尋常性狼瘡　150
腎臓　108

す

スポロトリコーシス　87
ズビニ鉤虫　125
水晶体　6
水晶様汗疹　75
水疱性膿痂疹　68

せ

声門下喉頭炎　59
精索　111
精巣　110
　　——捻転症　119
精巣上体　110
　　——炎　119
精囊　111
赤痢　147, 149
　　——アメーバ　147
　　——，細菌性　149
癤　72
　　——腫症　73
　　——，耳　32
旋毛虫　129
線虫　121
　　——，広東住血　127
　　——，東洋毛様　127
　　——，糞　128

前立腺　112

そ

側索性咽頭炎　47

た

ダニ　98, 101
　　——媒介脳炎　102
　　——，イエ　98
　　——，マ　101, 103
多房性包虫　135
唾液管拡張症　45
唾石症　45
体部白癬　81
帯状疱疹　31
　　——，眼部　20
大腸アメーバ　148
高橋吸虫　139
丹毒　30
単純性腎盂腎炎　115
単純性尿路感染症　115
単純性膀胱炎　115
単純ヘルペスウイルス　41, 44
単房性包虫　135
男性器　109

ち

チャドクガ　106
蓄膿症　39
腟トリコモナス　146
中耳炎　34, 35
　　——，急性化膿性　34
　　——，急性単純性　34
　　——，急性　34
　　——，滲出性　35
　　——，慢性　35
　　——，癒着性　37
腸トリコモナス　146

つ

ツツガムシ病　104
爪疥癬　100
爪白癬　83

て

手白癬　82
点状表在角膜炎　15
伝染性単核球症　54
伝染性軟属腫　66
伝染性膿痂疹　68
癜風　84

と

とびひ　68
トキソプラズマ　141
トコジラミ　97
トラコーマ　14
トリコモナス　146
　　——，口腔　147
　　——，腟　146
　　——，腸　146
ドクガ　106
　　——，チャ　106
東洋毛様線虫　127
痘瘡状痤瘡　72
頭部白癬　79

な

夏かぜ　47
南京虫　97

に

にきび　71
　　——ダニ症　72
ニコルスキー現象　70
日本紅斑熱　103
日本住血吸虫　137
乳児カンジダ性紅斑　85
乳児化膿性汗孔炎　78
乳児寄生菌性紅斑　85
乳児多発性汗腺膿瘍　78
乳児臀部肉芽腫　65
乳児の疥癬　99
乳児播種状カンジダ症　86
尿路感染症　114
　　——，単純性　115

iii

―――，複雑性　116

ね

ネコ回虫　124
ネコノミ　94
ネコひっかき病　92
熱性疱疹　41
粘液瘤　40

の

ノミ　94
　　―――，ネコ　94
　　―――，ヒト　94
ノルウェー疥癬　100
膿痂疹　68,69
　　―――様湿疹　69
　　―――，痂皮性　69
　　―――，小痂皮性　69
　　―――，水疱性　68
　　―――，伝染性　68
　　―――，ボックハルト　73
膿瘍　50,57
　　―――，咽後　57
　　―――，扁桃周囲　50

は

はやり目　11
バンクロフト糸状虫　131
肺吸虫　140
白癬　79,81,82,83,116
　　―――疹　83
　　―――，足　82
　　―――，陰股部　81
　　―――，陰囊　116
　　―――，角化型　82
　　―――，汗疱状　82
　　―――，趾間　82
　　―――，小水疱鱗屑型　82
　　―――，体部　81
　　―――，爪　83
　　―――，手　82
　　―――，頭部　79
麦粒腫　18

ひ

ヒトノミ　94
皮膚　60
　　―――結核症　150
　　―――疣状結核　151
非特異性外陰腟炎　119
鼻腔　23
鼻ジフテリア　56
鼻前庭炎　39
表在性カンジダ症　85
表在性毛囊炎　73

ふ

ぶどう膜　6
　　―――炎　17
フォックス・フォアダイス病　77
フリクテン性結膜炎　14
ブドウ球菌性熱傷様皮膚症候群　70
副睾丸　110
　　―――炎　119
副鼻腔　24
副鼻腔炎　39
　　―――，急性　39
　　―――，慢性　39
複雑性尿路感染症　116
粉瘤　74
糞線虫　128

へ

ヘルパンギーナ　47
ヘルペス（ウイルス）　13,16,41
　　―――性急性角結膜炎　13
　　―――，口唇　41
　　―――，再発性角膜　16
　　―――，単純　41,44
閉塞性睡眠時無呼吸症候群　49
扁桃　49,52
　　―――異物　49
　　―――ジフテリア　56
　　―――周囲炎　50
　　―――周囲膿瘍　50

　　―――病巣感染症　52
　　―――，口蓋　25
扁桃炎　49
　　―――，咽頭　50
　　―――，陰窩性　52
　　―――，急性　51
　　―――，慢性　51
扁桃肥大　49
　　―――，一側性　49
　　―――，咽頭　49
　　―――，両側性　49
鞭虫　130

ほ

ボックハルト膿痂疹　73
包虫　135
　　―――，多房性　135
　　―――，単房性　135
疱疹性歯肉口内炎　44
蜂窩織炎　50,70
　　―――，眼窩　20,40
　　―――，口腔底　45

ま

マイコプラズマ感染症　48
マダニ　101,103
マラセチア感染症　83
マラセチア毛囊炎　83
マラリア原虫　144
マンソン裂頭条虫　132
慢性萎縮性咽頭炎　46
慢性カタル性咽頭炎　46
慢性カタル性結膜炎　10
慢性活動性EBウイルス感染症　55
慢性結膜炎　10
慢性喉頭炎　59
慢性歯根膜炎　43
慢性中耳炎　35
慢性副鼻腔炎　39
慢性扁桃炎　51
慢性遊走性紅斑　101
慢性濾胞性結膜炎　10

み

水むし　82
水いぼ　66

む

ムコシール　40
ムンプス難聴　38
無鉤条虫　133

め

メラノサイト　61

も

毛囊　64
　——虫性痤瘡　72
毛囊炎　73, 83
　——, 表在性　73
　——, マラセチア　83

や

槍形吸虫　139

ゆ

癒着性中耳炎　37
有害異形吸虫　139
有棘顎口虫　128
有鉤条虫　134

よ

癰　73
横川吸虫　138

ら

ライム病　101
ランブル鞭毛虫　145

り

流行性角結膜炎　12

る

涙囊炎　17

れ

連鎖球菌　53
　——による結膜炎　9
連鎖球菌感染症　52
　——, 化膿性　53

ろ

狼瘡　150
　——, 顔面播種状粟粒性　150
　——, 尋常性　150

わ

矮小条虫　136

両側性扁桃肥大　49

欧文索引

β-hemolytic streptococcal infection　53

A

A群β溶連菌感染症　53
acanthamoeba keratitis　16
acne démodécica　72
acne necrotica　72
acne vulgaris　71
acute catarrhal conjunctivitis　9
acute catarrhal pharyngitis　46
acute epiglottitis　58
acute follicular conjunctivitis　10
acute laryngitis　59
acute localized external otitis　32
acute mastoiditis　30
acute maxillary sinusitis　39
acute otitis media　34
acute petrositis　30
acute primary herpetic keratoconjunctivitis　13
acute purulent parotiditis　44
acute sinusitis　39
acute tonsillitis　51
adenoiditis　50
AHC (acute hemorrhagic conjunctivitis)　13
Ancylostoma duodenale　125
angina catarrhalis　52
Angiostrongylus cantonensis　127

angular cheilitis　41
Anisakis　125
apocrine miliaria　77
apocrinitis　78
Ascaris lumbricoides　122
atheroma　74
atypical lymphocyte　54
auricular perichondritis　29

B

bacterial conjunctivitis　9
balanoposthitis　118
bilateral hyperplasia of the tonsil　49
blepharitis ciliaris　19
Bockhart impetigo　73
body louse　96

C

Candida interdigit erosion 86
Candida intertrigo 86
Candida paronychia 86
candidiasis 85
—— of the ear 33
Capnocytophaga canimorsus infection 93
carbuncle 73
cat-scratch-disease 92
catarrhal corneal ulcer 15
chalazion 19
chlamydial conjunctivitis 14
chronic active Epstein-Barr virus infection 55
chronic atrophic pharyngitis 46
chronic catarrhal pharyngitis 46
chronic conjunctivitis 10
chronic laryngitis 59
chronic otitis media 35
chronic sinusitis 39
chronic tonsillitis 51
Cimex lectularius 97
Clonorchis sinensis 138
complicated urinary tract infection 116
contactlens's keratitis 16
crab louse 96
Cryptosporidium par 142
crystal rash 75
cutaneous tuberculosis 150

D

dacryocystitis 17
deep candidiasis 85
demodicidosis 72
diaper dermatitis 65
Dicrocoelium dendriticum 139
diffuse external otitis 33
diphtheria 56
—— faucium 52

Diphyllobothrium erinacei 132
Diphyllobothrium latum 132

E

ear discharge 32
EBV (Epstein-Barr virus) 54
echinococcus 135
—— granulosus 135
—— multilocularis 135
eczema impetiginosum 69
EKC (epidemic keratoconjunctivitis) 12
enlarged adenoid 49
Entamoeba coli 148
Entamoeba gingivalis 43, 149
Entamoeba histolytica 147
Enterobius vermicularis 121
epididymitis 119
episcleritis 17
erosio interdigitalis blastomycetica 86
erysipelas 30
erythema blastomyceticum infantile 85
Euproctis conspersa 106
Euproctis flava 106

F

Fasciola hepatica 140
foreign body of the tonsil 49
Fox-Fordyce's disease 77
furuncle 72
furunculosis 73

G

Giardia lamblia 145
giardiasis 145
Gnathostoma spinigerum 128
granular pharyngitis 47
granuloma gluteale infantum 65

H

Haemophilus influenzae conjunctivitis 9
head louse 95
heat rash 76
herpangina 47
herpes zoster 31
herpetic gingivostomatitis 44
Heterophyes heterophyes nocens 139
hookworm 125
Hymenolepis diminuta 136
Hymenolepis nana 136

I

impetigo bullosa 68
impetigo contagiosa 68
impetigo crustosa 69
infantile candida erythema 85
infantile disseminated candidiasis 86
infantile multiple sweat gland abscess 78
infection of *Malassezia furfur* 83
infectious conjunctivitis 7
infectious mononucleosis 54
intertrigo erosiva blastomycetica 86

J

Japanese spotted fever 103

K

keratitis 15
keratomycosis 16
keratotic ringworm 82
kerion celsi 80

L

labial fusion 120

lateral pharyngitis 47
libial herpes 41
LMDF(lupus miliaris disseminatus faciei) 150
louse 95
lupus vulgaris 150
Lyme disease 101

M

malassezia folliculitis 83
marginal blepharitis 19
Metagonimus takahashii 139
Metagonimus yokogawai 138
miliaria 75
—— crystallina 75
—— profunda 76
—— rubra 76
molluscum contagiosum 66
mucocele 40
mumps hearing loss 38
mycoplasmosis 48

N

Necator americanus 126
nonspecific vulvovaginitis 119
norwegica scabies 100

O

onychia et paronychia blastomycetica 86
ophthalmic herpes simplex 19
ophthalmic herpes zoster 20
oral candidiasis 43
orbital cellulitis 20, 40
orbital tumor 40
Ornithonyssus bacoti 98
otitis externa circumscripta 32
otitis externa diffusa 33
otitis media acuta 34
otitis media chronica 35
otitis media exudativa 35
oto furuncle 32

P

Paragonimus 140
parotitis purulenta acuta 44
PCF(pharyngoconjunctival fever) 11
Pediculosis 95
Pediculus humanus capitis 95
Pediculus humanus corporis 96
periporitis 77
peritonsillar abscess 50
peritonsillitis 50
pharyngitis 46
—— atrophica chronica 46
—— catarrhalis acuta 46
—— catarrhalis chronica 46
—— granulosa 47
—— lateralis 47
phlegmon 70
—— of oral floor 45
phlyctenular conjunctivitis 14
Phthirius pubis 96
Plasmodium 144
pseudocroup 59
pseudomembranous conjunctivitis 10
ptyalolithiasis 45
purulent conjunctivitis 14
purulent poritis 78

R

rabies 91
radicular cyst 43
Ramsay Hunt 症候群 31
recurrent corneal herpes 16
retropharyngeal abscess 57
ringworm 79, 81, 82, 83
—— of body 81
—— of foot 82
—— of genitocrural region 81
—— of hand 82
—— of scalp 79

—— of the nail 83
Ritter 病 70

S

scabies 98
—— of the nail 100
Schistosoma japonicum 137
scrotal candidiasis 117
scrotal trichophytosis 116
secretory otitis media 35
SFTS(severe fever with thrombocytopenia syndrome) 103
sialoangiectasis 45
simple cystitis 115
simple pyelonephritis 115
simple urinary tract infection 115
sinusitis maxillaris acuta 39
sinusitis paranasalis acuta 39
sinusitis paranasalis chronica 39
sporotrichosis 87
SSSS(staphylococcal scalded skin syndrome) 70
streptococcal conjunctivitis 9
streptococcal infections 52
Strongyloides stercoralis 128
sty 18
subglottic laryngitis 59
sudamen 75
superficial cadidiasis 85
superficial folliculitis 73
superficial punctate keratitis 15
sweat retention syndrome 75
sycosis vulgaris 74

T

Taenia saginata 133
Taenia solium 134
testicular torsion 119
thrush 43
tick-borne encephalitis 102
tinea capitis 79

tinea corporis   81
tinea cruris   81
tinea manus   82
tinea pedis   82
tinea scroti   116
tinea versicolor   84
tonsillar focal infection   52
tonsillitis   49
Toxocara canis   124
Toxocara cati   124
Toxoplasma gondii   141
trachoma   14
Trichinella   129
Trichomonas hominis   146
Trichomonas tenax   147
Trichomonas vaginalis   146
trichophytia eczematosa marginata   81

trichophytia interdigitalis   82
trichophytia pompholyciformis   82
trichophytid   83
Trichostrongylus orientalis   127
Trichuris trichiura   130
Tsutsugamushi   104
tuberculosis cutis   150
tuberculosis verrucosa cutis   151

U

ulcus corneae catarrhale   15
unguium   83
unilateral hyperplasia of the tonsil   49

UTI(urinary tract infection)   114
uveitis   17

V

vestibulitis of nose   39
vestibulitis nasi   39
viras conjunctivitis   11
vulvovaginal candidiasis   118

W

Waldeyer 咽頭輪   25
Wuchereria bancrofti   131

趙　重文（ちょう・しげふみ）

現　　職：医療法人社団英成会五反野内科小児科クリニック　院長
資 格 等：医師、医学博士、日本未病システム学会評議員・認定医、日本内科学
　　　　　会認定医、日本臨床内科医会専門医、日本糖尿病学会専門医、日本糖
　　　　　尿病協会療養指導医、日本東洋医学会専門医、日本リハビリテーショ
　　　　　ン医学会認定医、死体解剖認定医、ケアマネジャー、日本小児科学会
　　　　　会員、東京内科医会会員、元日本プライマリケア連合会代議員、元日
　　　　　本医師会認定産業医、元東京大学医師会員
出身大学：国立神戸大学医学部
業 績 等：前職である東京大学大学院医学系研究科教員のときは、東大の大学院
　　　　　生や研究生の博士論文を指導し、多数の大学院生や研究生に東大の医
　　　　　学博士号を取得させた実績あり。その他研修医の指導、総合内科外来
　　　　　の診療などを担当。
　　　　　・北海道立札幌医科大学の第一病理学教室で癌免疫を研究。
　　　　　・インパクトファクターの高いキャンサーリサーチなど海外の英語論
　　　　　　文や日本語論文、総説、雑誌掲載、著書など多数あり。
　　　　　・国際学会での招待講演や発表、国内学会での座長や招待講演、ワー
　　　　　　クショップ、シンポジストとしての発表など多数あり。
臨床実績：乳幼児から高齢者に至るまで、幅広い年齢層での診療実績あり。北海
　　　　　道での10年以上に及ぶへき地医療から神戸や東京での医療、プライ
　　　　　マリ・ケアや救急から未病医学、家庭医学、リハビリ、東洋医学、慢
　　　　　性疾患に至るまで、豊富な幅広い医療分野での診療実績あり。

Dr. 趙の診療ノート　子どもの感染症[1]
ISBN978-4-907095-10-9 C3047

平成26年2月10日　第1版発行

著　　者───趙　　重　文
発 行 者───山　本　美　惠　子
印 刷 所───三 報 社 印 刷 株式会社
発 行 所───株式会社 ぱーそん書房
　　　　　〒101-0062 東京都千代田区神田駿河台2-4-4(5F)
　　　　　電話(03)5283-7009(代表)/Fax(03)5283-7010

Printed in Japan　　　　　　　　Ⓒ CHO Shigefumi, 2014

・本書の複製権・翻訳権・上映権・譲渡権・公衆送信権（送信可能化権を含む）は
　株式会社ぱーそん書房が保有します．
・JCOPY <（社）出版者著作権管理機構　委託出版物>
　本書の無断複写は著作権法上での例外を除き禁じられています．複写される場合
　には，その都度事前に（社）出版者著作権管理機構（電話 03-3513-6969, FAX 03-
　3513-6979, e-mail : info@jcopy.or.jp）の許諾を得て下さい．